치료사례로 보는 역체요법
도수치료 방식

치료사례로 보는 역체요법 도수치료 방식 ㊤

발행일   2019년 1월 10일

지은이   정 춘 광, 김 정 애
펴낸이   손 형 국
펴낸곳   (주)북랩
편집인   선일영   **편집**   오경진, 권혁신, 최승헌, 최예은, 김경무
디자인   이현수, 김민하, 한수희, 김윤주, 허지혜   **제작**   박기성, 황동현, 구성우, 정성배
마케팅   김회란, 박진관, 조하라
출판등록   2004. 12. 1(제2012-000051호)
주소   서울시 금천구 가산디지털 1로 168, 우림라이온스밸리 B동 B113, 114호
홈페이지   www.book.co.kr
전화번호   (02)2026-5777   **팩스**   (02)2026-5747

ISBN   979-11-6299-145-9 14510 (종이책)   979-11-6299-146-6 15510 (전자책)
          979-11-6299-144-2 14510 (세트)

이 도서의 국립중앙도서관 출판예정도서목록(CIP)은 서지정보유통지원시스템 홈페이지(http://seoji.nl.go.kr)와
국가자료공동목록시스템(http://www.nl.go.kr/kolisnet)에서 이용하실 수 있습니다.
(CIP제어번호: CIP2019000470)

잘못된 습관은 뼈를 옮기고
잘못 옮겨간 뼈는 역체요법을 통해 제자리로!

몸의 교정 및 통증제거 요법

정춘광, 김정애 지음

치료사례로 보는 역체요법

도수치료 방식 上

북랩 book Lab

목차

Part 1. 몸의 교정 규범 도수치료

section 1. 도수치료의 판별 •12

section 2. 관찰 •21

section 3. 운동역학 •23

section 4. 운동 시 일어나는 역작용들 •25

section 5. 요추 후방전위 때의 운동 및 신경장애 •29

section 6. 요추 후방전위 판별운동요법 •34

1. 요추가 후방(후만)전위되었을 때 잘 될 수 있는 동작 • 2. 요추가 후방전위되었을 때 잘 안 되는 운동 상태

section 7. 새우잠과 척추에 들어가는 습관 •38

section 8. 구조적으로 습관이 들어갈 수밖에 없는 자세 •40

section 9. 습관이 되면 척추에 변형을 줄 수 있는 자세 •42

section 10. 요추(허리)후방전위 타율교정요법(기본) •46

1. 판별 • 2. 이완요법 • 3. 견인(牽引) • 4. 요추 후방전위 및 우측전위 교정 • 5. 복와위(伏臥位) 후방전위 압박교정(요추 4번 후방전위 및 우측전위 교정 기본) • 6. 나무자세교정(측면교정) • 7. 요추 후방전위 교정

section 11. 요추전방전위 타율교정(기본) •56

1. 판별 • 2. 이완요법 • 3. 견인(牽引) • 4. 요추 전방전위 및 우측전위 교정 • 5. 전방 및 우측교정

section 12. 목뼈의 변형을 가지고 올 수 있는 자세 •65

1. 목뼈가 왼쪽으로 휠 수 있는 자세 • 2. 목뼈가 오른쪽으로 휘게 될 수 있는 자세 • 3. 목뼈가 전방으로 휘게 될 수 있는 자세 • 4. 목뼈가 후방전위 될 수 있는 자세

section 13. 목뼈이 후방전위아 우측전위 시 운동 및 신경장애 판별법 •70

section 14. 생활 속에서 목뼈의 '우측 휨'을 교정하는 자세 •73

section 15. 목뼈가 전방전위되었을 때 나타나는 현상 • 74

1. 목뼈가 앞(전방)으로 휘어지고 좌측으로 통증이 올 때 할 수 있는 자율교정운동

section 16. 우리 몸의 무게 중심에 변형이 올 수 있는 여러 자세 • 77

section 17. 새우잠의 비밀 • 79

section 18. 척추가 전방전위될 수 있는 여러 자세 • 80

section 19. 목에 가로선으로 통증이 나타났을 때의 예방운동 • 89

section 20. 허리에 가로선으로 통증이 나타났을 때의 예방운동 • 90

Part 2. 역체요법이란 무엇인가

1. 목고개가 오른쪽으로 운동이 안 되고 목이 아플 때의 자율교정운동 요법 • 2. 변형된 신체의 질서(골격)를 역으로 바꾸어야 할 자세, 동작 및 사례 • 3. 생활구조와 신체의 움직임 • 4. 배를 깔고 엎드리는 자세에서의 무게중심변형 • 5. 일상생활에서 척추가 습관적인 자세에 들어가게 되는 경우 및 요추 5번이 전방 쪽으로 들어가는 자세 • 6. 역체요법을 통해 알 수 있는 신체의 변형 • 7. 역체요법 진단법 • 8. 요통과 허리디스크

section 1. 요추 후방전위 타율교정요법 상세 부분: '요추후방전위 및 우측전위' • 118

1. 증상 • 2. 판별 • 3. 요추 후방전위일 때의 운동 상태

section 2. 요추 후방전위 타율교정요법 상세 부분: 요추 5번 후방전위 및 우측방전위 • 122

1. 진단(판별) • 2. 뼈의 정렬 상태 판별[척추의 요철(凹凸) 확인] • 3. 판별(진단)의 확정
4. 몸의 쓰임 상태 찾기

section 3. 요추 5번 후방전위 및 우측전위 타율교정 ·137

1. 이완(弛緩) · 2. 견인(牽引) · 3. 교정(矯正)

section 4. 요추 후방전위 및 우측전위 타율교정 ·151

1. 엎드린 자세(伏臥位, 복와위)

section 5. 요추 5번 후방전위 및 우측전위 타율교정(나무자세) ·155

1. 우측전위교정 · 2. 우측골반교정 · 3. 나무자세 측면교정의 상세 설명

section 6. 요추 후방전위 및 우측전위 타율교정(나무자세) ·159

1. 골반교정(우측) · 2. 요추 5번 우측방 교정 · 3. 요추 후방전위 교정

section 7. 요추 전방전위 및 좌측전위 교정 ·163

1. 판별 · 2. 운동 상태 확인 · 3. 요추 전방전위의 특징 · 4. 요추의 전방전위 시 나타나는 통증 현상 · 5. 요추를 전방전위시킬 수 있는 동작이나 자세

section 8. 전방전위 및 좌측전위 타율교정 ·169

1. 근육이완(弛緩) · 2. 신전(伸展) · 3. 견인(牽引) · 4. 교정 · 5. 다리 V자 접기 운동 1 · 6. 다리 V자 접기 운동 2

section 9. 요추전만 타율교정 ·178

1. 호미자세교정 · 2. 측만(側彎)교정(나무자세)

section 10. 요추 전방전위 및 우측전위 교정 ·185

1. 전방전위교정 · 2. 우측측만교정 · 3. 전방전위교정 · 4. 전방전위에 대한 추가교정

section 11. 쉽게 판단할 수 있는 요추전방전위의 예 ·190

척주(脊柱)의 무게중심변형시점과 시소현상

section 12. 척추(뼈)가 후방(뒤)으로 물러났을 때(힘) 나타나는 예 ·200

section 13. 촉지(觸指)로 척추의 요철(凹凸)상태를 확인 ·207

section 14. 요추(허리) 부위의 요철 확인 ·209

1. 요추 부위를 들어 올리는 요법 · 2. 뼈(요추)의 위치를 확인하는 요령

section 15. 자세나 동작이 뼈를 변형, 움직이게 하는 또 다른 예 ·222

section 16. 목 교정 ·243

Part 3. 대책과 자율교정

1. 자율교정 · 2. 경추후방전위 자율교정 · 3. 자율교정방법

section 1. 목뼈(경추)의 하부 후방전위 자율교정

1. 증상 · 2. 방법

section 2. 경추 후방전위 및 우측전위 자율교정

1. 증상 · 2. 방법

section 3. 경추(목뼈)가 후방으로 휨(전위)이 되는 정황들

1. 증상 · 2. 운동 상태 확인

section 4. 목뼈의 후방전위 및 측방전위에 대한 자율교정 및 운동요법

1. 증상 · 2. 목뼈(경추)후방전위 자율교정 · 3. 후방전위와 측면전위의 운동요법

section 5. 목뼈의 후방전위 및 우측전위 자율운동

1. 운동요령 · 2. 자율운동

section 6. 목뼈의 후방전위 및 좌측(방)전위

1. 운동요령 · 2. 좌측운동 · 3. 목뼈의 좌측전위에 대한 자율운동

section 7. 목뼈(경추) 전방전위 및 우측전위

1. 목뼈의 전방전위상태 · 2. 목뼈(경추)전방전위 및 우측전위 자율운동 ·
3. 목뼈(경추)의 우측전위 자율교정

section 8. 목뼈의 전방전위에 대한 자율교정

section 9. 목뼈(경추) 좌측전위 및 전방전위 자율교정

section 10. 어깨통증

1. 어깨 자체의 이상으로 오는 통증 · 2. 어깨의 변형으로 오는 통증
· 3. 팔을 쓰는 동작의 판별 · 4. 쇄골의 변형

section 11. 어깨교정

1. 우측 어깨교정 · 2. 어깨후방교정(타율) · 3. 어깨관절의 전방전위 교정
(좌측) · 4. 어깨관절 전방전위 교정(우측) · 5. 오른쪽 어깨전방 쏠림 자율
교정 · 6. 왼쪽 어깨전방 쏠림 자율교정

section 12. 과골(복사뼈)변형

1. 우측 발목 외측 복사뼈 교정 · 2. 좌측 발목 외측 복사뼈 교정

section 13. 무릎교정

1. 무릎관절이 어긋났다고 판단되는 정황들 · 2. 무릎관절이 앞으로 휘는 전방과 뒤로 휘는 후방의 정황 · 3. 무릎후방(오금)교정 · 4. 무릎관절이 앞(전방)또는 뒤(오금)로 휘어졌을 때 나타나는 정황 · 5. 무릎관절후방전위 및 우측전위교정 · 6. 우측무릎 후방전위(탈골)교정 · 7. 무릎관절전방전위교정(무릎관절이 앞으로 튀어나온 상태) · 8. 우측무릎 전방전위탈골 및 우측면통증교정 · 9. 우측무릎 우측면(옆) 휨 교정 · 10. 우측무릎 전방(앞) 휨 교정 · 11. 우측무릎내측교정

section 14. 손목관절교정 1

1. 손목관절을 변형시킬 수 있는 자세와 동작 · 2. 손목에 습관적으로 들어가는 자세나 동작

section 15. 손목관절 교정 2

1. 자율교정 · 2. 좌측 손목 우측 휨 교정 · 3. 손목교정 내측 · 4. 왼쪽 손목 내측 휨 교정 · 5. 왼쪽 손목교정(내측) · 6. 손목관절외측 교정

section 16. 턱관절교정

1. 턱관절 교정(좌측) · 2. 왼쪽 턱 변형교정 · 3. 턱관절 교정(우측)

section 17. 요추(허리)디스크 및 요통(염좌)의 교정 사례 및 전형적인 예

section 18. 요추(허리)변형의 전형적인 예와 교정 및 운동요법

section 19. 요추가 뒤로 튀어나오게 되는 동작이나 자세와 그에 따른 통증

section 20. 요추후방상태에서의 운동

1. 코브라자세 · 2. 활자세 · 3. 메뚜기자세

section 21. 요추후방전위자율교정운동

1. 견인 · 2. 물고기체조 · 3. 골반교정 · 4. 상체들기(코브라운동) · 5. 허리후방전위운동 활자세 · 6. 메뚜기자세 1 · 7. 메뚜기자세 2 · 8. 코브라운동 · 9. 물고기체조

section 22. 요추측면운동

section 23. 요추 전방전위상태

section 24. 요추(척추)가 앞(전방)으로 밀려들어갔을 때 나타나는 전형적인 현상들

section 25. 요추의 전방 또는 후방으로 전위된 것을 판별하는 요령

1. 운동 상태로 판별 · 2. 뼈(脊椎)의 위치로 확인 · 3. 자세나 동작 확인

section 26. 요추 후방전위 판별요령

section 27. 요추 전방전위 자율교정운동

1. 견인 · 2. 물고기체조 · 3. 골반조정운동 · 4. 무릎당기기 · 5. 호미자세운동 · 6. 쟁기운동 · 7. 물고기운동· 8. 물고기체조

section 28. 목, 허리, 어깨통증 판별

section 29. 운동과 뼈의 움직임(역학관계)

section 30. 어깨부위

1. 어깨관절변형 유형 · 2. 어깨통증을 유발할 수 있는 또 다른 예 · 3. 견갑골을 뒤로 팽창시키는 자세 · 4. 견갑골 후방전위 교정 · 5. 왼쪽 어깨후방전위압박교정자세

section 31. 목뼈의 휨이나 탈골의 판별요령

1. 목이 옆으로 안 돌아가는 상태에서의 자율교정요법 · 2. 목이나 팔에 나타나는 통증으로 목뼈의 전위상태를 판별

section 32. 요추디스크 발병

1. 증상 · 2. 판별 · 3. 무게중심의 변형 · 4. 운동 상태로 척추의 전위상태나 몸이 가지고 있는 습관 판별

section 33. 요추전방전위 및 우측전위교정

1. 근육이완(지압) · 2. 신전(伸展) · 3. 견인(牽引) · 4. 우측방 교정 · 5. 측방교정 · 6. 요추 우측전위(휨) 교정 · 7. 척추전방전위 교정 1 · 8. 척추전방전위 교정 2

section 34. 요추 측방교정(나무자세)

1. 방법

section 35. 요추 전방전위 타율교정요법

section 36. 뼈를 밀어 넣는 지압교정

section 37. 골반 좌측교정(나무자세)

section 38. 요추 후방전위 자율교정요법

1. 견인 · 2. 물고기체조 · 3. 메뚜기운동 · 4. 코브라운동

section 39. 요추후방전위 및 우측전위교정

1. 타율 · 2. 견인(牽引) · 3. 우측전위 교정(측면교정) · 4. 복와위(腹臥位) 압교정 · 5. 나무자세교정 · 6. 판별 · 7. 뼈의 위치 확인

section 40. 요추 후방전위 교정

1. 타율교정 · 2. 요추후방전위자율교정운동 순서

section 41. 요추 4번 후방전위 및 좌측전위교정

1. 견인 · 2. 좌측측방교정(누워서 교정) · 3. 요추 후방전위 교정 · 4. 좌측측방교정(나무자세) · 5. 요추 후방전위 교정(나무자세)

section 42. 경추전방전위 및 좌측전위 타율교정요법

1. 견인(牽引) · 2. 좌측전위 교정 · 3. 전방전위교정 · 4. 좌식(坐式)교정

section 43. 경추전방전위 및 좌측전위 자율교정요법

1. 목의 좌측전위 자율교정 · 2. 목의 전방전위 자율교정

section 44. 경추 전위(휨) 시 베개 사용법

1. 목뼈의 전만 시 · 2. 목뼈 후만 시

section 45. 경추후방전위 타율교정요법

1. 견인 · 2. 후방전위 교정

section 46. 경추후방전위 자율교정요법

section 47. 경추후방전위 및 우측전위교정

1. 신전(伸展) · 2. 지압 · 3. 견인(牽引) · 4. 교정(矯正)

section 48. 경추전방전위 교정요법(기본)

1. 경추전방전위상태의 운동장애 · 2. 경추전방전위상태의 통증

section 49. 목뼈전방전위 및 우측전위 교정(기본)

1. 근육 이완 · 2. 견인 · 3. 교정

section 50. 경추, 흉추 전방전위 및 좌측전위 교정요법

1. 근육이완 · 2. 견인(牽引) · 3. 경추 좌측전위 교정(앙와위자세) · 4. 경추 전방전위 교정(앙와위자세) · 5. 경추전방전위 교정(좌식)

section 51. 요추 후방전위 및 우측전위 교정

1. 근육이완요법 · 2. 견인(牽引) · 3. 경추 우측전위 교정 · 4. 경추 후방전위 및 우측전위 좌식(坐式) 교정

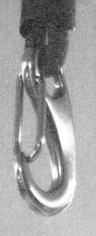

몸의 교정
규범 도수치료

Part 1

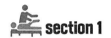 **section 1**

도수치료의 판별

어떤 사람은 맨 방바닥에 앉아서 조금 있으면 허리가 아파서 벽에 기대고 싶거나 드러눕고 싶다. 또 쪼그리고 앉아서 일을 하거나 머리를 감고 있으면 허리가 끊어질 것같이 아프고, 아파서 일어서려고 하면 금방 허리를 못 펴고 이리저리 움직거려서 겨우 허리를 펴는 경우가 흔히 있다. 또 어떤 사람은 팔을 치켜들거나 팔을 뒤로 보내면 어깨가 걸리거나 통증이 와서 팔을 들지 못하는 경우가 있다.

여기서, 앞에서 말하는 일들은 인체가 어떤 동작이나 자세를 짓는 경우 일어난 일이고, 또 이런 통증들이 어떤 자세나 동작일 때는 통증이 나타나지 않는 상태이다. 즉, 이렇게 나타난 통증은 계속나타나거나 또는 나타나지 않지만은, 어떤 동작이나 자세에서는 나타나는 현상이다.

그러므로 어떤 자세나 동작을 짓지 않으면 통증이 나타나지 않으므로, 어떤 '동작이나 자세'가 병이 되는 것이다.

그러므로 또 어떤 동작이나 자세일 때는 통증이 안 오므로, 이 상태는 통증이 없는데서 어떤 동작이나 자세일 때 통증이 나타나므로 어떤 동작이나 자세 이것은 '몸의 형태'이고 몸의 형태(자세)는 신체의 각 '구조(조직)'가 만들고 어떤 동작이나 자세를 짓는 구조는 '움직임(운동)'에 의해서 형태가 만들어진다. 그리고 이 형태는 주로 '뼈(골격)'가 만든다. 그러므로 '통증이 없는 구조'에서 '통증이 나타나는 이 구조'를 판별해 내야 한다. 그러니까 이 일은 통증이 없었던 구조로 돌아가야 하는 것이다.

이 일은 변형된 골격을 원래대로 보존하는 것이다. 즉, 교정(운동)으로 원래대로 돌아가게 하는 것이다.

운동은 몸의 움직임이다. 몸을 움직일 때 뼈(골격)도 움직인다. 뼈의 변형도 뼈의 움직임에 의해서 일어난 일이다. 반복해서 오랫동안 일어난 편중된 움직임(동작, 자세)에 의해서 뼈의 변형을 일으킨 것이다.

동작 또는 자세일 때 나타나는 통증 판별법

◉ 맨바닥에 앉아 있으면 허리가 아파서 드러눕고 싶거나 벽에 기대고 싶은 상태, 많은 사람들이 경험하고 있다.

*이 상태를 판별해보자. 내가 방바닥에 앉아서 좀 있으면 허리가 아파서 드러눕고 싶거나 벽에 기대고 싶다. 이것은 어떤 상태일까?

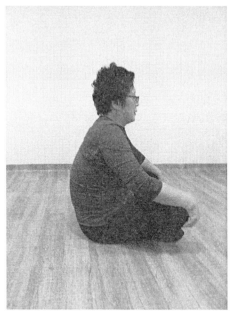 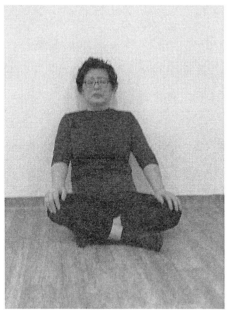

이런 자세로 좀 앉아 있으면 허리가 아프다. 많은 사람들이 경험하는 경우다.

앉아 있으면 허리가 아파서 벽에 기대고 싶다. 벽에 기대서 허리를 펴면 좀 났다.

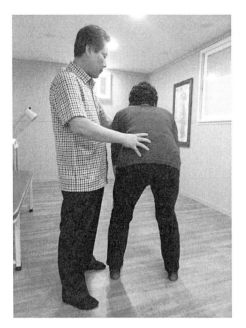

이런 정도의 굽히는 자세. 청소기를 밀거나, 탁구치는 자세, 용접 등 직업적인 자세.

먼저, 방바닥에 앉지 않고 서 있거나 걸어다닐 때 또는 의자에 앉아 있어도 별로 안 아픈데, 맨바닥에 앉아서 조금 있으면 허리가 아파서, 허리를 쭉 펴주어야 하거나 그래도 아파서 일어서려고 하면 허리가 금방 펴지지 않고 이리저리 움직거려서 펴야하는 고통이 있다.

이런 상황은, 그렇다고 금방 병원에 쫓아가지지 않는다. 그렇다면 이런 상황은 허리가 어떤 상태일까? 이 상태는 자세인데, 이 자세를 인식할 필요가 있다. 내가 서 있거나 의자에 반듯하게 앉으면 허리가 아프지 않다. 그런데 방바닥에 앉으면 허리가 아프다.

그러면 앉아 있을 때와 서 있을 때, 이것은 두말할 필요 없이, 어떤 문제인데 어떤 문제일까? 바로 자세이다. 그럼 여기서 자세를 살펴보자. 서 있을 때와 앉아 있을 때 자세. 사람이 서면 신체는 대체적으로 꼿꼿하다. 그러면 척추도 따라서 꼿꼿하게 자세가 바로다. 또 앉아서 허리를 세우고 꼿꼿하게 앉으면 척추도 펴진다.

그러면 방바닥에 앉아서 있으면 자세가 어떻게 되나? 방석을 깔지 않고 맨 바닥에 앉으면 자세가 구부정해진다. 즉, 서 있거나 의식해서 허리를 펴고 앉는 자세와는 다른 상태이다. 허리를 반듯하게 하지 않는, 이 다른 자세일 때 허리가 아픈 것이다.

이 상태는 자세가 바로지 않고, 허리가 구부정한 자세. 이때 척추도 굽어지는 자세일 때 나타나는 통증이 판명이 되는 것이다.

서 있거나 허리를 펴고 있으면 척추도 곧게 되고, 이 곧게 된 자세에서, 구부정하게 앉으면 자세가 앞으로 구부려지고, 자세가 앞으로 구부려지면 척추는 뒤로 물러나는 휘어짐이 일어나게 되는 운동이 일어난다. 이때 허리가 아프게 되는 것이다. 즉 자세가 구부정하면서 허리뼈(척추)가 뒤로 휘면서 요통이 생기게 되는 것이다. 그리고 자세를 바로 해서 척추가 펴지면 허리가 안 아프게 되는 것이다.

이렇게 맨바닥에 앉아 있으면 아픈 통증은 요추가 후만(뒤)으로 휘어진 상태이고, 이렇게 요추가 후방으로 전위가 되어 통증이 나타나는 자세는 맨바닥에 앉아 있을 때, 쪼그리고 앉아서 머리를 감고 '있거나 일을 할 때', 허리를 약간 굽혀서 밀대나 빗자루질을 하는 자세, 허리를 굽혀서 용접을 하거나 굽혀서 탁구를 치는 등 직업적으로나 운동자세 등에서 나타나는 통증이 요추가 후방으로 전위가 되었을 때 나타나는 전형적인 형태이다.

그러면 허리가 아픈 이 자세를 인식할 때의 자세는 분명해진다. 신체가 앞으로 구부려 졌을 때 허리뼈가 뒤로 물러나는 것을 인식했으므로, 뒤(후방)로 물러난 뼈를 앞(원래대로)으로 가게 해서 척추를 바로 해주면 된다.

신체가 구부정한 것의 반대 자세는 신체를 뒤로 젖히게 하는 자세가 된다.

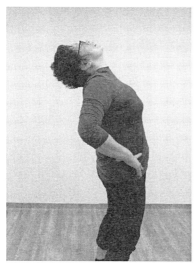

서서 허리요대부위를 잡고 상체를 뒤로 젖혀준다. 이렇게 허리를 뒤로 젖혀 주면 앉아 있을 때 구부정한 자세에 의해서 뒤로 물러났던 요추가 원래대로 돌아오는 운동이 일어난다.

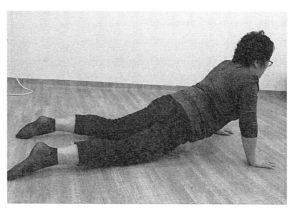

앉아 있으면 허리가 아파서, 엎드려서 상체를 들어주는 운동을 하면 요추가 펴진다. 그러면 통증이 좀 가신다.

⊙ 어느 날 잠을 자고 일어나는데 목고개가 옆으로 안 돌아가는 상태, 또는 갑자기 목고개를 옆으로 쳐다보려고 하면 안 돌아가는 상태.

어느 날 갑자기 목고개가 오른쪽으로 안 돌아가 시선을 오른쪽으로 쳐다보려고 하면 목이 아파서 목고개를 못 돌리고 몸이 따라서 돌아가야 하는 고통스러운 상태, 또는 왼쪽이 그런 상태도 있을 수 있다.

이 상태는 어제, 또는 며칠 전까지는 아무런 이상이 없었는데 오늘 갑자기 그런 일이 생겼다. 그러면 며칠 전까지는 괜찮았던 것이다. 그리고 이 상태는 목뼈의 변형에서 온 것이, 목뼈의 변형은 신체를 움직이는 동작이나 자세에 그 영향이 있는 것이다. 그리고 동작이나 자세에 그 영향이 있다면, 그리고 며칠 전까지는 멀쩡했다는 것이고, 그러면 며칠 전까지의 상태로 돌아가면 통증에서 벗어날 수가 있는 것이다.

여기서, 이 상태를 벗어나는 가장 중요한 일은 이 상태가 발생할 때 어떤 몸의 쓰임이 있었나를 추적해야 한다.

그러면 이 상태가 발생할 수 있는 원인을 알아보자. 목의 운동역학에서는 목고개(시선)를 왼쪽으로 돌아보면 목뼈는 우측(오른쪽)으로 물러나는 운동이 일어난다. 목에 손을 대고 목고개를 왼쪽으로 돌려보면 알 수 있는 일이지만, 목고개를 왼쪽으로 돌리면 목뒤의 흉쇄유돌근 등 목을 감싸고 있는 근육들이 오른쪽으로 비틀린다. 이때 뼈를 잡고 있던 근육들이 오른쪽으로 돌아가면서 뼈도 오른쪽으로 옮겨가는 운동이 일어난다. 반대로 목고개를 오른쪽으로 쳐다보면 목뒤의 근육이 왼쪽으로 뒤틀리면서 근육 속에 있는 뼈들이 왼쪽으로 옮겨가는 운동이 일어난다.

목뼈가 정렬상태(整列狀態)에서 변형(휨)이 되는 것은 목뼈가 움직여서 변형이 되는 것이다. 그리고 목뼈가 움직이는 것은 동작(운동)에 의해서고, 그러면 여기서 목뼈가 오른쪽으로 휘었을 때 목고개가 어떤 움직임(동작)에 의해서 목뼈가 오른쪽으로 옮겨갔을까?

어느 날 잠을 자고 일어났는데 목고개가 오른쪽으로 안 돌아가고 오른쪽으로 쳐다보려고 하면 통증이 와서 목고개를 오른쪽으로 돌릴 수가 없다. 이럴 때의 목뼈 상태는 어떤 상태일까?

앞에서 목고개를 왼쪽으로 쳐다보면 목뼈는 오른쪽으로 옮겨가는 운동이 일어난다고 했다. 목뼈가 오른쪽으로 물러난다는 것은 목뼈의 옆 라인이 오른쪽으로 물러나는 (휨) 것을 말하는 것이다.

여기서, 목뼈가 오른쪽으로 물러나게 되는 것은, 목뼈가 오른쪽으로 물러나는 행위를 반복하면 언젠가는 목뼈가 오른쪽으로 휨을 당할 수가 있다는 것이다. 즉 목뼈를 잡고 있는 힘줄이 목뼈가 지속적으로 힘줄의 힘의 한계를 벗어나려고 하면 힘줄이 뼈를 놓게 돼 뼈가 이탈하는 상황을 맞이할 수가 있다는 것이다. 그렇게 되면 뼈가 정렬 상태(관절화)를 벗어나 탈골을 한다. 즉 길항력을 못하는 상황이 되는 것이다.

어제까지 내가 멀쩡했는데 오늘 잠을 자고 일어난 아침에 갑자기 목고개를 우측으로 돌릴 수가 없다. 목고개를 우측으로 돌리려고 하면 통증이 와서 목고개를 옆으로 못 돌리는 상태인 것이다.

이 상황에서 어제까지는 목을 움직이는데 별 지장이 없었다. 목이 안 움직인다는(운동 불능) 것은 정렬상태(관절화)를 벗어났다는 것인데, 그것도 어제까지는 목이 운동이 잘 되었던 것이다. 그러면 이 잠깐사이에 일어난 일인데, 목이 안 움직인다는 것은 목 뼈의 관절화가 어긋났다는 것인데, 그것도 밤 동안 잠깐사이에 일어난 일이다. 목뼈는 자세나 동작에 의해서, 신체가 어떤 동작이나 자세를 지을 때 뼈도 따라서 움직이고, 신체를 움직인 자세가 뼈를 이탈하게 해서 뼈가 부정렬이 되면서 목고개가 옆으로 안 돌아간 상황이 된 것이다.

그러면 여기서 목고개 갑자기 옆으로 안 돌아가게 된 안 돌아가게 한 신체의 움직임 (목의 자세)이 있었기 때문에, 그것도 어제부터 그런 일이 있었기 때문에, 즉 얼마 안 되었기 때문에 목이 옆으로 물러나 목고개가 안 돌아가게 된 자세를 찾아서 어제 목이 안 아픈 상태로 가지고 가면 되는 것이다. 어제 있었던 일이기 때문에.

그러면 어제 또는 그 앞에 신체에 어떤 일이 있었는지 보자. 이런 일들이 목고개를 오른쪽으로 안 돌아가게 하는 자세이다.

⊙ TV나 컴퓨터모니터를 약간 오른쪽으로 비켜 앉아서 보는 자세는 목고개가 왼쪽으로 돌아 가는 자세가 된다. 은행 테스크와 같은 곳에서 일을 할 때 의자에서 옆으로 모니터를 쳐다

봐야 하는 상황. 이런 자세를 오랫동안 가지면 쳐다보는 방향의 반대로 목뼈가 물러나는 운동이 반복적으로 일어나다 목뼈가 옆으로 물러나게 된다.

⊙ 누워서 잠을 잘 때 얼굴이 왼쪽으로 기울려져 잠을 자는 자세가 습관이 있는 경우.

⊙ 자동차 백미러를 깊이 뒤를 돌아보는 자세.

⊙ 머리정수리 부분이 왼쪽으로 기우려지는 습관이 있는 경우.

밤사이에 목에 어떤 동작이나 자세가 들어가 목고개가 옆으로 안 돌아가는 상태가 되었는지 모르지만, 목고개가 오른쪽으로 안 돌아가는 것은 목뼈가 오른쪽으로 물러났을 때 목고개가 오른쪽으로 안 돌아가는 운동장애가 생겼으므로 그것은 원래대로 복원하면 되는 것이다.

앞에서 목고개를 왼쪽으로 많이 쳐다보면 목뼈는 오른쪽으로 물러나는 운동이 일어난다고 했다. 그러므로 이 상태에서는, 목고개가 왼쪽으로 많이 쳐다보는 운동이 일어나 목고개(경추)가 오른쪽으로 물러나면서 목고개 오른쪽으로 안 돌아가므로 목고개를 지긋하게 천천히 오른쪽으로 쳐다보는 반복운동을 하면 운동 상태는 원래대로 돌아가게 된다.

또 이런 경우도 있다. 목뼈의 변형에서, 목뼈가 목의 오목한 만곡의 오목한 안쪽(신체의 전방)으로 변형이 되는 경우가 있다. 이런 경우 특이하게 팔꿈치에 통증이 오는 경우가 있는데, 일단 팔꿈치 알이거나 통증이 나타나면 목뼈나 흉추 1~3(경추하부, 흉추상부) 등이 몸속으로 들어가는 전방전위가 되었다고 의심을 하고, 환자가 목뼈가 전방전위가 된 여러 정황들을 찾아야 한다.

목뼈가 전방전위가 되면 신체외형(앞가슴)이 되짚어지는 체형인지 확인을 해 본다. 가슴이 앞으로 튀어나오는 되짚어지는 체형이 되는 경우는 베개를 지나치게 낮게 쓰면 반듯하게 누울 때 턱이 들리면서 목고개가 꺾기는 자세가 되어 목뼈의 전방만곡이 심화될 수가 있다. 이런 자세를 오랫동안 가지게 되면 목뼈의 전방만곡이 심화되면서 목뼈를 전방으로 밀어내고 쇄골까지 앞으로 밀어 작은쇄골이 튀어나오는 현상이 생길 수가 있다. 또 가슴이 지나치게 큰 사람도 가슴이 상체를 앞으로 달고나와 목뼈나 흉추의 상부가 전만으로 될 수가 있다. 이런 전방전위상태가 되면 팔꿈치 통증, 팔뚝 통증, 손바닥에 무엇이 붙은 것 같은 감각 이상, 그리고 가슴앞쪽으로 통증이 나타나기도 한다.

그리고 아침에 일어나면 목이 굳어지는 현상이 심할 수 있고 목고개를 앞으로 수그리려고 하면 뻣뻣하면서 잘 수그려지지 않는 운동장애가 오고 몸을 좀 움직이고 나면 좀 부드러워지는 경우가 있다.

허리뼈의 변형으로 엉덩이가 시그러운(저림) 현상이 생기는 경우가 있다. 오래앉아 있으면 저리듯이 엉덩이가 시그러운 고통이 있는 경우가 있는데, 이 상태는 요추 5번이 후방으로 전위가 되고 요추가 뒤로 빠져나오면서 엉덩이 전체도 후굴이 되는 경우가 있는데 이럴 때 특이하게 엉덩이가 시그러운 저림이 나타나는 경우가 있다.

이런 경우는 요추 5번과 선추가 후방으로 전위가 되었을 때 간혹 나타나는 현상이 있는데, 이런 자세는 쪼그리고 앉아서 또는 반쯤 허리를 굽혀 엉덩이가 뒤로 빠져나오는 자세를 취하는 동작에서 요추하부와 선추상부가 뒤로 튀어나오는 자세가 되어 이때 요추와 선추가 뒤로 빠져나올 수가 있다.

이런 자세를 오랫동안 취하면 요추 5번이 뒤로 빠져나와 뼈의 극돌기가 호두알처럼 튀어나오기도 하고 엉덩이가 뒤로 빠져 장골이 뒤로 물러져 나와 오리궁둥이처럼 보이기도 한다.

근골계의 질병을 대부분은 이렇게 신체가 하는 일에서 만들어진다. 골격을 비틀리게 한 동작이 있었다면 그것은, 제자리로 돌려놓는 동작을 찾으면 된다. 맨바닥에 앉아서 조금 있으면 허리가 아파서 벽에 기대고 싶거나 드러눕고 싶은 상태, 요즈음 이러한 경우를 당하는 사람들이 너무나 많다. 또 목고개를 수그러서 책 또는 스마트폰을 내려다보고 있으면 통증이 와서 오래 못 있고 목고개를 들어주어야 하는 사람도 많다. 이 책에서는 그런 상태에서 벗어나는 방법을 찾으려고 노력을 하고 있다.

또 이 책에서는 특정한 현상을 가지고 여러 부분[뼈의 휨]에 대입하여 설명을 하고 있다. 그것은 뼈의 휨(부정렬)을 인식하기 위해서다. 뼈의 휨을 인식해야 자세, 동작 등을 교정할 수가 있기 때문이다. 그리고 쉽게 이해를 할 수 있게 하기 위해서 그 특정한 현상(신체가 앞으로 구부러지면 척추는 뒤로 물러나는 움직임이 일어남)을 인용하는데 쓰고 있다. 그리고 이 특정한 현상은 누구나 겪고 있고 조금 설명만 있으면 누구나 이해할 수 있는 상황이기 때문에 이 현상을 가지고 여러 부분을 설명을 하고 있는 것이다. 그리고 이 책에서 주장하는 동작이나 자세 등 신체의 움직임이 뼈를 움직이게 하고, 뼈의 변형도 뼈가 움직여져서 되는 것이기 때문에, 그렇다면 뼈의 변형으로 질병이 될 때 그것을 원래대로 돌려 질병에서 회복하는 것도 뼈를 움직여서 돌려놓아야 한다는 책의 주장을 인식해야 하기 때문이다.

그래서 우리 몸에 늘 붙어있는 동작이나 자세이지만, 그리고 그 동작이나 자세로 고통을 받고 있지만 고통을 겪는 원인을 심각하게 인식을 안 하기 때문에 대처를 안 한다고 보기 때문이다.

사실은 이 책에 인용하는 특정한 현상, 이 현상으로 큰 고통을 받게 되게 되는데, 이 특정한 현상은 누구나 겪고 있는 자세를 구부정하게 앉으면 요통이 오는 경우, 또 쪼그리고 앉으면 요통이 오는 경우, 허리를 굽히고 일을 하면 요통이 오는 경우, 많은 사람들이 겪고 있지만 구부정한 자세, 쪼그리고 앉은 자세, 허리를 굽히는 자세, 신체가 이 자세를 만들 때 뼈(척추)가 뒤로 물러나는 움직임이 있고 이런 움직임이 지속적으로 심화되다가 뼈가 정렬상태를 벗어나 뼈의 변형이 생기고 그래서 요통, 척추디스크, 뼈의 협착이 된다는 것을 인식하고, 인식을 해야 대처 상황을 찾을 수 있다고 주장하는 것이다. 그래서 우리가 하는 자세, 동작 그리고 통증이 나타나는 현상, 이 부분을 풀어가면 이 책에서 주장하는 여러 항목에 대해서 풀어가기 쉬울 것 같아서 구부정한 자세 쪼그리고 앉는 자세, 허리를 굽힐 때의 나타나는 현상을 가지고 대입해서 다른 여러 상태에 도입하고 있음을 말한다.

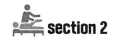

관찰

우리는 몸을 쓰는데 있어서 여러 가지 부조화를 경험한다. 멀쩡하던 무릎이 아파서 걸음을 걸을 수가 없다든지, 별일 없이 잘 쓰고 있던 손목이 아파서 손을 사용할 수가 없다든지, 팔을 치켜들면 팔이 들리지도 않고 팔이 등 뒤로 돌아가지 않는다든지, 또한 어느 날 잠을 자고 아침에 일어나 목 고개를 이리저리 움직일 수 없다든지 등. 여기에서 말하는 부조화는 몸을 움직일 때 경험하는 통증, 저림, 마비, 운동 불능 등이다.

계단을 올라갈 때에는 다리가 안 아픈데 내려올 때에는 아프다든지 또 반대로 내려올 때에는 안 아픈데 올라갈 때에는 아프다든지, 산을 올라갈 때에는 다리가 안 아픈데 내려올 때에는 아프다든지, 새우잠을 잘 때 오른 쪽으로 누우면 안 아픈데 왼쪽으로 누우면 아프다든지, 걸음을 걸을 때에는 안 아픈데 가다가 걸음을 멈추고 서면 아프다든지, 또한 가만있다가 순간적으로 동작을 하면 등이나 허리가 결리고 깜짝깜짝 놀라는 통증을 경험한다든지, 하여튼 우리 몸이 어떤 동작이나 자세를 취할 때 통증이 나타나기도 하고 안 나타나기도 하는 현상. '예를 들면 어떤 자세나 동작에서는 안 아프고, 또 어떤 동작이나 자세를 취하면 통증이 나타나거나 운동이 안 되는 현상' 이런 현상을 경험한 사람들, 특히 병의 상태가 여기아파다가 저기아파다가 여기저기 옮겨 다니는 통에 종잡을 수 없어 연세가 많으신 분들은 몸에 귀신 들렸다는 말들을 하기도 하고 심지어 병이 떨어지지를 안아 굿을 해보기도 하는 분들도 있는, 이러한 현상들을 판별하는 법을 말하고자 한다.

여기서 말하고 전하는 주 내용은 우리 몸의 구조물, 뼈나 체형 등 구조물에 어떤 동작이나 자세 등 자주 쓰거나 반복하는 습관 등이 들어갔을 때 신체에는 어떤 변화나 변형 등이 와서 신체에 부조화가 오는지 관찰해서 교정 또는 해소되는 예를 소개하는 것입니다. 그러므로 여기서 말하는 것은 구조물 변형으로 올 수 있는 신경, 혈관, 위장, 소장, 방광, 심장, 폐 등 순환, 소화 장애 및 근육 등의 위축 이며 화학적 변형으로 오는 질병은 아니며 다만 마음으로 오는 심리현상 등은 마음을 바꾸면 효과를 보는 경우도 있지만 이러한 질병들은 대개 반복해서 쓰는 동작이나 자세에서 오며 이러한 반복적인 자세나 동작들을 수년 또는 수십 년 동안 유지하게 되면 골격이나 체형에 변형이나 변위(變位)를 일으켜 질병을 유발하게 된다. 이러한 병들을 관습병이라고들 한다.

습관에서 오는 체형의 변화나 관절의 변위(變位)는 인체공학이나 운동역학(運動逆學)하고 관계가 있다.

인체공학은 우리 몸의 구조가 몸의 무게를 감당해 내는 변곡점에 체형이나 관절의 변형으로 몸의 무게를 정중선에서 받지를 못하고 쏠렸을 때 몸의 무게는 인체에 비례하여 받지 못하고 인체의 좌, 우측 중 어느 한쪽으로 편중하여 받게 되어, 그러므로 뼈에 받는 압력도 편중되어 관절사이의 변형이나 관절화의 변형을 일으키는 원인이 되는 것을 말한다.

인체의 무게가 무게 중심을 이탈하거나 무게를 편중하여 받을 수 있는 인체의 변곡점은 크게 구분하여 머리를 떠받치고 있는 목뼈 1, 2의 환추부위와 목 C자만곡의 경사도가 심한 경추 4, 5번 부위와 상체 무게의 대부분을 떠받치고 있는 허리의 하부 요추 4, 5번 부위, 고관절부위, 무릎, 발목, 어깨, 손목이다. 이와 같은 관절부분에 무게를 감당하는 무게 중심의 변화가 오랫동안 반복해서 가해지면은 인체는 부조화를 겪게 된다.

물론 관절 외부에는 관절의 이탈을 예방하는 인대와 힘줄이 관절을 붙잡고[길항력] 있지만, 길항력을 벗어나려고 하는 힘이 반복해서 들어가서 습관이 되면 길항력도 버터내지 못하고 관절변위를 예방하지 못한다. 그러면 뼈는 협착, 요철(凹凸), 휘어짐이 생겨 뼈에 받는 무게 중심이 변하고 인체는 점차적으로 기존 만곡의 소실 등으로 인하여 변형된 만곡이 생기거나 뼈의 변형생산을 유발하기도 한다.

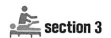

section 3
운동역학

평소, 우리가 몸을 쓰고 있는 여러 자세나 동작들의 숙달된 '기능과 방향'에서 벗어 났을 때 나타나는 역작용의 현상들, 그 현상에서 나타나는 신경장애, 혈액장애, 운동 장애 등.

보행할 때, 서 있을 때, 서서 양치를 할 때, 화장실에 앉아 있을 때 부엌 싱크대에 섰 을 때, 책상 앞에 앉았을 때 등 일상생활에서 양쪽 발이 전방으로 향한 11자형에서 각 도가 지나치게 외측으로나 내측으로 틀어지는 형태가 오랫동안, 수년 또는 수십 년 습 관이 되면 무릎, 발목, 고관절, 골반, 허리(요추) 변형을 가져온다. 특히 보행할 때나 어 떤 동작이나 자세를 취할 때 발끝이 전방 쪽에서 지나치게 '외측'으로 각도가 틀어지는 습관은 무릎 변형을 가지고 온다. 이는 몸의 무게가 무릎관절의 정중에서 받아야 하 는데 발이 지나치게 밖으로 틀어지는 자세로 인하여 관절 내의 체중을 받는 무게중심 축이 한쪽으로 쏠려 관절의 무게중심작용이 흐트러지면서 관절간격의 한쪽 간격이 좁 아져 압박받음으로써 물렁뼈의 소실을 촉진시켜 어느 쪽의 관절 사이의 협착이나 뼈 의 퇴행, 염증을 유발하는 것이다.

그것은 인체의 정상적 운동질서에서 벗어나는 자세이기 때문에 그런 습관을 가지고 있고, 무릎관절퇴행성으로 고생하는 사람은 습관을 고쳐 걸음걸이나 자세를 교정하 면 효과를 볼 수 있다. 그리고 약물 요법이나 운동요법을 쓰더라도 반드시 습관을 고 쳐야 빨리 효과를 볼 수 있다.

발의 앞쪽이 외측으로 지나치게 틀어지면 무릎관절의 중심축이 안쪽으로 쏠리는 현 상이 올 수 있는데 다리의 모양이 '역O자형', 즉 다리 내측이 둥글게 휘는 오자형이 그 것이다.

1) 발끝이 외측으로 틀어지니까 무릎관절이 외측으로 휘는 것을 볼 수 있다.

2) 발끝이 외전되었을 때 상체에서 내려오는 무게중심선이 다리의 정 중심으로 받지 못하고 변형되는 것을 보여주고 있다. 즉 이 현상은 몸의 무게가 신체(뼈)의 무게중심선으로 받지를 못하므로 해서 뼈 간격에 무게가 한쪽으로 쏠림으로 해서 연골을 빨리 소실되게 하고 뼈의 휨 등 골격의 변형을 초래한다.

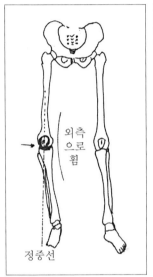
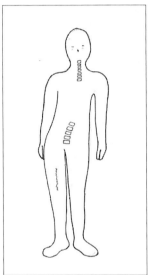
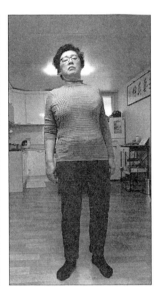

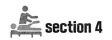 **section 4**

운동 시 일어나는 역작용들

　몸을 앞으로 숙일 때 정상적인 상태에서는 허리의 결림, 당김, 다리의 저림, 신경줄 당김 등 운동장애가 없지만, 허리에 이상이 있을 때에는 땅기든지, 수그리는 운동이 안 되는 등 이상을 느낄 수 있다. 반대로 몸을 뒤(배굴)로 펼 때 다리가 땅기든지, 허리가 안 펴지는 등 운동이 안 되는 경우가 있다.

1) 아래의 두 사진은 상체를 수그리고 뒤로 젖히는 운동이다. 이 두 방향의 운동이 허리(요추)가 변형이 되어 통증이 올 때, 즉 뼈의 변형으로 나타나는 허리통증을 판별하는 운동 상태에 있어서 가장 중요한 부분이 된다.

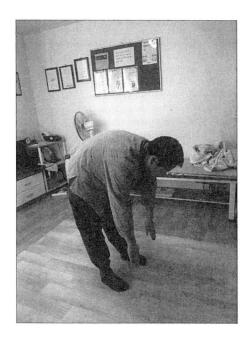 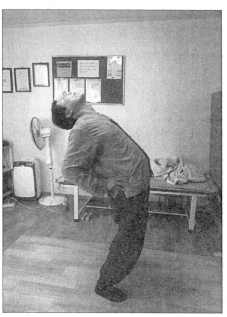

허리를 앞으로 수그리고 뒤로 젖히는 운동은 척추(요추)가 정상적인 상태에서는 운동이 장애를 받지를 않지만 척추가 변형이 되면 운동 불능이라는 운동 상태가 장애를 받는 상황이 생긴다.

이 운동장애는 요추의 변형상태에 따라서 운동 상태가 달리 나타나는데, 즉 요추가 후방(뒤)으로 휘었을 때와 전방(앞)으로 휘었을 때 허리를 수그리고 뒤로 젖히는 운동을 할 때 운동이 되고, 안 되고 하는 상황이 생긴다.

그러니까 뼈가 휜 방향에 따라서 운동이 되고 안 되는, 운동 불능과 운동가능의 상태가 일어난다는 것이다. 그러므로 허리에 있어서 이 두 방향의 운동 상태는 뼈의 전위(휨) 상태를 판별하는 중요한 요소가 된다.

앞으로 숙이는(굴신) 운동을 계속하면 점차 우리 몸의 운동 상태와 몸의 굴신상태는 좋아진다. 요가 등의 수련 시 3개월 정도만 수련을 해도, 계속 반복해서 앞으로 숙이는 운동을 하면 뻣뻣한 사람도 다리를 뻗고 앉아 이마가 무릎에 닿거나 손바닥이 바닥에 닿는 운동 효과를 볼 수 있다. 이렇듯 쓰면 쓰는 쪽으로 숙달이 되어서 유연해지고 운동이 잘 된다. 그런데 그렇게 계속 앞으로 숙이는 운동을 반복해서 앞으로만 운동이 일어났을 때 몸의 구조는 허리가 뒤로 휘어 구부정해지는 자세가 올 수 있다. 그렇게 되면 그 반대의 운동 작용은 허리가 잘 펴지지를 않은 등 배굴(운동)이 안 된다.

이런 불균형한 자세를 오랫동안 방치하면 앉아 있다가 일어서면 허리가 뻐근하면서 자세가 엉거주춤해져 금방 펴기가 힘들고 한참 동안 허리를 바로 펴지를 못하고 이리저리 움직여야 허리를 펼 수 있는 등 반작용이 일어난다.

구부려서 반복해서 물건을 드는 일을 하거나 책상 앞에 구부정하게 앉아 있는 자세가 습관이 되면 등줄기가 굽거나 허리가 굽어 구부정하게 되는 것을 볼 수 있다. 요즈음은 농사일도 기계로 많이 하니까 덜하지만, 옛날 농촌에서 농사일을 많이 한 할머니 할아버지들은 온종일 밭일 등 눈만 뜨면 밭에 나가서 반복해서 구부려서 일을 해 허리가 굽어 심지어 땅을 물고 다닌다고 말할 정도로 허리가 굽은 사람들이 많았다. 이렇게 반복해서 불균형하게 몸을 쓰게 되면 우리 몸의 구조물은 부조화를 가져와 질병을 초래하게 된다.

허리가 굽어지면 허리병뿐만 아니라 소화 장애 등 척추에 매달려 있는 조직이나 장기(臟器) 등에도 영향을 준다.

허리가 뒤로 굽으면 허리 부분의 C자 만곡이 소실될 수 있고 요부 하부의 뼈 중에서 뼈를 잡고 있는, 힘줄이 약한 부분에 이상이 와 뼈가 뒤로 튀어나오는 현상이 생길 수가 있다. 이렇게 어떤 부분에 뼈가 뒤(후방)로 나오면 그 뼈와 관절화하고 있는 하부와 상부의 뼈골간격에 변형을 초래하여 협착되어 물렁뼈(디스크) 압박, 뒤로 펴는 운동 불능 등을 초래할 수 있다. 이렇게 허리뼈가 변형이 되어 만성이 되면 디스크뿐만 아니라 척추측만, 척추강직성, 골반 변형을 가지고 올 수 있다.

허리뼈 변형으로 디스크가 발생하면 정도에 따라 증상의 차이는 있으나 큰 고통을 당하게 된다. 허리 부위의 신경은 요추 1~5번 사이에서 대퇴신경과 요추 4번부터 아래로 선추 부분을 지나가는 좌골신경을 침범하게 되어 요통은 물론이고 엉덩이 통증, 하지마비, 저림, 당김, 냉증, 화끈거림, 전기현상 등 그 표현을 다 할 수 없을 정도로 여러 현상 등이 나타난다. 통증이 나타나는 부위는 엉덩이, 대퇴부, 오금, 장딴지, 전갱이, 발목, 복숭아뼈, 발등, 발가락, 발바닥 등이 아리고 당기고 쑤시고 욱신욱신하는 통증이 나타난다. 또 대개 요추 전방전위 때 나타나는 현상인데 증상이 심해지면 허리통증이 하복부로 돌아오고 골반강(腔)까지 통증이 울려 하복부 전체가 아리게 알리는 현상이 오기도 한다. 그리고 서혜부까지 통증이 유발되기도 한다. 이렇게 통증이 심해지면 밤에 잠을 한숨도 못 자고 날밤을 새는 고통을 당하기도 하고 식사를 제대로 할 수가 없어서 흡입대롱으로 물만 넘길 정도이고 며칠간 대소변을 못하는 고통을 당하기도 한다. 이렇게 되면 보행도 제대로 못하게 되는데 몇 걸음 가다 주저앉고 한다.

허리에서 오는 신경장애는 변화가 심해 어떻게 자세를 취하면 덜 아프고 어떻게 자세를 취하면 더 아파 자세에 따라서 민감하게 통증이 변한다. 그것은 몸의 움직임에 따라서 뼈골의 운동이 달리 일어나기 때문이다.

요추 부위와 천골 부위에 디스크, 협착, 퇴행이 왔을 때 우리 몸의 상체 무게가 요부와 천골에 미치는 영향은 묘한데, 어떤 경우는 계단을 올라갈 때 엉덩이 다리가 무겁고 아프지만 내려올 때는 가볍고 거의 통증을 못 느끼는 경우가 있다. 또 그와 반대로 계단을 올라갈 때는 가볍고 통증을 못 느끼나 내려올 때 다리가 떨리고 보행이 불안하며 통증이 심한 경우가 있다. 이런 경우는 주로 요추 4, 5번 추와 선추의 변형이나 변위(變位) 상태일 때 나타나는 현상인데 요추 4, 5번 추와 선골부위가 후방전위일 때에는 계단이나 비탈길을 올라갈 때 엉덩이가 무겁고 다리에 더 통증을 느끼게 된다. 그것은 골반이 후굴이 되고 요추가 후방전위되었을 때 무게중심이 후방으로 쏠려 있어서 나타나는 현상이다.

무게중심이 후방으로 되는 것은 요추 부위나 골반 부위가 후방으로 전위됨을 말하는데 요추나 골반 부위, 흉추 등이 후방전위(뒤로 굽음)되는 것은, 운동질서가 앞으로 숙이는 운동은 잘 되나 뒤로 펴는 운동은 잘 안 되는(허리가 뒤로 구부정한) 그런 상태이다. 습관이 허리가 구부정하게 한 것이다. 평소 일을 하는 동작이나 자세, 책상에 앉아 있는 자세 등을 보면 이런 허리가 굽어질 수 있는 조건을 가지고 있거나 운동 시 앞으로 숙이는 위주의 운동을 지나치게 많이 했을 때 허리가 뒤로 굽어지게 된다. 이런 조건들은 허리의 운동이 앞으로 숙이는(굴신) 운동은 잘 되게 하고, 뒤로 펴는(배굴) 운동은 잘 안 되는 그런 조건인 것이다.

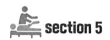

요추 후방전위 때의 운동 및 신경장애

1) 계단이나 산 등 비탈길을 오를 때 더 통증이 심하다.

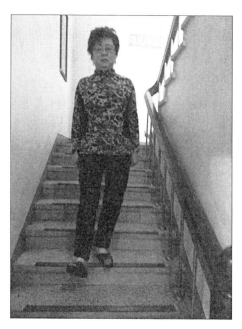 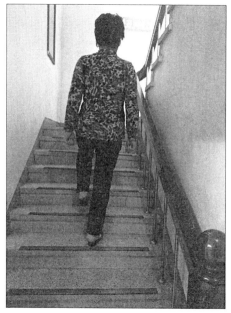

위의 두 사진은 계단을 내려오고 올라가는 모습이다. 허리(요추)가 심하게 변형이 되면, 뼈의 변형된 방향에 따라서 계단을 올라갈 때와 내려올 때 증상이 더 심해지는 차이를 나타낸다. 즉 어떤 경우는 계단을 올라갈 때 허리가 무겁고 다리가 더 심하게 아픈 현상이 생긴다. 또 어떤 경우는 계단을 올라갈 때는 덜 하거나 아무렇지도 않는데 내려올 때는 허리 상태가 불안하고 다리가 더 심하게 아픈 현상이 생긴다.

허리가 뒤(후방)로 휘면 계단을 올라갈 때 허리가 아파서 허리를 펴면서 올라가고 엉덩이 다리가 무겁고 더 아픈 현상이 생긴다.

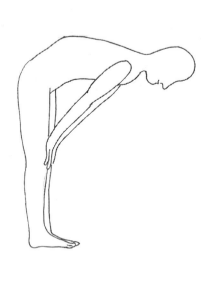 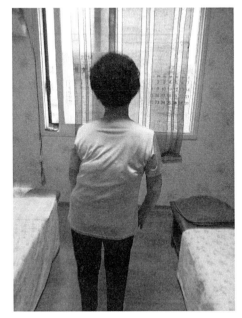

위의 그림과 사진은 등, 허리가 뒤로 굽은 자세이다. 이렇게 척추가 뒤(후방)로 굽으면 자세가 구부정하기도 하고 상체가 앞으로 수그려지기도 한다.

이렇게 허리가 뒤로 굽으면 운동을 할 때 앞으로 수그리는 운동은 별 장애가 없지만 뒤로 젖히는 운동은 뻐근하면서 잘 펴지지 않는 경우가 대부분이다.

이렇게 허리가 뒤로 굽은 사람은 대개 비탈길이나 계단을 올라갈 때 무게중심이 뒤로 쏠리고 올라가는 각도가 상체를 앞으로 수그리게 되어, 허리를 앞으로 수그리면 허리가 아프게 되어 연신 허리를 펴면서 올라가든지 또 허리가 앞으로 구부러지기도 한다. 그런데 올라갈 때는 고통이 심하지만 반대로 내려올 때는 한결 나은 경우가 있다.

2) 밤새 자고 난 아침이 몸이 가볍고 통증이 덜 하고, 몸을 많이 쓴 오후가 더 심하게 아프다.

3) 소파, 책상, 의자, 방바닥에 앉아 있다가 일어서려고 하면 허리가 뻐근하여 잘 펴지지를 않고, 뒤로 펴면 통증이 나타났던 부위(디스크나 후방전위증이 심한 상태)에 통증이나 다리로 타고 내려가는 전기현상 등이 나타난다.

4) 후방전위 때의 특이 현상은 발목이나 발목의 복숭뼈에 유달리 통증이 많이 나타나는 특이성도 있다.

5) 정강이뼈 주위가 아릿하게 아프고, 특히 정경이 뼈 외측에 통증과 피가 안 통하는 느낌과 허리를 뒤로 젖힐 때도 앞으로 수그릴 때도 그 부분에 통증이 방사되는 경우가 있다. 이때는 척추(요추 4, 5, 선추)의 요철상태가 심할 때 주로 나타나는 현상이다. 그러므로 뼈의 전위 판별 시 다른 정황 등을 동원해야 한다. (주요인식상황)

6) 후방전위 때의 증세가 심하면 밤에 한숨도 못 잘 정도로 격심하게 통증이 오고, 하루에 진통제를 두 번을 써도 통증이 안 멎는 상태에 이르기도 한다.

7) 걸음을 걷다가 통증이 오면 주저앉으면 통증이 가라앉는 경우가 있다.

참고: 평소 허리가 좀 아픈 것이 있었지만 어느 날 다리에 힘이 쪽 빠지면서 발끝이 외측으로 돌아가고 걸음을 한 발짝도 못 떼는 황당한 일을 경험하는 일이 있다. 이러한 현상은 요부와 선추 부위가 후방전위되었을 때 주로 일어나는 현상이다.

◑ 부산시 부산진구 당감2동 박○○씨의 사례

박○○씨는 평소 허리가 좀 아프고 주위 사람들이 자세가 삐뚜름하다고 해서 복지회관에 가서 스포츠댄스도 하고 등산도 꾸준히 했다. 그리고 집에서 몸을 푸는 체조를 했다. 매일 앉아서 다리를 앞으로 펴고 상체를 앞으로 숙이는 굴신운동을 반복해서 했다. 그렇게 운동을 열심히 하니까 처음에는 뻣뻣했던 허리가 제법 부드러워져 더 열심히 앞으로 수그리는 운동을 했던 것이다. 그렇게 계속하니까 이제 다리를 쭉 뻗고 앉아서 이마를 무릎에 대면 이마가 무릎에 닿을 정도가 됐다.

그런데 앞으로 숙이는 위주로 운동을 계속해오던 어느 날부터 거울에 비친 몸의 자세가 엉덩이가 오리궁둥이처럼 뒤로 빠져나오는 듯 엉거주춤한 자세가 되었다. 그리고 등산을 가면 산에서 내려올 때는 아무렇지도 않은데 비탈길을 올라갈 때에 무언가 표현하기가 어려울 정도로 다리가 불편했다. 대퇴 앞쪽이 좀 아프고 다리에 힘이 없어 비탈길을 올라갈 때에는 힘이 들었다. 그런 시간이 며칠 지나간 어느 날 계단을 올라가는데 발걸음이 안 떨어져 한 계단에 한 발씩 정상적으로 계단을 딛고 가는 보행을 못하고 한 계단에 두 발을 함께 놓는 보행을 하면서 겨우 올라가는, 다리에 힘이 없고 엉덩이 통증이 와서 계단을 올라가기 힘든 난감한 상태가 되었다. 어떤 날은 길을 가다가 순간적으로 갑자기 걸음을 한 걸음도 못 떼고 그 자리에서 꼼짝을 못하고 서서 이리저리 몸부림을 치다가 엉금엉금 기어가서 택시를 잡아타고 집에 온 일도 있었다.

이런 경우는 운동이 체형에 미치는 영향이 불균형하게 되어서 허리와 골반이 후방으로 전위가 되어서 일어난 현상이다. 운동을 앞으로만 숙이는 운동만 하고 뒤로 젖히는 운동을 안 했기 때문에 뼈골에까지 영향을 미친 것이다.

어떤 물체든지 한쪽 방향으로 휘는 힘을 주거나 운동을 시키면 그쪽으로 휘게 마련이다. 곧은 철사나 나뭇가지 등을 휘어서 굽히면 굽어지고 휘어서 원으로도 만들 수도 있고 여러 형태로 변형을 시킬 수 있듯이 우리 인체도 꾸준히 운동을 하면 운동을 하는 방향으로 골격이나 근육이 유연해져 휘어지게 된다. 그러나 신경과 혈관이 지나가고 뼈의 관절화의 범위가 있는 우리 몸의 골격의 구조는 휘어짐이 지나치면 관절이 탈골하거나 또는 지나 폄(관절이 펴지는 범위를 지나서 펴지는 관절 탈골 상태)을 당해 관절에 손상을 입거나 신경이나 혈관 이상을 초래할 수 있다.

위의 경우는 엉덩이가 엉거주춤하게 뒤로 빠져나오는 자세에다가 이 자세가 바르게 하려면 뒤로 펴 주는 배굴(운동)을 해야 함에도 오히려 거꾸로 앞으로 숙이는 굴신운동을 해서 앞으로 엉거주춤 굽은 자세를 더 굽게 했을 뿐만 아니라 요추 부위의 후방전위증과 장골능을 후방으로 전위(튀어나옴) 되게 해 장골의 하부 치골에 붙어 있는 고관절에까지 영향을 주어 발끝이 밖으로 돌아가게 하고 그래서 고관절 부위의 떨꺽거림과 압박감까지 유발하게 했던 것이다. 그리고 선추와 요추 5번 사이에 간격의 변형을 초래하고 골반 전체에 영향을 줌으로 인하여 좌골궁으로 내려오는 신경에 장애를 주어 다리에 지각장애를 준 것이라고 할 수 있다.

참고: 보행할 때, 다리를 한 발 앞으로 낼 때 앞으로 내면 당기면서 통증이 와서 다리를 앞으로 내지 못하는 경우. 반듯하게 누워서 아픈 쪽 다리를 치켜들어 올릴 때 장골능 쪽이 당기는 경우. 이런 경우 장골능 후방전위 현상을 의심해봐야 함.

이와 같이 장골능에 이상이 생겨도 보행할 때 심하게 다리가 아프고 통증이 와서 다리가 앞으로 잘 나가지 않는다. 장골능에 이상이 왔다는 것은 장골 전체가 후방전위 됨을 말하며 장골 전체가 후방전위되면 장골능이 후방으로 볼록하게 돌출하는 것을 촉지할 수 있다.

장골능이 뒤(후방)로 빠져나오면 누워서 다리를 치켜들면 장골이 뒤로 더 빠져나오면서 심하게 통증이 올 수가 있다. 그리고 서서 상체를 수그려도 장골능에 통증이 오는 예가 있다.

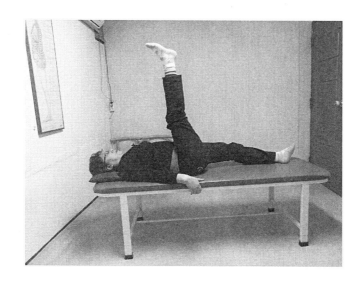

주의 허리(요추)가 뒤(후방)로 휘면 위의 사진과 같은 운동을 할 때는 대개 별 운동장애가 없고 상체를 앞으로 수그리거나 위 사진과 같이 다리를 치켜들 때 다리가 잘 올라간다. 반대로 요추가 전방으로 휘면 위 사진과 같이 누워서 다리를 치켜들거나 서서 상체를 앞으로 수그리는 운동을 하면 운동이 잘 안 되는 운동장애를 맞는다. 이 부분은 장골과 요추의 변형에서 특이하게 달리 나타나는 운동 상태이므로 잘 숙지해야 하는 상황이다. 이런 경우가 많지는 않지만 허리교정에서 차도가 없을 때는 장골변형을 확인해 봐야 하는 상황이다.

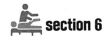

section 6

요추 후방전위 판별운동요법

1. 요추가 후방(후만)전위되었을 때 잘 될 수 있는 동작

1) 서서 앞으로 숙이는 굴신운동을 할 때 허리에 자극이나 당김 등 운동장애 없이 대체로 부드럽게 잘 굽혀진다.

2) 앉아서 다리를 쭉 뻗고 상체를 숙여 이마가 무릎 쪽으로 가져갈 때 운동이 잘 된다.

3) 반듯하게 누운 자세에서 두 무릎을 오므려 양손으로 깍지 끼고 잡아 복부 쪽으로 당겨 볼 때 공이 구르듯 걸리는 것 없이 운동이 잘 일어나야 한다.

4) 반듯하게 누운 자세에서 다리를 들어 본다.

5) 팔꿈치를 받치고 상체를 들고 다리를 든다. 허리에 운동장애 없이 다리가 잘 올라가야 한다.

6) 환자를 반듯하게 눕게 하고 두 다리를 잡고 들어 올려 머리 쪽으로 굴신시켜 본다. 운동 상태가 공이 구르듯 잘 일어나야 한다.

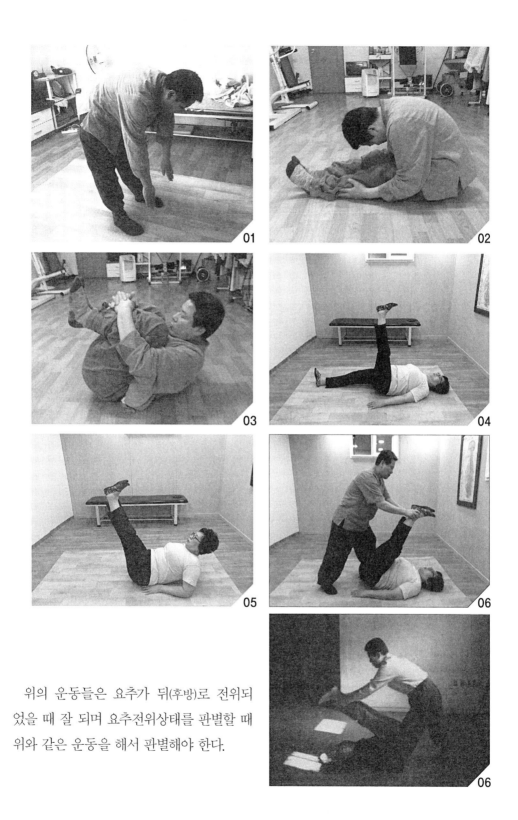

위의 운동들은 요추가 뒤(후방)로 전위되
었을 때 잘 되며 요추전위상태를 판별할 때
위와 같은 운동을 해서 판별해야 한다.

2. 요추가 후방전위되었을 때 잘 안 되는 운동 상태

허리(뼈)가 뒤(후방)로 돌출하면 운동이 잘 안 되는 방향이 있다. 그것은 이러한 경우와 같은 것이다.

자세가 안 좋아 허리가 구부정한 사람이 있다. 이런 사람은 대개 앉아 있으면 허리가 아프고, 그래서 벽에 기대고 싶어진다. 이런 사람들은 등, 허리가 뒤로 굽은 사람들이다. 이 사람들은 평소 자세가 구부정한 것이 습관이 되거나 허리를 굽혀서 오랫동안 일을 해 오면서 허리가 굽어지게 되는 경우가 많다.

이런 경우 맨바닥에 좀 앉아서 있으면 요통이 오고, 또 이런 사람들은 쪼그리고 앉아서 머리를 감고 있거나 허리를 굽혀서 일을 하고 있으면 요통이 온다. 심한 경우는 허리를 굽혀서 머리를 감고 있으면 허리가 끊어질 것 같이 통증이 온다. 그래서 일어서서 허리를 펴려고 하면 금방 허리가 안 펴지고 또 뻐근해서 금방 허리를 못 펴고 엉거주춤해지기도 한다.

앉아 있으면 자세를 똑바로 하고 있지 않은 한 대개 허리가 굽어지는 자세가 된다. 그런데 허리가 뒤로 굽어 있는 사람은 이때 허리(뼈)가 더 뒤로 튀어나와 척주(脊柱)가 굽어지게 되고, 이때 요통이 오고 굽은 허리를 뒤로 젖히려고 하면 뻐근하면서 잘 펴지지 않는 운동장애가 오는 것이다. 즉 굽어있는 것을 되펴려고 하니 금방 펴지지 않는 것이다.

1) 허리가 뒤로 굽은 사람들은 이렇게 상체를 들어 올리면 허리뼈가 맞닿는 느낌이나 뻐근한 운동장애가 온다.

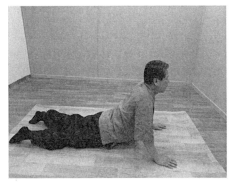
코부라자세

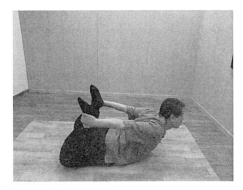
활자세

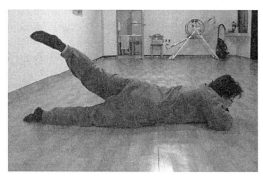

메뚜기자세

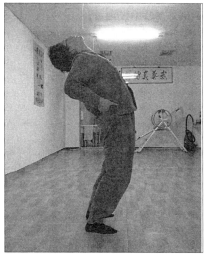

나무자세허리뒤로젖히기(배굴)

요추 후방전위 판별운동에 있어서 위의 사진 4개는 허리를 뒤로 젖히는 운동법이다. 척추가 뒤로 굽었을 때 위와 같이 운동을 시켜보면 허리가 뻣뻣하면서 뒤로 젖히는 운동이 잘 안 된다. 그것은 허리뼈가 뒤로 굽어있는 상황이고 굽어있는 상황에서 되펴는 상태가 되기 때문에 저항을 받는 것이다.

뼈의 변형상태를 판별할 때 허리가 뒤로 굽은 경우는 이 운동을 실시해서 운동 상태를 확인해 봐야 한다.

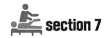

section 7

새우잠과 척추에 들어가는 습관

우리 몸은 옆으로 누우면 어깨와 엉덩이가 바닥에 닿게 된다. 우리 몸의 해부도를 보면 살이 없는 뼈골 상태의 우리 몸을 옆으로 누웠을 때 어깨뼈와 골반을 형성하고 있는 장골이 바닥에 닿게 된다. 그렇게 되면 어깨뼈와 장골 간에 길게 늘어 있는 척추 부분이 처지게 되는 것을 생각할 수 있다. 이것을 빨래줄 이론이라고 이름 붙였는데 빨랫줄을 칠 때 양쪽에 기둥을 세우고 줄을 치면 아무리 평평하게 당겨서 쳐도 줄은 아래로 처지게 된다. 이와 같이 옆으로 누웠을 때 우리 몸은 어깨와 엉덩이가 바닥에 닿는 기둥 역할을 하게 되고 늘어 있는 척추는 아래로 처지는 것을 생각할 수 있다.

허리디스크나 요통 환자의 대부분은 오랫동안의 한쪽으로 자는 새우잠의 습관이 있는 쪽으로 발병하게 되는 경우가 대개이다. 이것은 빨랫줄 이론과 같이 그쪽으로 처지는(휘는) 현상이 오기 때문이다. 우리의 뼈골은 뼈를 잡고 있는 힘줄이 양쪽에서 당겨 주는 항상성을 발휘해 주지만 이런 자세가 오랫동안 습관이 되면 길항력의 범위를 벗어나 습관이 있는 쪽으로 휘게 되는 현상이 생기는 경우가 있다.

뼈의 유연성도 습관이 있는 쪽은 부드러워 운동이 잘 일어난다. 그러나 뼈가 휘어 있는 쪽은 반대 측으로 밀어보면 잘 밀려(휨)가지 않는다. 모든 사물은 휘어 있는데서 그 반대 방향으로 휘어서 펴보려고 하면 저항이 오고 그 반대편으로는 잘 휘어지지 않는다.

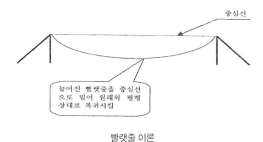

빨랫줄 이론

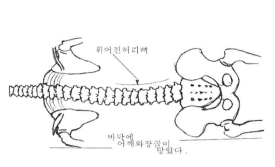

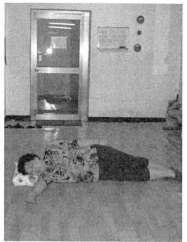

휘어진허리뼈

바닥에
어깨와장골이
닿았다.

위 그림은 사람이 옆으로 누웠을 때의 척추의 모습과 옆으로 눕는 자세(새우잠)이다. 꼭 눕는 쪽으로 누워야 잠을 이룰 수 있는 사람들이 있다. 이런 자세를 오랫동안 취하게 되면 척추변형이 왔을 때 눕는 습관이 있는 쪽으로 오는 경우가 많다.

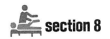

section 8

구조적으로
습관이 들어갈 수밖에 없는 자세

거실에서 TV를 볼 때 흔히 턱을 괴고 옆으로 누워 잘 본다. 이럴 때 이런 자세를 몇 년 씩 오랫동안 계속하면 척추에 변형을 줄 수 있는 습관적인 자세에 들어갈 수 있는데 눕는 쪽으로 척추가 휘거나 허리를 다쳐 디스크가 발생하면 그쪽 방향으로 디스크가 발생하는 경우가 많다. 집의 구조에 따라서 자세가 선택 되겠지만 전면 베란다 쪽 방향으로 머리를 두고 옆으로 누워 TV를 보기 때문에 계속 그런 자세를 취하게 된다.

이 내용을 읽고 '그렇구나!' 하고 느끼는 사람도 있을 것이다. 왼쪽이든 오른쪽이든 이런 자세를 습관으로 가지고 있는 사람이 있다면 자세를 바꾸어 거꾸로 누워서 보던가 앉은 등 다른 자세를 가져야 한다.

◑ 부산시 수영구 A씨의 사례

A씨는 퇴근 후나 휴일이면 늘 전면 쪽 베란다 방향으로 머리를 두고 옆으로 누워 TV를 봤다. 새 아파트에 이사 온 몇 년 간 그런 자세를 취했는데 어느 날 물건을 드는데 허리가 휘청하면서 그 자리에 주저앉게 되었다. 주저앉은 자세로 옴짝달싹을 못하고 한참 동안 요동을 치다가 간신히 일어났는데 엉덩이가 한쪽 옆으로 삐딱하게 튀어나와 허리를 펴지를 못하고 엉거주춤한 자세가 되었다. 거울을 보니까 왼쪽 엉덩이가 옆으로 쑥 빠져있고 상체는 오른쪽으로 기울어지는 S자형의 측만자세가 되어 있었다.

이 사람의 자세는 전형적인 빨랫줄 형태의 습관이 들어간 상태였다. 이사 이후 거실에서 전면 베란다 쪽 방향으로 머리를 두고 왼쪽으로 누워 TV를 본 것이다. TV를 볼 때는 베란다 문이 있는 쪽으로 머리를 두고 옆으로 누워 TV가 있는 쪽으로 자세를 맞출 수밖에 없었기 때문에 구조적으로 습관적인 자세가 된 것이다. 이를 인지하고 거꾸로 눕든지, 자세를 이쪽저쪽으로 번갈아 눕든지 하여 그런 습관을 버리는 사람은 거의 없다.

　A씨는 역체요법으로 자세를 바꾸고 교정으로 본래의 상태를 회복하여 일상생활로 복귀했다.

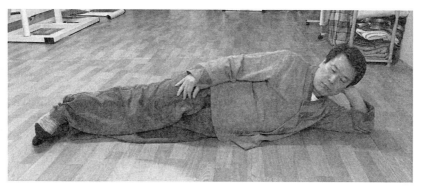

A씨의 습관적인 자세

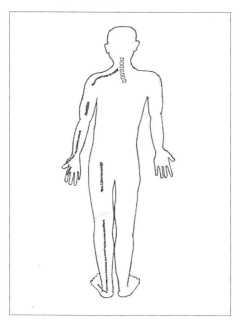
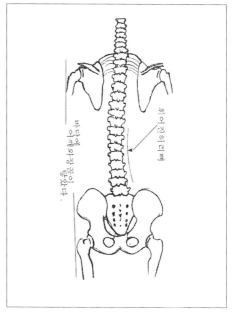

　위 그림에서는 척추가 왼쪽으로 물러나(휨) 있는 것을 볼 수 있다. 세워 놓은 두 그림을 옆으로 눕혀 놓으면 옆으로 눕는 자세와 같은 형태이다. A씨처럼 오랫동안 왼쪽으로 옆으로 눕는 습관을 갖는 경우 이와 같이 척추의 변형을 초래할 수 있다.

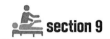
습관이 되면
척추에 변형을 줄 수 있는 자세

1) 배를 깔고 잠을 자는 습관이 있거나 엎드려서 책을 보는 자세는 척추의 전방전위
   (전만) 상태를 유발할 수 있다.

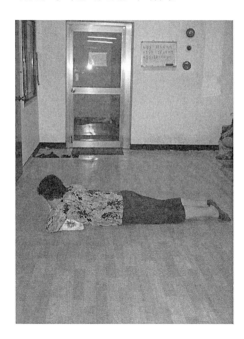
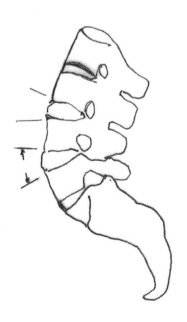

　위의 그림은 척추(요추)가 전방(앞쪽)으로 휜 상태이다. 허리 부분을 옆면으로 그렸을
때의 상태이다. 요추추체가 복부 쪽으로 들어가 복부 쪽으로 휘어 있는 모습이다. 이
렇게 되면 허리의 오목한 만곡이 심화되고 요추의 만곡 상태에서 요추의 앞쪽은 뼈 사
이의 간격이 지나치게 넓어있고 뒤쪽은 좁혀져 간격이 붙는 형태가 되어 물렁뼈를 압

박하는 형태가 된다.

이렇게 요추가 전방으로 전위가 되면 운동 상태에 있어서 상체를 앞으로 수그리는 운동이 잘 안 된다. 반대로 뒤로 젖히는 운동은 비교적 잘 되고, 척추변형에 있어서 허리를 뒤로 젖히는 운동장애가 덜하게 된다.

배를 깔고 엎드려서 있는 자세는 허리뼈를 전만으로 쏠리게 한다. 엎드려 있으면 허리의 오목한 만곡을 배의 무게가 끌어당기는 상태가 된다.

허리(요추) 부위 척주만곡은 C자형의 오목한, 즉 앞(복부) 쪽으로 들어가 있다. 그런데 엎드려 있으면 이 만곡이 심화되는 자세가 된다. 엎드려서 잠을 자는 습관이 있거나 엎드려서 책을 보는 자세를 오랫동안 가지면 요추가 복부 쪽으로 내려앉는(함몰) 경우가 있다. 이렇게 되어서 척추의 변형이 되는 경우를 척추의 전방전위상태라고 한다.

2) 소파에 비스듬히 기대서 탁자 위에 발을 올려놓고 TV를 시청하거나 잠을 자는 자세를 가지는 경우가 있다. 이런 자세는 습관이 될 수가 있고, 이런 자세를 오랫동안 가지면 목, 등, 허리가 뒤(후방)로 굽어지는 자세가 될 수 있다.

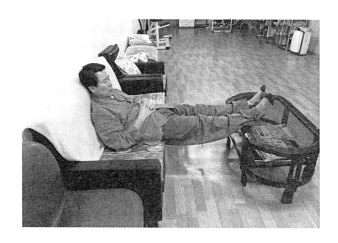

이런 자세는 견갑골을 뒤로 팽창시키는 자세가 되는데 오랫동안 이런 자세를 가지면 어느 날 견갑골이 뒤로 팽창되어 어깨통증을 유발할 수가 있다. 어깨, 견갑골 등에 격심한 통증을 유발하는 경우가 있는데 심하면 어깨가 떨어져나가는 통증을 경험하게 되고, 특히 밤에 잠을 자려고 누우면 어깨에 통증이 시작되어 잠을 못자는 예가 있다.

어느 날 어깨, 견갑골, 견갑골과 척추 사이에 통증이 오면, 자기가 써온 자세를 생각해 보고 위와 같은 자세를 취해왔거나 또는 등이나 목이 뒤로 굽어지게 되는 자세를 많이 가져왔다면 한동안 베개를 사용하지 않고 지내보는 것이 필요하다. 그리고 등, 목 등이 뒤로 굽어져서 오는 통증이기 때문에 베개를 낮추어서 써야 한다.

이런 자세는 허리도 뒤로 굽게 될 수 있는데, 맨바닥에 앉아 있으면 허리가 아프고 또 쪼그리고 앉아서 머리를 감고 있으면 허리가 끊어질 것 같이 아픈 사람은 이런 자세를 피해야 한다.

3) 앞의 자세와 거의 같은 것이다. 집에서 쉴 때, 특히 퇴근해 와서 쉴 때나 TV를 시청할 때 이런 자세를 취하는 경우가 많은데 이런 자세를 오랫동안 가지면 등이 굽어지면서 어느 날 어깨통증이나 허리통증을 가지고 오게 된다.

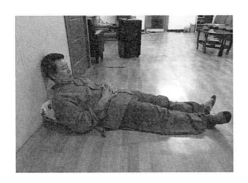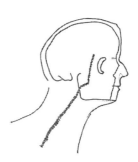

목이 뒤(후방)로 굽어지면서 목뼈가 뒤로 물러나 척추의 부정렬과 척추의 무게중심선이 뒤로 물러나 목의 통증을 유발하고, 이런 자세에서 오는 목뼈의 후방전위상태는 목고개를 수그려서 조금 있으면 목이 무겁고 통증이 오며, 그래서 목고개를 들려고 하면 뻣뻣하면서 금방 목고개를 들기가 힘든 경우가 있다.

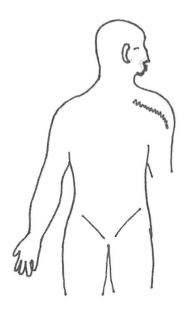

위 그림은 견갑골이 뒤로 팽창되거나 목뼈의 하부(5, 6, 7번)의 후방전위 현상일 때의 그림이다. 이 상태가 심하면 어깨가 떨어져 나가는 통증을 경험하는 경우가 있고, 어깨(견갑골)와 척추 사이의 통증과 의자에 기대앉거나 누워서 잠을 자려고 하면 기분 나쁘게 통증이 온다.

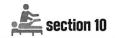

요추(허리)후방전위 타율교정요법(기본)

요통, 허리디스크 등의 발병 시, 허리뼈가 뒤(후방)로 휘어서 발병할 때의 교정법을 살펴보자.

1. 판별

1) 뼈의 전위(휨)상태 판별 요령

뼈의 휨 상태를 판별하는 것은 매우 중요한 일이다. 그러므로 이 책 전체에서 뼈의 전위상태를 설명하고 있다. 우리 몸에서 허리뼈는, 상체를 수그리는 굴신운동이 있을 때 뒤로 튀어나오는(뒤로 물러나는) 운동과 상체를 뒤로 젖혔을 때 전만(복부 쪽)으로 물러나는 운동, 즉 신체의 전면과 후면의 두 큰 방향의 운동 그리고 허리 돌리기나 신체를 측면으로 휠 때 좌우로 뼈가 물러나는 운동이 일어난다. 이 움직임이 뼈가 휘는 방향이다. 그러니까 신체가 짓는 자세나 동작일 때 뼈가 움직이고, 이 움직임이 오랫동안 편중되면 뼈에 부정렬(휨)이 일어나 병변현상이 되는 것이다.

허리뼈가 뒤(후방)로 휘었다는 것은 뼈가 관절화를 이탈하여 뒤로 튀어나왔다는 것이고, 뼈가 뒤로 튀어나올 때는 신체의 움직임과 자세가 구부정하거나 상체를 앞으로 수그리는 운동이 있을 때 허리뼈가 뒤로 휘는 상태가 되는 것이다.

그러므로 시진(視診)과 문진(問診)에서 평소 이 사람이 쓰는 신체의 자세나 습관 또는 직업적인 요소를 파악하여 어떤 자세로 몸을 썼는지와 습관이 있는지를 찾아야 하는 것이다.

2) 운동 상태로 확인

신체에서 허리뼈가 뒤로 튀어나올 수 있는 자세는 구부정하게 앉는 자세, 쪼그리고 앉은 자세, 허리를 굽혀서 일하는 자세, 상체를 앞으로 수그리는 운동 등이 허리뼈를 뒤로 튀어나오게 하는 자세와 동작이 된다.

허리뼈가 뒤로 튀어나올 때는 평소 이런 동작이나 자세가 많이 취한 것이므로 이런 동작이나 자세, 특히 몸을 앞으로 굴신하는 운동은 잘 된다.

그러나 허리뼈가 뒤로 튀어나온 경우는 그 반대의 운동인 허리를 뒤로 젖히는 운동은 잘 안 된다. 그러므로 이 부분도 허리뼈의 후방전위상태를 판별하는 방법이다.

3) 부유물을 이용한 확인

엎드려서 복부에 부유물을 고이면 관절화(정렬상태)되어 있는 척추 중에서 이탈한 뼈는 요철상태로 나타난다. 즉 탈골이 되어서 튀어나온 뼈는 돌출하고, 전방 쪽으로 탈출한 뼈는 함몰되어 있다. 그러므로 이러한 요철(凹凸)상태로, 뼈의 전위상태를 판별할 수 있는 방법이 된다.

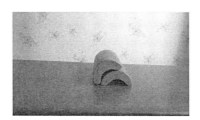

부유물은 목침 두 개를 포개 놓은 높이로 한다.

목침 위에 방석을 놓고 복부에 받친다. 이렇게 복부에 부유물을 고이면 뼈의 탈구상태를 확인할 수 있다.

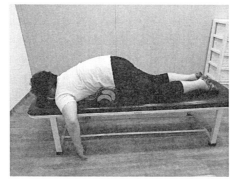

2. 이완요법

1) 지압으로 이완

환자를 엎드리게 한 다음 목 또는 허리 국소부위만 지압한다. 척추의 후방돌기에서

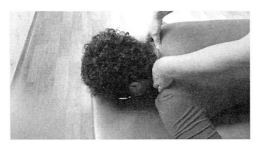

1.5㎝ 떨어진 부위에 척추 양쪽에서 양손 엄지로 목에서부터 쭉 지압을 해 내려온다. 선추까지 척추 지압을 하고 좌골신경 침 치료점인 승부(承扶), 은문(殷門), 위중(委中), 승산(承山)까지 다리로 내려오면서 하는 것이 좋다.

시술자는 침대의 측면에 서서 양손 엄지를 사용하여 척추를 따라서 내려오면서 지압한다.

2) 운동으로 이완

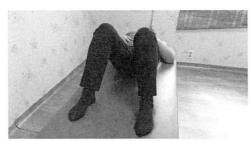

발을 어깨넓이만큼 벌려 무릎을 세우고, 발은 무릎 아래에 둔다.

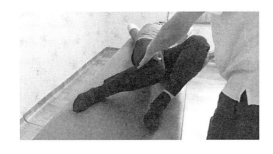

손을 머리맡의 침대 모서리를 잡게 하고 무릎을 굽혀서 반대 측의 과골(복숭아뼈)방향으로 지긋하게 당긴다. 운동은 환자의 옆구리가 팽창되게 한다. 양쪽 2~5회 정도 한다.

3. 견인(牽引)

환자를 머리맡의 침대모서리를 잡게 하고, 시술자는 양다리를 잡고 허리가 견인이

되도록 지긋하게 당긴다.

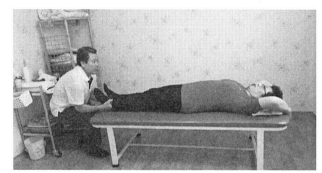

환자를 양손으로 침대의 모서리를 잡게 하고 시술자는 우측 발을 침대 위에 얹고 환자의 다리를 무릎 위에 얹어 우측 손으로 환자의 양 다리를 모아 잡고 왼손은 환자의 복부의 흉골 밑에 수근부(手筋部)를 대고 다리를 지긋하게 당기면서 허리를 견인한다. 이때 왼손 수근부로 환자의 가슴을 밀면서 고정을 하고 시술자는 다리를 이용, 허리가 견인되게 한다.

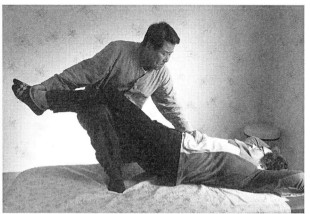

4. 요추 후방전위 및 우측전위 교정

요통의 경우 대개 허리가 아프다가 엉덩이나 다리로 통증이 내려가는데, 오른쪽이든, 왼쪽이든 한쪽 다리가 아픈 경우가 대부분이다. 그것은 좌측이든 우측이든 뼈가 휜 쪽으로 통증이 내려간다. 그러므로 이 기본 교정요법은 우측으로 틀어진 교정을 하겠다. 왼쪽으로 병변이 생겼을 경우는 이 반대로 하면 된다.

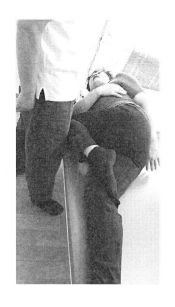

1) 측면교정

환자를 우측 아픈 쪽 측면으로 눕게 한다. 왼쪽 다리는 접고 우측 손을 가슴 쪽에 두게 한다.

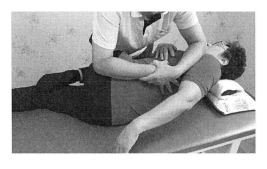

시술자는 팔을 이용, 왼팔을 환자의 왼쪽 어깨에 대고 오른팔은 환자의 왼쪽 엉덩(장골)이에 대 왼팔을 외측으로 밀고 우측 팔은 앞쪽으로 당겨 교정을 한다. 시술자는 왼팔을 미는 힘과 장골을 당기는 힘을 동시에 일어나게 하고 장골을 최대한 지긋하게 당긴다.

주의 이 환자는 요추가 뒤(후방)로 탈골하고 우측으로 휘었다. 그러므로 뒤로 튀어나온 뼈의 교정과 우측으로 휜 뼈를 왼쪽으로 가지고와서 중앙으로 보내야 한다. 그러므로 왼쪽 장골을 당기면 우측으로 틀어진 요추가 왼쪽으로 돌아오는 교정이 된다. 그러므로 요추의 교정에 있어서 왼쪽이든 오른쪽이든 틀어진 뼈를 제자리로 돌아오는 교정을 해야 한다. 그러므로 이 상태는 우측으로 틀어진 뼈를 좌측으로 오게 하는 좌측 장골을 당기는 교정만 해야 하는 것이다. 즉 우측 장골을 당기는 교정을 하면 우측으로 틀어진 요추를 우측으로 더 틀어지게 하는 교정이 되므로 좌측엉덩이만 당기는, 측면 교정에 있어서는 한쪽 교정만 해야 하는 것이다.

2) 골반측만 교정(우측)

요추측면교정이 끝나면 환자를 반듯하게[앙와위(仰臥位) 자세] 눕게 한 다음 골반의 측면교정을 한다. 요추변형에 있어서 요추가 우측으로 휘면 골반(장골)이 따라서 나오는 경우가 많다.

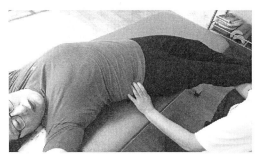

시술자는 환자의 우측 측면에서 우측 손으로 환자의 양다리를 모아서 잡고 왼손은 요대부위 장골의 측면 상극을 잡고 우측 손으로 모아 잡은 다리를 당기면서 튀어나온 장골을 지긋하게 민다. 이때 다리를 당기는 힘과 장골을 미는 힘이 지긋하게 이루어지면서 시술자의 왼손에 장골이 밀려들어가는 느낌을 받도록 교정을 한다. 시술자가 충분하게 교정이 이루어졌다고 판단되면 교정을 끝낸다.

5. 복와위(伏臥位) 후방전위 압박교정(요추 4번 후방전위 및 우측전위 교정 기본)

1) 골반측면교정이 끝나면 환자를 엎드리게 한 다음 양쪽 장골의 상극을 찾는다. 요추의 위치를 찾기 위해서다. 요추 5번은 양쪽 장골의 상극을 가로선으로 하여 그 아래 위치하고 있고, 요추 4번은 그 위에 위치하고 있으므로 이를 기준으로 하여 뼈의 위치를 찾는다.

2) 요추 후방전위 증상에서 요추 4번이 뒤로 튀어나왔다고 가정하고 요추 4번의 위치를 확인한다. 요추 4번의 위치를 확인하면 요추 4번을 압박교정으로 밀어 넣어야 하므로 밀어 넣기 전에 요추 4번과 그 주위의 근육을 이완시켜야 하므로 요추 4번과 3번, 요추 4번과 5번 추골의 사이에 엄지손가락으로 찔러 넣어 근육을 이완시키는 지압을 한다.

지압요령: 요추 5과 4번 추체 사이에서 외측으로 1~2㎝떨어진 외측에, 시술자는 환자의 측면에 서서 양손엄지손가락으로 지긋하게 근육으로 찔러 넣는다. 즉 추간 사이 추체외측1~2㎝ 떨어진 뼈의 외측 근육에다 엄지손가락지압을 찔러 넣으면 근육이 부드러워져 돌출한 뼈를 밀어 넣는데 도움이 된다. 지압은 추체의 좌우 양쪽 다 하는 것이 좋다.

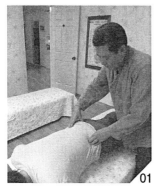 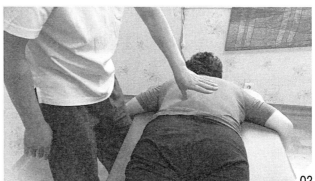

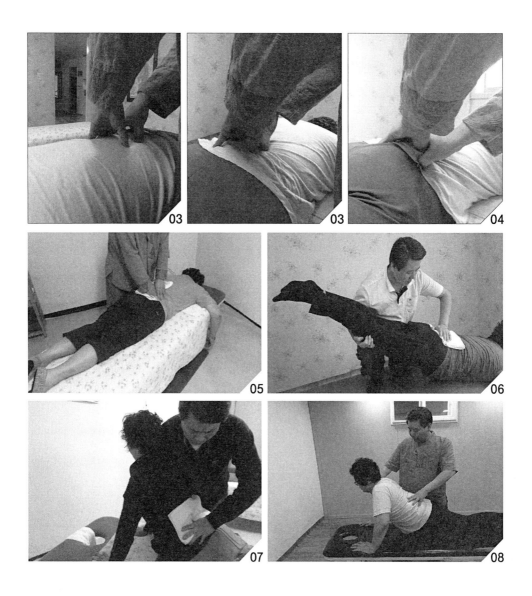

3) 양손 엄지로 뼈 사이로 찔러 넣는 근육이완 지압을 척추의 양쪽에서 한다.

4) 요추 4번이 후방으로 전위되고 우측으로 휘면서 장골(골반)이 튀어나왔으므로 장골을 좌측으로 밀어 넣는 지압도 같이 한다. 양손 엄지를 이용, 장골의 상극 아래 측면에서 좌측으로 밀어 골반측만 교정을 한다.

5) 근육이완 지압이 끝나면, 요추 4번의 돌출한 돌기 위에 수건을 깔고 양손 엄지를 가로로 대고 척추돌기를 밀어 넣는 압박교정 지압을 한다.

6) 요추(척추)가 심하게 뒤(후방)로 돌출을 하면 시술자가 한쪽 발을 침대 위에 얹어 환자의 양다리를 모아 쥐고 무르팍 위에 얹어 허리를 휘면서 밀어 넣는 교정도 필요할 때가 있다.

7) 시술자가 한쪽 손으로 튀어나온 뼈에 엄지손가락을 대고 한쪽 손으로 환자의 가슴을 잡고 상체를 휘면서 튀어나온 뼈를 밀어 넣는다.

8) 환자의 어깨를 잡아 안정된 자세를 유지하면서 환자가 팔을 들어 허리를 젖히게 해 뒤로 휜 뼈를 들어가게 한다.

이렇게 엎드려서 하는 교정이 끝나면 환자를 서게 해서 교정을 한다. 엎드려서 하는 교정보다 환자를 세워 놓고 교정을 하면 뼈가 잘 휘면서 교정이 더 효과적으로 이루어지는 장점이 있다.

6. 나무자세교정(측면교정)

허리뼈가 뒤로 튀어나오고 오른쪽으로 휘어 오른쪽 다리로 저림, 마비, 통증이 올 때 앞에서 설명한 부분은 환자를 뉘어 놓고 교정을 해야 하지만, 나무자세교정법은 환자를 세워 놓고 한다. 세워 놓고 교정을 하면 몸체를 휘기가 수월하다. 돌출한 뼈는 굽은 것을 휘면서 돌출한 뼈를 밀어 넣어야 잘 들어가는데 신체를 세우면 신체를 휘기가 용이하다.

허리뼈(요추)가 우측으로 틀어지면 골반이 우측으로 튀어나오는 경우가 많다. 뼈가 우측으로 휘면서 골반을 밀어내는 경우가 많아 골반이 심하게 튀어나와 측만이 되는 경우도 있다. 그러므로 우측으로 골반이 튀어나왔으면 골반부터 교정을 하고 요추교정을 해야 한다.

1) 환자의 발을 어깨넓이만큼 벌려 서게 하고 발끝을 나란히 하게 한다. 요추 우측전위이므로 시술자는 환자의 오른쪽 측면에 선다. 시술자는 우측 발을 이용 환자의 전면으로 해서 왼쪽 발끝을 밀려가지 않도록 왼쪽 발끝 앞에 두어 발로 발을 끌어 안고 선다. 시술자는 우측 손으로 환자의 좌측 골반을 잡고 왼손 엄지로 환자의 장골극의 약간 아래의 측면 중앙 부위에 댄다. 시술자는 오른손으로 환자의 왼쪽 장골(골반)을 지긋하게 당기면서 왼손 엄지로 오른쪽 장골을 민다. 이 시술은 시술자가 어깨 등 몸의 전체의 힘을 이용하여 마치 서 있는 나무를 휘듯 신체를 휘는 듯하면서 당기는 힘과 미는 힘을 최대한 이용, 튀어나온 골반이 휘는 듯 엄지손가락에 느낌을 받는 교정이 되도록 한다.

또 다른 방법은 시술자가 우측발로 환자의 우측발등을 살짝 밟고서 환자의 발이 움직이지 않게 하고 장골을 미는 방법도 있다.

2) 허리(요추)뼈가 우측으로 휘었으므로 우측으로 휜 요추를 중앙으로 보내야 한다. 요추의 측면교정은 옆구리를, 즉 몸통을 휘어서 오른쪽에서 왼쪽으로 뼈가 가게 하고, 또 똑같은 방법으로 직접 휜 요추(추체)의 측면에 엄지손가락을 대서 오른쪽 에서 왼쪽으로 민다. 교정방법은 앞에서 설명한 골반교정과 같은 방법으로 하면 된다.

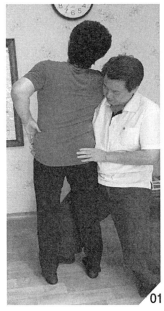 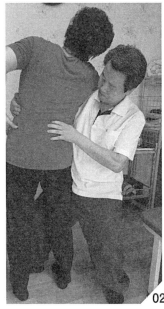

7. 요추 후방전위 교정

1) 시술자는 환자의 뒤에 서서, 요추 4, 5번 중 뒤로 돌출한 뼈에 엄지손가락을 댄다.

2) 시술자는 환자의 뒤에서 왼쪽 발을 환자의 양다리 사이로 넣어 환자의 오른 발끝 앞에 두고 왼손은 환자의 앞 복부를 손바닥으로 잡고 오른손 엄지는 요추의 돌출한 부위에 대고 환자를 뒤로 젖혀 신체를 휘면서 튀어나온 뼈를 밀어 넣는다. 신체를 뒤로 젖혀 휘면서 밀어 넣고, 시술자의 엄지손가락에 뼈가 밀려들어가는 느낌을 받도록 교정을 한다. 교정은 1회 하고 쉬었다 다시 하는 방식으로 2~3회 정도 한다. 교정이 시술자가 만족할 정도로 이루어지면 교정을 끝내고 누워서 쉬게 한다.

　시술자가 환자의 뒤에서 왼발을 환자의 다리 사이로 넣어서 환자의 몸을 고정을 하고 시술을 해도 되고, 또 왼발을 환자의 왼쪽다리 앞으로 해서 전면에 두고 해도 된다. 환자의 몸을 단단히 고정을 하면서 하려면 시술자가 왼발로 환자의 왼쪽발을 살짝 밟고 환자의 몸을 뒤로 휘는 시술을 해도 된다. 이렇게 시술자는 힘을 쉽게 쓸수 있도록 왼쪽발을 여러 포인트에 두고 시술을 구사 하면 된다.

3) 수건을 대고 교정을 하기도 한다.

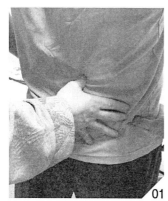 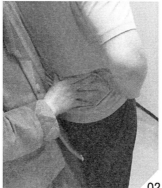 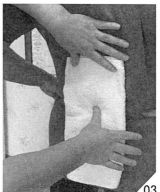

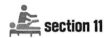

요추전방전위 타율교정(기본)

요통, 요추디스크 등 요추가 변형(부정렬)이 됐을 때 요추가 뒤(후방)로 휜 경우가 아니고 복부(전방)쪽으로 전위됐을 때의 교정요법을 살펴보자.

1. 판별

요추, 경추 등 척추의 운동은 신체를 앞으로 굽혔을 때 척추는 뒤로 물러나는 운동이 일어나고, 신체를 뒤로 젖혔을 때 척추는 앞(신체의 전면)으로 물러나는 크게 두 방향으로 뼈가 움직이는 운동이 일어난다. 그리고 이 두 방향으로 일어나는 척추의 움직임은 동작이 아닌 자세에서도 일어난다. 그리고 이 자세는 습관적이거나 직업적인 자세가 있다. 이 오랫동안 행해지는 편중된 자세가 주로 척추의 변형을 초래한다.

쪼그려 앉거나 구부정하게 자세를 취하면 허리뼈가 뒤로 물러나는 움직임이 일어나는데, 이때 이 자세를 한참 동안 취하면 요통이 오기도 한다. 요통이 오는 것은 뼈가 지나치게 물러나서 후방인대나 근육을 밀어 근육 속을 지나가는 혈관이 압착이 되고, 뼈를 잡고 있는 힘줄이 팽창되어 통증이 오는 것이다. 그리고 이런 자세가 오랫동안 반복되면 뼈를 잡고 있는 힘줄이 뼈를 놓게 되어 뼈가 관절화를 이탈하는 부정렬이 된다.

이렇게 쪼그리고 앉거나 허리를 굽혀 청소기를 미는 자세, 또는 직업적으로 허리를 굽혔을 때 허리뼈가 뒤로 휘는 뼈의 반대 방향인, 요추가 앞(복부)으로 휘는 몸의 움직임에 의해서 요추가 복부 쪽으로 내려앉는 변형이 요추 전방전위라고 한다.

요추가 전방전위가 되는 상태는 신체를 뒤로 젖혔을 때 척추가 전방으로 움직이는 운동이 일어나고 이 상태를 오랫동안 반복하면 뼈가 전방으로 휘는 변형이 일어난다.

배를 깔고 엎드려서 잠을 자는 자세나 책을 보는 자세 또는 직업적으로 도배공이나 목수 등 위(천장)로 쳐다보고 일을 하는 자세는 상체가 뒤로 젖혀지는 자세가 되어 이런 자세를 오랫동안 가지면 요추가 전방으로 휠 수가 있다. 그리고 배가 많이 나오고 근육이 위축이 되면 원래 허리가 전방 쪽으로 오목한 만곡이 있는데다 만곡이 심화되면서 뼈가 휠 수가 있는 것이다.

그리고 요추가 전방전위가 되면 신체에 나타나는 증상은 요통, 허리디스크로 진행이 되며 요통이나 둔부 통증과 하지 저림, 마비, 통증이 나타나는 것은 물론이고 전방전위 때 나타는 특정부위의 통증과 운동장애가 있다.

특정부위 통증은 서혜부(사타구니), 대퇴부 전면, 서 있을 때 허리의 가로선으로 통증, 그리고 계단이나 비탈길을 내려올 때 통증이 더 심하고 잠을 자고 일어난 아침에 통증이 더 심하다. 운동장애는 상체를 뒤로 젖혔을 때보다 신체를 앞으로 수그리는 운동이 더 안 된다. 뼈가 심하게 전방으로 전위가 되면 다리를 쭉 뻗고 반듯하게 앉을 수가 없는 경우가 있다. 그리고 다리를 뻗을려면 손을 허리 뒤로 짚어야 자세가 되는 경우가 있다.

전방전위에 대해서는 책의 전체에 걸쳐 자세하게 설명하도록 하겠다.

2. 이완요법

1) 이완 1: 뼈를 교정하기 전 근육을 부드럽게 하기 위해서다. 앞의 요추 후방전위 교정요법에서 지압요법을 설명한 바 있다.

2) 이완 2: 지압 없이 근육을 팽창과 수축으로 이완을 하고 바로 교정한다.

환자를 침대에 반듯하게 눕게 한 다음 침대의 윗모서리를 잡게 한다. 발을 어깨 넓이만큼 벌려 놓고 무릎을 세운다. 아프지 않은 다리 쪽부터 무릎을 반대측 과골(복숭아뼈) 쪽으로 지긋하게 당긴다. 그

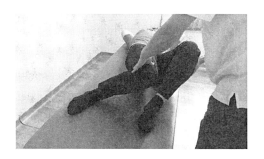

리고 반대쪽도 한다. 양쪽 2~3회 정도 한다. 당길 때 옆구리가 팽창되게 당긴다. 옆구리를 팽창과 수축시켜 근육을 이완한다.

3. 견인(牽引)

1) 환자를 침대에 반듯하게 눕게 한 다음 침대의 윗모서리를 잡게 하고, 시술자는 환자의 양발을 잡고 지긋하게, 허리가 늘어나는 느낌이 올 정도로 당긴다.

2) 시술자의 오른쪽 다리를 침대 위에 올려 무릎 위에 환자의 양다리를 걸쳐 오른손으로 환자의 양다리를 모아 쥐고 왼손은 손바닥의 수근부를 환자의 흉골에 대 고정하면서 밀고 오른손과 무릎을 이용, 환자의 허리가 지긋하게 늘어나도록 당겨서 허리를 견인한다.

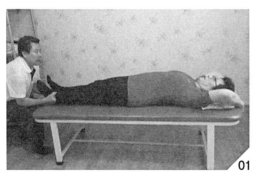
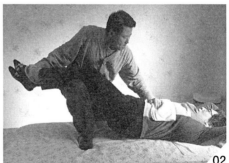

4. 요추 전방전위 및 우측전위 교정

요추가 변형이 되어 어느 날 허리가 아프고 이 상태가 오래되면 하지로 통증이 내려가는 경우가 많다. 이 교정요법은 요추(허리뼈)가 전방(복부 쪽)으로 휘고 '우측'으로 틀어진 상태로 설명하겠다.

1) 환자를 오른쪽 옆으로 눕게 한다. 오른손은 가슴에 두게 하고 왼팔은 허리 뒤에 두게 한다.

2) 시술자는 왼팔을 환자의 왼쪽 어깨에 댄다. 오른팔은 환자의 왼쪽 장골에 댄다. 왼팔로 어깨를 지긋하게 밀면서 오른팔로 장골을 땅긴다. 이때 미는 힘과 땅기는 힘이 협조해서 동시에 지긋하게 이루어지도록 한다.

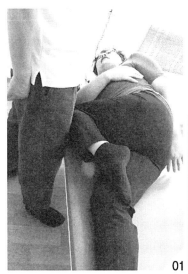
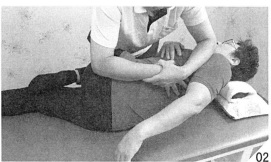

환자는 요추의 변형으로 우측 다리로 통증이 오는 상황이다. 우측으로 통증이 온다는 것은 척추가 틀어진 쪽으로 통증이 오는 것이기 때문에 우측으로 틀어진 척추를 좌측으로 오는 교정을 해야 한다. 지금 요추가 오른쪽으로 틀어졌기 때문에 왼쪽 장골을 당기는 교정을 하면 우측으로 물러난 뼈가 좌측으로 오는 교정이 된다.

5. 전방 및 우측교정

1) 우측측면교정

좌측측면교정이 끝나면 환자를 반듯하게 눕게 한다. 시술자는 환자의 우측에서

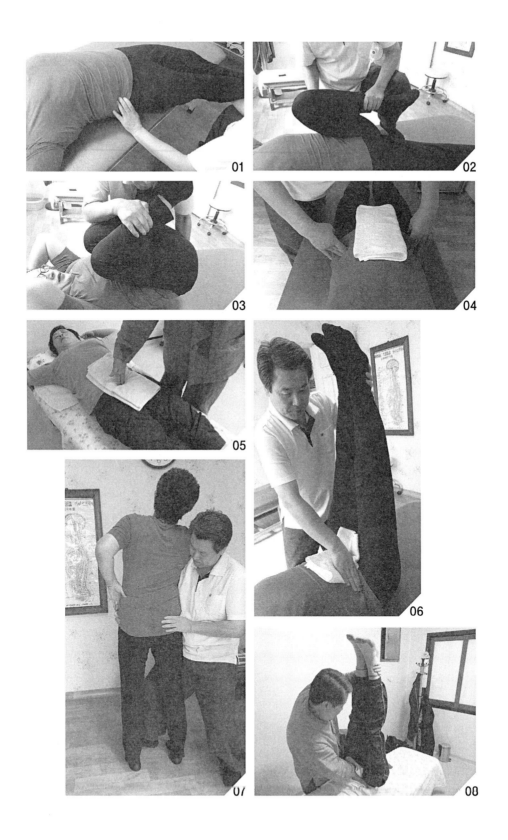

우측 손으로 환자의 양다리를 모아서 쥐고 왼손으로 환자의 우측 장골상극으로 잡고 우측 다리를 당기면서 좌측 손으로 장골을 밀어 넣는 교정을 한다. 이 교정은 요추의 우측 휨과 요추가 휘면서 따라서 우측으로 물러난 우측 장골을 좌측으로 밀어서 골반을 교정하는 것이다.

2) 무릎접기운동

우측으로 물러난 골반을 교정했으면 환자를 반듯하게 눕게 한다. 시술자는 한쪽 발을 침대 위에 올려 환자의 무릎을 접어 왼손은 환자의 발목을 잡고 우측 손은 허벅지 부위를 잡는다. 환자의 무릎을 가슴 쪽으로 밀어 무릎을 접는 운동을 한다. 양쪽 교대. 이 운동은 무릎을 접어, 전만으로 된 요추를 후방으로 가게 하는 운동과 동시에 허리에 신전운동을 시켜 요추의 전방교정을 돕는다.

3) 두 무릎을 접어서 요추를 후방으로 휘는 교정을 한다.

4) 요추 5번이 전방(복부) 쪽으로 함몰된 것으로 가정하고 교정한다. 환자를 반듯하게 눕게 한다. 환자의 양쪽 장골의 상극을 찾아 양쪽 상극의 가로선 아래 있는 요추 5번의 위치를 확인한다.

5) 전방전위 교정

복부에 수건을 접어서 깔고 교정할 뼈의 위치를 확인한다.

6) 시술자는 환자의 좌측에 서서 왼손으로 환자의 양발을 모아서 쥐고 오른손 엄지손가락을 복부의 요추 5번 위치에 댄다. 좌측 손으로 잡은 발을 들어서 머리 쪽으로 휘면서 오른손 엄지손가락으로 복부에서 요추 5번을 후방(뒤)으로 밀어 내는 교정을 한다. 이 교정을 할 때 수건을 복부에 접어서 놓고 해야 한다.

전방전위 교정 시 허리가 둥글게 휘면서 뼈가 뒤로 물러나도록 허리를 휘는 교정이 일어나도록 지긋하게 힘을 써야 한다.

7) 나무자세 측방교정

반듯하게 누워서 하는 교정이 끝나면 서서 하는 측방교정을 해 주는 것이 효과가 더 난다.

요추가 전방(복부 쪽)으로 물러나면서 우측으로 휘었기 때문에, 그러면서 골반도 우측으로 달고 나오기 때문에 우측으로 휜 요추와 측만이 된 골반도 교정을 해야 한다. 측만된 척추와 골반의 교정은 나무자세교정이 효과적이다.

• 골반측방교정: 시술자는 환자를 서게 하고 발을 어깨넓이만큼 벌려 서게 한다. 시술자는 환자의 오른쪽 측면에 선다. 시술자는 우측 발을 환자의 왼쪽 발끝에 두어 환자의 발을 고정하는 역을 한다. 시술자는 오른손으로 환자의 좌측 장골을 잡는다. 시술자는 왼손 엄지손가락을 환자의 우측 장골 상극 약간 아래 측면 중앙에 댄다. 시술자는 우측 손으로 환자의 좌측 장골을 당기면서 왼손 엄지로 환자의 우측 장골을 왼쪽으로 민다. 왼쪽 장골을 당기면서 우측 장골을 밀어 넣을 때 신체가 약간 휘는 느낌이 엄지손가락에 느껴질 정도로 신체가 휘면서 교정이 일어나도록 교정을 해야 한다.

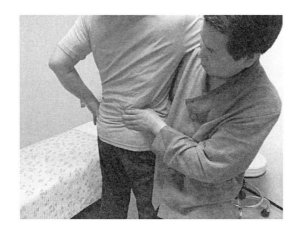

• 요추측만 교정: 요추가 우측면으로 물러난 것을 나무자세교정으로 교정을 한다. 환자를 발을 어깨넓이만큼 벌려 서게 한다. 시술자는 환자의 우측 옆에 선다. 시술자는 우측 발을 환자의 왼쪽 발 앞에 두어 교정 시 환자의 발이 밀려나는 것을 막는다. 시술자는 우측 손으로 환자의 왼쪽 허리를 잡는다. 왼손 엄지손가락은 환자의 요추 5번 부위 추체의 측면 부위에 댄다. 시술자

는 오른손으로 환자의 왼쪽 허리를 당기면서 왼손 엄지손가락으로 오른쪽으로 휜 요추를 좌측으로 민다. 이때 신체가 휘면서 요추가 밀려들어가는 느낌이 엄지손가락에 느껴지도록 교정을 한다.

시술자가 환자의 오른쪽 측면에 서서 튀어나온 골반을 밀어 넣을 때 시술자가 우측발로 환자의 우측발을 살짝 밟고 환자의 발이 움직이지 않게 하고 교정하는 방법도 있다.

8) 서서 하는 나무자세교정이 끝나면 환자를 침대에 반듯하게 눕게 하고 전방전위에 대한 교정을 한 번 더 하는 것이 효과적이다. 교정은 척추가 옆으로 휜 것을 먼저 하고 신체의 후방으로 물러났으면 후방교정, 신체의 전방으로 물러났으면 전방교정을 해야 한다.

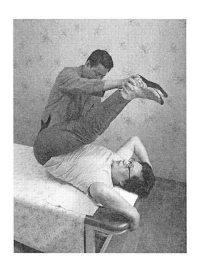

전방교정이 끝나면 다리를 머리 쪽으로 가지고 가는 요추 전방전위운동을 몇 번 하고 환자를 누워서 쉬게 한다.

지금까지 요추의 후방 휨과 전방 휨에 대한 기본 교정을 설명했다.

허리 부분의 운동역학에 따라서 일어나는 신경장애는 천차만별로 일어나는데 그것은 힘줄이 뼈와 뼈를 잡고 관절이나 뼈 사이의 간격을 움직이고 조절하는데 협조하고 있기 때문에 몸을 움직이면 근력에 매달려 있는 뼈도 따라서 움직이고, 그러므로 뼈 사이로 지나가는 신경도 몸의 움직이는 자세에 따라 달리 자극을 받게 된다. 이때 골격의 구조에 이상이 없으면 아무런 문제가 없지만 관절의 이탈, 뼈의 협착, 골격의 휨 등 변형이 생기면 동작에 따라 민감하게 신경의 변화를 경험하게 된다.

어느 날 잠을 자고 일어나 목이 뻣뻣하고 잘 안 움직이거나 고개가 좌측으로는 돌아가는데 우측으로는 잘 안 움직이는 현상 또는 그 반대 현상이 나타나는 경우가 있다. 이런 경우 평소 고개를 정중앙에서 좌측으로 자주 보는 습관이 있거나 머리 부분을 좌측으로 기울이는 습관이 있다. 그래서 목뼈의 왼쪽으로 보는 운동범위는 확장과 잘 발달되어 있고, 오른쪽으로는 그렇지 못하다. 중요한 것은 고개를 왼쪽으로 자주 봄으로 목뼈가 오른쪽으로 옮겨가고 그래서 목뼈의 질서는 우측으로 배불림 현상이 생긴다. 그렇게 되면 무게중심축의 머리 윗부분은 왼쪽으로 기울어지고 목뼈의 질서는 우측으로 휘게 된다. 그렇게 되면 시선을 우측으로 쳐다보는 운동에 장애를 받게 된다. 운동역학적으로 배불림 현상이 있는 쪽은 운동이 잘 안 일어나는 역작용 현상이 있다.

우리는 TV에 나오는 사람들이나 주변 사람들의 자세에서 목의 자세가 똑바르지 못한 사람들을 흔히 볼 수 있다. 자기 자신의 자세도 유심히 살펴보면, 거울을 볼 때나 신문을 볼 때나 누구하고 대화를 나눌 때라도 목고개를 어느 한쪽으로 기울인 자세로 하고 있는 것을 볼 수 있다. 그리고 고개가 기울여지면서 어깨의 높낮이 차이가 있는 것도 알 수 있다.

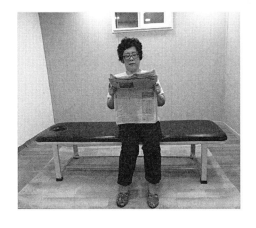

위 사진에서 신문을 보고 있는 자세가 머리 윗부분이 한쪽으로 기울어 있는 것을 볼 수 있다.

사람은 누구나 다 자세히 보면, 동작이나 자세 등에서 이런 미세한 습관이나 버릇을 가지고 있는데 이런 자세가 수년 또는 수십 년 지나면서 골격에 변형을 가지고와 증상을 유발할 수 있다는 것이다. 옆으로 누워서 턱을 괴고 있는 자세 등이 그것이다.

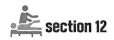

목뼈의 변형을 가지고 올 수 있는 자세

1. 목뼈가 왼쪽으로 휠 수 있는 자세

1) 턱을 괴고 왼쪽으로 눕는 자세인
   데 이렇게 눕게 되면 목뼈의 왼쪽
   옆 라인이 배가 불러지는 휨이 올
   수가 있다.

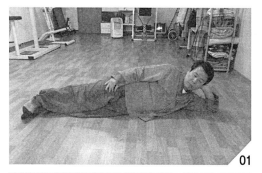

2) 반듯하게 눕는 자세이다. 이렇게
   반듯하게 누워서 시선을 천장에 두
   지 않고 목고개를 옆으로 기울이면
   기울이는 반대쪽으로 목뼈가 물러
   나는 휨이 일어난다. 이렇게 반듯
   하게 누워서 자면서 목고개를 한쪽
   으로 기울이는 습관이 있는 사람
   이 있는데, 이런 자세를 오랫동안
   가지면 고개를 기울이는 반대쪽으
   로 목뼈가 휘는 목뼈의 변형을 겪
   을 수가 있다.

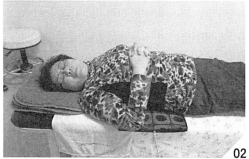

3) 머리의 정수리 부분이 오른쪽으로
   기울어지는 자세이다. 이런 자세는

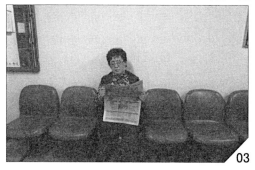

목의 왼쪽 라인이 배가 불러지는 휨이 생기고, 이런 자세를 오랫동안 가지면 어느 날 목고개를 왼쪽으로 쳐다보는 데 장애가 생길 수 있다. 또한 목뼈가 왼쪽으로 휘는 변형을 가지고 올 수 있다.

2. 목뼈가 오른쪽으로 휘게 될 수 있는 자세

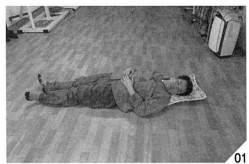

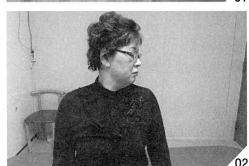

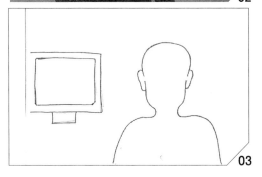

1) 반듯하게 누워서 목고개를 천장에 두지 않고 목고개를 옆으로 기울이는 자세이다. 이렇게 목고개를 옆으로 기울이면 기울이는 반대쪽으로 목뼈가 물러나는 운동이 일어난다. 이런 자세를 오랫동안 가지면 목뼈의 변형을 가지고 올 수가 있다.

2) 목고개가 시선을 따라서 왼쪽으로 돌아가 있다. 목이 이렇게 왼쪽으로 돌아가면 목뼈는 오른쪽으로 물러나는 운동이 일어난다. 이렇게 목고개가 왼쪽으로 돌아가는 동작이 오랫동안 반복되면 목뼈는 오른쪽으로 휨이 일어날 수 있다. 차의 백미러를 볼 때 지나치게 깊숙이 돌아본다든지, 모니터를 볼 때 오른쪽으로 물러나 앉아 목고개가 왼쪽으로 돌아가는 자세를 오랫동안 가지고 있으면 목뼈의 옆 라인이 오른쪽으로 휘어질 수 있다.

3) 오른쪽으로 비켜 앉아 모니터를 보고 있는 자세. 시선을 따라서 목고개가 왼쪽으로 돌아가면 목뼈는 우측으로 물러나는 운동이 일어난다. 이런 자세를 오랫동안 가지면 목뼈가 우측으로 물러나는 휨이 일어날 수가 있다.

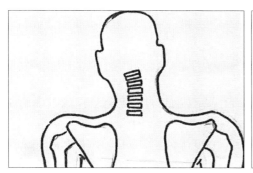 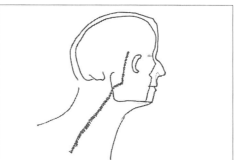

　목뼈의 옆 라인이 휠 때나 목의 옆 라인이 오른쪽으로 물러날 때 목의 옆 라인과 귀 뒤의 통증과 측두로 올라가는 편두통이 나타날 수 있다.

　반듯하게 누워 있을 때 목고개를 천장으로 두지 않고 어떤 사람들은 고개를 옆으로 기울이는 사람이 있다. 위 그림과 같이 목고개를 왼쪽으로 기울이면 목뼈는 오른쪽으로 물러나는 움직임이 일어난다. 이런 자세를 오랫동안 습관으로 가지면 목뼈가 오른쪽으로 휨을 당할 수가 있다. 그렇게 되면, 어느 날 잠을 자고 일어났을 때라든지, 갑자기 목이 오른쪽으로 잘 안 돌아갈 수가 있다.

3. 목뼈가 전방으로 휘게 될 수 있는 자세

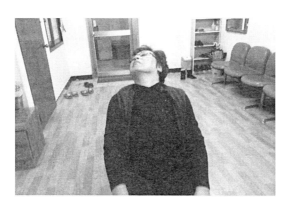

목고개를 이렇게 뒤로 꺾었을 때 목뼈의 C자형 만곡이 심화된다. 이런 자세를 많이 가지게 되면 목뼈의 만곡이 심화되면서 목뼈가 전방(앞)으로 휘게 될 수 있다.

1) 반복적으로 높은 곳을 쳐다보는 경우

도배공, 천장에 텍스를 붙이는 목수 등 높은 곳을 쳐다보는 자세를 많이 취하게 되는 직업에서 목뼈의 전방전위상태를 경험할 수 있다.

2) 베개가 낮은 경우

베개를 지나치게 낮게 해도 그런 현상이 나타날 수 있다. 베개가 낮으면 턱이 들리게 되고, 턱이 들리면 목의 오목한 만곡이 깊어지게 된다. 즉 목뼈가 뒤로 꺾어지게 되고 전방으로 만곡이 심화되는 상태인 것이다. 이런 자세는 목만곡에다 베개를 넣어서 상용할 때도 생기는데 오랫동안 유지하면 목뼈가 전방으로 휠 수가 있다.

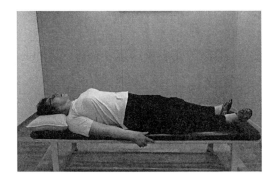

3) 반듯하게 누워 잘 때 팔을 머리맡에 두는 만세자세

4. 목뼈가 후방전위 될 수 있는 자세

1) 땅만 쳐다보고 걷는 습관이 있는 경우

2) 뜨개질, 업무 등으로 고개를 아래로 보는 것을 오랫동안 반복한 경우

3) 목과 상체 등에 베개를 높게 고이고 비스듬히 누워서 TV를 보는 자세를 가진 경우

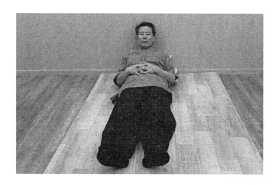

4) 업무상이나 좌석의 위치 등으로 인하여 시선을 왼쪽으로 두는 자세를 가진 경우
   에 이를 오랫동안 반복하면 목뼈가 오른쪽으로 휘게 되는 일이 생긴다. 그것은 운
   동역학적으로 고개가 왼쪽으로 돌아가면 목뼈는 오른쪽으로 옮겨가는 움직임이
   있기 때문이다.

참조 목뼈에다 손을 대고 시선을 왼쪽으로 쳐다보면 몸의 전면부의 턱이 왼쪽으로 돌아가면
서 몸의 후면 쪽의 목뼈는 오른쪽으로 가는 것을 알 수 있다. 따라서 목뼈후방부위를 감싸고
있는 근육(승모근)이 같은 방향으로 돌아가면서 목뼈가 오른쪽으로 옮겨가는 것을 촉지할 수
있다. 이것은 목뼈의 우측 부분과 근력 사이의 압착을 가지고 올 수 있고 목뼈의 우측 외부에
서 목뼈 안으로 지나다니는 혈관과 신경에 영향을 주어 어깨나 팔까지 저림이나 통증을 유발
할 수 있다. 그리고 이 목뼈의 운동역학을 인지하는 것은 목뼈의 변형으로 오는 운동장애나
신경장애를 회복시키는 데 큰 역할을 할 수 있다.
뼈가 골격의 중심축이나 관절화의 범위를 이탈했을 때 오는 통증을 우리는 흔히 경험한다.
팔, 어깨, 손가락이 탈골되었을 때 격심한 통증을 느끼게 되고 근력이 압착됐을 때도 저리는
경험을 해 보았을 것이다. 예로 명절 때 화투놀이 같은 것을 할 때 오래 앉아 있으면 다리가
많이 저린다. 다리를 양반자세로 접을 때 근력은 압착되고 그러면 근육 속으로 지나가는 혈
관도 압착이 되어 순환에 영향을 받는다. 그러므로 이런 자세를 오랫동안 하게 되면 다리가
아프고 저리게 되는 것이다.

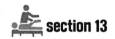
목뼈의 후방전위와 우측전위 시 운동 및 신경장애 판별법

1) 목뼈의 후방전위 현상이 심하면 어깨, 팔뚝, 팔목 등이 심하게 아프고 뼈가 신경 침범 위치에 따라서 손가락 끝이 찌릿찌릿하다. 어떤 경우는 뼈가 전위된 오른쪽 어깨에 격심한 통증이 와서 밤에 잠을 한숨도 못 잘 뿐만 아니라 가만 누워 있거나 앉아 있지를 못하고 안절부절 못한다. 이런 경우는 아침저녁 진통제 두 대를 맞아도 통증이 멎지를 않는다. 그리고 목을 들거나 고개를 뒤로 젖히면 어깨, 팔뚝 등 아픈 부위가 더 아프게 되고 찌릿하게 방사통이나 전기현상이 팔을 타고 내려간다. 또한 아픈 오른쪽으로 고개를 돌리면 운동이 잘 안 되고 고개를 뒤로 펼때와 같이 방사통이나 저림, 전기현상이 팔을 타고 내려간다. 그리고 고개를 앞으로 숙일 때는 운동장애나 통증이 미미하거나 거의 없는 경우가 많다.

참조 위와 같은 현상은 목뼈 5, 6, 7번, 흉추 1, 2번 등의 후방전위 및 우측 전위 때 나타나는 경우가 많다.

2) 머리를 떠받치고 있는 환추(경추 1, 2번)에 이상이 왔을 때, 그 뼈 주위 근력에 이물질이 붙은 느낌이나 아리고 콕콕 쑤시는 통증이 나타난다. 환추가 후방전위일 때는 손으로 촉지를 하면 뼈의 후방돌기가 호두알처럼 툭 튀어나와 있다. 그리고 목고개를 뒤로 젖혀 보면 돌출된 부분에 뼈와 뼈가 맞닿는 느낌이 오기도 하고, 그 뼈에서 통증이나 전기현상이 옆으로 퍼져가는 것을 느낄 수 있다. 경혈상의 통증부위는 아문(瘂門), 천주(天柱), 풍지(風池)혈이다. 그리고 머리 윗부분이 기울어지고 머리를 받치고 있는 중심축이 휘어지면 현기증이 오기도 하고 머리가 기울어진 반

대쪽, 목뼈가 휘어진 쪽의 귀 뒤쪽으로 통증이 타고 올라가 악관절 위쪽으로 편두에 통증이 나타나며 그 통증이 이마(전두)로 돌아 정수리 부분으로 올라가기도 한다. 머리가 기울어진 반대측 악관절의 인대는 평창 되어 관절통증이나 입을 벌릴 때 소리를 유발하고 악관절의 흔들림으로 인하여 편두통 등 통증을 머리 위쪽으로 올려 보내기도 한다. 그리고 사물을 보는 시선방향이 고개가 기울어진 쪽으로 돌아가는 것을 느낄 수 있다.

3) 머리를 떠받치고 있는 환추 부위가 전방전위되었을 때는 손으로 촉지를 해 보면 후방돌기가 현저하게 목 안쪽으로 파고들어가 있고 돌기가 촉지 되지 안 는 경우가 있다. 이럴 때 목의 운동 상태는, 목을 뒤로 넘겨보면 목이 힘이 없이 쉽게 넘어가는 현상이 생길 수 있고 전반적으로 목에 힘이 안 들어가는 느낌이 들기도 한다. 환추가 전방전위되었을 때 목의 통증은 후방전위되었을 때와 같이 환추 주위의 근육 통증과 두골과 목뼈(환추)의 관절가로선으로 통증이 나타나며 목뼈의 전방각도에 의해서 목의 앞쪽, 목젖 쪽으로 통증이 돌아오는 경우도 있다. 그리고 입가에나 입안에도 알리는 통증이 나타나기도 한다.

환추는 머리라는 무거운 물체를 떠받치고 있기 때문에 머리무게가 목뼈의 중심축으로 받지를 못하고 한쪽으로 쏠리면 머리내의 질서는 순환하지 못하고 불안하여 두통 현기증 불쾌감 두골의 흔들림으로 인하여 눈, 귀, 코, 입 등 머리에 상주하고 있는 모든 기관에 영향을 줄 수 있다.

경추의 C자만곡의 전방만곡각도의 중심부분인 3, 4, 5번 추나 목뼈의 전방만곡이 심하면 그 통증은 여러 형태로 나타나는데 머리나 목의 무게가 앞으로 쏠림으로 인하여 어깨가 무겁고 쇄골이나 앞 흉곽 쪽으로 내려가 흉통이 올 수가 있고 호흡 장애가 생기기도 한다. 경추의 좁아진 부분의 신경장애 유발로 인하여 신경장애를 받는 쪽의 가슴 속에서 찌릿찌릿한 전기현상이 오기도 하고 통증이 어깨에서 겨드랑이로 돌아 앞가슴부위로 돌아오기도 한다. 그리고 경추 4번 등의 전방전위 때는 어깨 속이 알리는 통증과 함께 팔의 정중신경의 앞쪽 팔뚝으로 나타난다.

목뼈의 전방전위상태가 오래되면 목뼈의 강직성으로 진행하기도 해 목고개를 숙이면 목이 뻣뻣하여 숙여지지를 않고 고개를 숙이면 등줄기까지 당기는 현상이 온다.

목뼈나 허리뼈가 전방전위되었을 때는 대체로 앞으로 숙이는 굴신운동이 잘 안 되는데 그것은 뼈가 주로 전방만곡부분에서 전방전위되기 때문에 전방각도가 심한데다가 전방 쪽으로 더 들어가 버리기 때문에 전방 쪽은 뼈 사이가 더 심하게 넓어지고 후방 쪽은 더 좁아져 붙어버리기 때문에 뼈 사이의 구조물이 넓어진(시소형태) 쪽으로 몰려 구조물의 배불림 현상에 의해 앞으로 굴신운동이 잘 되지 않는다.

뼈의 변형이 이렇게 전방 쪽으로 되면 잠을 자고난 아침이 몸의 상태가 더 뻣뻣해지고 일어나서 몸을 좀 움직이고 나면 좀 부드러워지고 통증이 가벼워지기도 한다.

요추 같은 경우 전방전위증일 때는 몸의 무게중심이 전방으로 쏠려 계단이나 비탈길을 내려올 때가 다리에 힘이 빠지거나 몸의 중심이 흔들려 중심잡기가 힘들어 보행이 어렵고 통증도 더 심해진다.

경추는 전방전위일 때의 운동 상태는 고개를 앞으로 숙일 때나 뒤로 펼 때 양 방향 다 운동장애가 나타나는 경우가 많다. 그것은 목뼈가 다른 척추골보다 뼈가 작고 운동범위는 크고 머리 무게에 비해서 목뼈외부의 보호벽이 얇아 운동의 민감성이 높은 것 때문이 아닌가 싶다.

주의 사람들은 대개 어깨가 아프거나 목이 불편하면 베개부터 낮게 베는데 모두가 다 그래서는 안 된다. 목뼈가 전방전위된 사람은 베개가 너무 낮아 목이 뒤로 꺾어지는 자세가 되어도 안 된다. 누워 있는 자세에서 얼굴은 수평이 되어야 하는데 베개를 너무 나추면 턱이 치켜들어져 목의 C자만곡이 확대되면서 목뼈의 전만 상태가 더 심해진다. 그리고 시원하다고 목침 같은 것을 베기도 하는데 목침은 폭이 좁아 만곡 안에 들어가 역시 전만만곡을 심화시킬 수 있다.

목뼈가 전만이 된 사람은 베개높이가 자기의 가슴두께보다 약간 높이는 것이 좋고 베개의 폭도 어깨와 머리를 같이 받칠 수 있는 넓은 것을 써야 한다. 그리고 전만전위증이 있는 사람은 기존의 베개높이에서 수건 한두 장을 접어 베어 보는 것도 방법이 될 수 있다. 그리고 전방전위 현상을 판별하는 것은 앞부분에서 설명한 것을 참조해서 스스로 테스트해서 베개 쓰는 습관을 고쳐보시기 바란다.

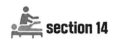

생활 속에서
목뼈의 '우측 휨'을 교정하는 자세

- TV를 시청할 때 정면에서 약간 왼쪽에 앉아 목고개가 약간 오른쪽으로 돌아가서 시청할 수 있도록 자세를 잡고 앉는다.
- 컴퓨터 작업을 할 때 모니터 정면에서 약간 왼쪽으로 비켜 앉아 오른쪽 방향으로 보고 할 수 있도록 한다.
- 직장의 작업대에 설 때 약간 왼쪽으로 비켜서서 오른쪽 방향으로 보고 할 수 있도록 한다.
- 학교 교실, 교회, 회의실 등에 앉을 때에는 정면을 바라볼 수 있는 왼쪽에 앉아서 오른쪽으로 바라보게 앉는다.
- 버스를 타고 갈 때 고개를 오른쪽으로 시선을 두고, 앞쪽으로 바라보게 서는 것이 좋다.
- 사무실 책상을 출입구를 쳐다볼 때 오른쪽으로 쳐다보게 놓는다.

주의 오른쪽 어깨, 팔, 목줄기가 아프거나 저리는 등 이상이 있는 분은 학교, 교회 등에 가서 앉을 때, 정면을 바라보고 앉을 때 왼쪽에 앉아서 오른쪽으로 바라보게 앉은 것이 좋다. 그리고 목고개가 오른쪽으로 잘 안 돌아가는 사람도 그런 자세를 취해 보기 바란다. 만약 목뼈가 우측전위 현상으로 어깨가 아프게 되었다면 몇 개월 그런 자세를 취하면 통증이 줄어들 수도 있다. 반대로 왼쪽이 이상이 있는 분은 반대로 해 보면 된다. 학교, 학원, 교회 등에서 어느 한쪽 방향에만 계속해서 앉았다면 반대측으로 옮겨 앉는 것도 목뼈나 목근육의 균형을 잡아주는 데 도움이 된다.

목뼈가 전방전위되었을 때 나타나는 현상

- 잠을 자고 아침에 일어나면 목이 뻣뻣해지고, 고개를 숙이면 목줄기나 어깨가 당기면서 잘 숙여지지를 않는다.
- 목이 항상 뻣뻣하고 좌우로 운동이 부드럽지 못하다.
- 목고개가 힘이 없고 머리가 뒤로 넘어가는 듯한 기분이 든다.
- 목을 뒤로 젖히면 목 앞의 근육(흉쇄유돌근)에 신경이 뻗치는 느낌이나 통증을 느낄 수 있다.
- 손가락 끝에 찌릿찌릿한 전기현상이 온다.
- 누워 있다가 일어나려고 고개를 들 때 고개가 잘 안 따라 온다.
- 목뼈가 전방전위가 되면 팔꿈치가 아픈 특이성이 있는 경우도 있다. 그리고 팔뚝이 아프기도 하고 손바닥이 둔탁하고 무엇이 붙어있는 느낌이 드는 경우도 있다.

1. 목뼈가 앞(전방)으로 휘어지고 좌측으로 통증이 올 때 할 수 있는 자율 교정운동

1) 시선을 전방 수평에 두고 앉는다.

2) 목고개를 왼쪽으로 틀어 시선을 왼쪽 어깨 너머로 가지고 간다. 이때 뒷목의 근육이 오른쪽으로 비틀리는 느낌이 가도록 목을 트는 것이 좋다. 시선이 왼쪽으로 가면서 뒷목의 근육이 오른쪽으로 비틀리면 왼쪽으로 물러앉은 목뼈가 오른쪽으로 옮겨가는 교정이 이루어진다.

목고개를 왼쪽으로 지긋하게 목의 뒤 근육이 비틀리게 하고, 왼쪽으로 시선을 가지고 갔다 다시 정면으로 온다. 한 번 운동 시 3~5회 정도 반복한다.

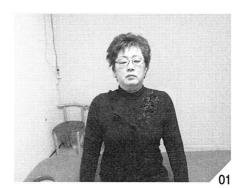

이때 왼쪽 목줄기로 통증이 오고 왼쪽 어깨 쪽으로 통증이 오면, 목뼈가 왼쪽으로 틀어진 경우가 된다. 척추신경은 목뼈가 틀어진 쪽으로 통증이 오기 때문에 뼈가 왼쪽으로 틀어지면 왼쪽으로 통증이 오는 것이다. 목뼈가 왼쪽으로 물러나 왼쪽으로 틀어지면 목고개를 왼쪽으로 돌리면 왼쪽으로 잘 안 돌아가는 운동장애가 온다. 그리고 심한 경우는 왼쪽으로 고개를 깊숙이 돌리면 어깨, 손까지 신경장애가 내려가는 경우가 있다. 그리고 목뼈의 운동역학은 목고개를 왼쪽으로 가지고 가면 목뼈는 오른쪽으로 옮겨가는 운동이 일어난다. 그러므로 왼쪽 목줄기가 아프고 왼쪽 어깨로 통증이 오면 평소 목의 자세를 추적하여 목뼈가 왼쪽으로 휨을 당할 수 있는 자세를 찾아야 한다.

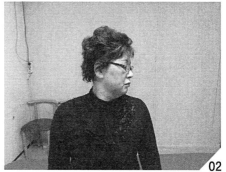

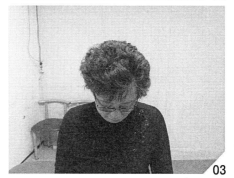

3) 목의 옆 라인 교정이 끝나면, 목고개를 수그려서 턱을 가슴으로 당겨 준다. 운동은 목고개를 수그려 턱을 가슴에 붙도록 당겨 본다. 목고개를 수그리면 목뼈가 전방 휘어짐이 뒤(후방)로 나오는 운동이 일어난다. 한 번 운동 시 4~5회 정도 목고개를 가슴팍으로 당겨주는 운동을 한다. 목뼈가 전방으로 심하게 전위가 됐으면 하루 2회 정도 운동을 한다. 목뼈 운동은 측면으로 통증이 오면 측면교정부터 먼저 하고 전방 또는 후방교정을 해야 한다. 그것은 목뼈가 옆으로 정중에서 벗어난 것

을 척추의 무게중심(관절화)으로 먼저 보내는 교정을 하고 전·후방전위 교정을 해야
한다.

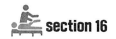

우리 몸의 무게 중심에 변형이 올 수 있는 여러 자세

1) 발끝을 지나치게 외측으로 벌려 서 있거나 걷는 자세

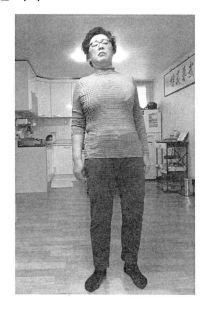

우측 발끝이 외측으로 틀어졌다. 이런 자세는 몸의 무게중심이 무게중심선에서 받지를 못하고 한쪽으로 물러나서 받으므로 무릎관절에 변형을 줄 수 있다.

이 자세는, 우리 몸의 체중이 허리하부로 내려와 무게가 허리 하부, 선추 1번, 요추 3, 4, 5번에 와서 무게가 모여 있다가 골반으로 해서 다리의 중심축으로 내려가게 되는데 발끝을 지나치게 외측으로 틀어지는 자세로 인하여 체중이 다리의 무게중심축을 벗어남에 따라 체중을 떠받치고 있던 다리뼈(구조물)에 변형을 가지고 오게 된다.

이런 자세에서 몸의 체중은 주로 무릎의 내측으로 받게 되어 무릎(뼈)은 역O자형이 되고 무릎관절의 가로선은 안쪽은 넓고 외측은 좁아지는 변형을 가지고 올 수 있다. 이렇게 되면 압박받는 쪽의 물렁뼈는 급격한 소실을 가지고와 무릎 퇴행을 유발하고 대퇴나 하지에 근육통도 유발할 수 있다.

발끝을 사다리꼴의 걸음걸이에서, 약간 내측으로 틀어서 걸을 때는 체중이 외측으로 달아나게 하는 질서에 들어가게 하므로 발목을 자주 삐게 할 수 있고 무릎관절은 O자형으로 변형을 초래할 수 있다.

무릎퇴행성으로 수술을 받거나 약물을 복용할 때 이런 자세변형을 교정해야 재발을 막거나 효험을 볼 수 있다.

2) 가슴을 앞으로 내미는 자세

걷거나 러닝머신 같은 운동기구를 사용할 때. 가슴을 앞으로 내밀고 가슴을 뒤짚듯이 하면(상체를 뒤로 젖히고 배를 앞으로 내미는 자세를 말함. 할머니 등에서 흔히 볼 수 있는 자세이지만, 어떤 사람들은 습관이든 체형적이든 이런 자세를 취하는 사람들이 있다.) 복부근육을 팽창시켜 배를 앞쪽으로 밀어내어 척추(뼈)가 전방(복부) 쪽으로 옮겨가는 현상이 일어날 수 있다.

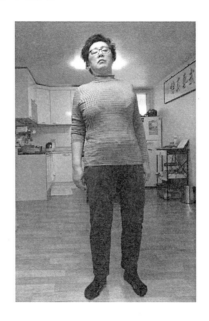

이렇게 배를 앞으로 내미는 자세를 가지는 사람이 있는데 이런 자세는 배를 앞으로 밀어 요추를 앞(전방) 쪽으로 휘게 할 수 있다.

실제 필자는, 평소에는 허리가 안 아팠는데 러닝머신을 하고부터 허리가 아파 요추 전방전위 된 현상을 여러 번 본 일이 있다.

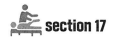

section 17

새우잠의 비밀

옆으로 자는 새우잠을 잘 때 우리의 몸은 무게중심의 변형을 가지고와 몸속에 가로 놓여 있는 척추는 휨을 당하게 된다.

새우잠은 우리 몸이 가질 수 있는 자세 중 하나인데 잠을 잘 때 주로 취하는 자세 중 하나이다. 우리 몸은 자세나 동작 등을 만들어내는데 사람에 따라서는 만들어낸 동작을 자주 써 그 동작에 습관이 되는 수가 있다. 그러면 그 동작이 몸에 붙어 자주 쓰게 되며 숙달이 되어 익숙해진다. 그러면 그쪽의 동작이나 자세는 질이 나게 되고 그쪽의 몸 쓰임은 부드럽다. 동작은 몸에 질이나 있는 쪽으로 자주하게 되며 그리고 그쪽으로 반복적으로 하게 되면 습성에 젖게 된다.

우리 몸은 비례하게 되어 있는데 그런 동작이나 자세 등을 습관처럼 한쪽으로만 반복해 쓰면 부조화를 가지고 오게 된다는 것이다.

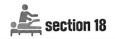

척추가 전방전위될 수 있는 여러 자세

평소 우리 몸이 항상 쓰고 있는 동작이나 자세에서 부조화로 인하여 어느 날 갑자기 운동이 안 되고 그 반대에서 일어나는 신경장애나 운동 불능 등 역작용의 현상들이 발생한다.

이런 운동역학관계로 우리 몸이 평소 어떤 습관을 가지고 있는지 또한 이 습관으로 인하여 어떤 운동 장애가 있는지, 이 운동 장애로 인하여 순환 등 신경장애를 유발하는지 알아내어 회복시킬 수 있다. 사용 시 운동질서(관절의 운동 범위)에서, 운동범위를 넘었을 때 지나펴짐(지나펴짐이란 관절이 펴지는 범위를 지나서 펴지는 현상을 말함. 예: 팔을 펴면 펴지는 관절의 가동범위가 있는데 그것을 넘어서버리는 일종의 탈골이나 변형. 팔, 무릎 등 관절이 지나서 펴지는 신체의 부위가 있음)이 일어나는 현상으로 나타나는 운동 작용과 반작용 및 신체 사용 시 자연스러운 운동 상태와 그렇지 못한 경우 관절의 변형이나 뼈골의 부정렬(不正列) 등이 나타내는 운동 불능과 가동 등의 현상과 반작용일 때 신체에 나타나는 현상 등을 살펴보는 것이다.

관절의 교정과 신체의 어떤 부위에 자주 썼을 때 운동이 잘 일어나는 것과 자주 안 썼을 때 운동이 안 일어나는 것의 판별과 신체가 어느 쪽으로 움직였을 때 그 반대에서 일어나는 현상과 변형, 그리고 특히 척추의 변형, 즉 척추(뼈)의 협착, 요철, 휘어짐 등으로 척추만곡의 심화나 소실에 의한 운동 상태나 역반응 등을 알아야 한다는 것이다.

우리는 어느 날 잠을 자고 아침에 일어나면서 갑작이 목고개가 안돌아가는 경험을 할 때가 있다. 목을 움직이면 근육이 뻣뻣하게 경직이 되고 앞으로 뒤로 옆으로 움직여도 도무지 움직일 수가 없고 옆으로 고개를 돌려 무엇을 쳐다보려고 하면 로봇처럼 몸 전체를 움직여야 볼 수 있는 것이다. 또 물건을 들다가 허리를 삐끗해가지고 그 자리에 주저앉아서 옴짝달싹을 못하고, 심지어는 숨을 쉬면 허리가 결려서 숨도 크게 못 쉬는 경우도 있다. 어떤 사람은 직장에서 일을 마치고 작업복을 갈아입으려고 다리를 들고 바지에 발을 끼어 넣다가 허리가 물컹 하고 무엇이 빠져내려 않는 느낌이 들면서 그 자리에 주저 앉아 꼼짝도 하지 못하고 병원에 실려 간 경우도 있다.

이런 일들을 겪는 사람들은 황당하고 당황스럽겠지만, 요즈음 우리의 주위에서 흔히 일어나는 사실들이다. 그리고 가장 흔히 발병하는 질병인 척추질환 중의 하나다.

허리병을 겪는 사례들을 보면, 예전부터 허리를 굽혀서 머리를 감으려고 허리를 굽혀 있으면 허리가 아프고, 한참 굽혀 있다가 허리를 펴려고 하면 엉덩이가 뒤로 또는 옆으로 삐져나오듯 엉거주춤한 자세가 되어 금방 허리를 펄 수가 없곤 했다. 그리고 일을 조금 무리했다 싶으면 요통이 오고 좀 쉬어주면 통증이 가라앉고 이렇게 반복되는 것이 제법 오래되면 어느 날 약간 무거운 것을 들거나 청소 등을 하려고 허리를 굽혔다가 꿈틀 하고 삐끗하여 그 자리에 주저앉는 경우가 있다. 그로부터 엉덩이 위 허리 부위에 통증이 오면서 엉덩이에도 통증이 나타나거나 자석이 붙은 것 같은 무거움이 느껴지면서 대퇴 쪽으로 통증이 내려간다.

며칠 이런저런 치료를 해도 증상이 해소되지 않으면, 이젠 종아리로 해서 발목까지 통증이 내려가고 발가락까지 아파온다. 증상은 점점 심해져 기침을 하면 찌릿찌릿 전기현상이 허리에서 다리를 타고 내려가 기침도 크게 할 수가 없고, 자세에 따라서 통증 변화가 심하여 어떤 동작을 했을 때에는 숨도 못 쉴 정도로 다리가 터져나가는 것 같이 통증이 오고, 또 어떤 동작을 하면 통증이 살짝 가라앉는 통증의 변화가 민감하게 온다.

그리고 신경통증 증상은 여러 형태로 나타나는데, 다리가 차갑다가 또 화끈거렸다가 하는 변화가 오기도 하고, 발가락이 힘이 떨어져 꼼지락거림이 안 되는 경우도 있고, 아픈 쪽 다리와 엉덩이가 가늘어지고, 엎드려서 보면 엉덩이의 높낮이가 현저하게 차이가 나는 경우도 있다.

이렇게 되면 다리의 힘이 떨어지는 것은 물론이고 다리를 절름거리고 통증 때문에 몇 보 걷다가 주저앉아진다. 이럴 때 앉으면 통증이 조금 가라앉기도 하는데, 이렇게 심하면 밤에 잠을 한 잠도 못자고 날밤을 세우기도 한다. 물론 식사도 제대로 못한다.

척추의 전방전위 또는 후방전위에 따라 대소변의 장에도 오는데, 척추골이 전방 쪽으로 심하게 내려앉으면 복부에 손만 살짝 데도 다리까지 통증이 내려가고 복부에 격심하게 통증이 와서 힘을 쓸 수가 없어서 대소변을 볼 수가 없고 요실금 현상이 오기도 한다.

필자가 만난 환자 중에 인천에 사는 분이 있었다. 그분은 이삿짐센터에서 일했는데 고층 아파트에 이삿짐을 올릴 때면 사다리차를 잡고 서서 위로 쳐다보곤 하셨단다. 몇 년 그 일을 했는데 어느 날부턴가 아침에 잠자리에서 일어나면 목이 뻣뻣해져 의도하는 데로 움직일 수가 없고, 머리가 한 짐이 되었다. 고개를 숙이면 뻣뻣하면서 잘 숙여지지를 않고 세수하기도 여간 힘들지 않았다.

그런 것이 한 달, 두 달, 일 년쯤 지나가니까 어깨로 해서 팔까지 통증이 오고 손이 저리고 마비가 오면서 팔힘이 떨어졌다. 여기저기서 치료를 받아보았지만 증세는 호전되지 않았고 발병하고도 한참 세월이 흘렀지만 고통은 나날이 심해져 일상생활을 영위하기가 무척 불편했다.

그분은 특별하게 다친 일도 없다고 했다. 그런데 고가 사다리를 잡고 높은 곳을 쳐다보고 있으면 종종 목이 아팠다고 한다. 그러다 시간이 갈수록 목의 통증이 잦아졌는데 나중에는 목에 힘이 없고 쉬 피로해지며 목고개가 뒤로 젖혀지는 느낌이 들었다고 했다. 그리고 목을 앞으로 숙이면 목줄기가 당기고 등줄기까지 당기는 현상이 왔으며, 특히 밤새 잠을 자고 아침에 일어나면 목이 뻣뻣하게 굳어져 움직여지지 않았다.

높은 곳을 쳐다보면 목고개는 뒤로 젖혀지는 자세가 된다. 젖혀진 자세로 쳐다보고 있으면 목고개는 아플 수밖에 없다. 이러한 자세가 몇 년 동안 반복 됐으니 목뼈는 뒤로 꺾어지는 질서에 들어갈 수밖에 없다. 그러니까 변형이 올 수밖에 없는 것이다. 이분의 목뼈는 직업적인 자세가 계속 반복해서 들어가면서 병변현상이 온 것이다.

여기서 중요한 것은 이러한 현상을 인식하느냐 못 하느냐 하는 것이다. 목고개가 뒤로 꺾어지면, 머리가 뒤로 넘어가고, 목뼈는 전방 쪽으로 휘어지게 된다. 목뼈가 목의 앞쪽으로 파고드는(함몰) 전방전위 현상이 되는 것이다. 오랫동안 고개를 위로 쳐다보면서 목고개가 뒤로 꺾어지는 자세가 반복되면서 그렇게 된 것이다. 이렇게 뼈가 휘어지면 뼈가 똑바를 때 목뼈가 머리를 지탱하던 무게압력에 변화를 가져올 수밖에 없다.

척추(뼈)가 하나씩 포개져 벽돌담처럼 쌓여 있는 구조물에 '머리'라는 무거운 물체가 얹혀 있으면서 무게를 중심부에서 받아주어야 뼈의 전후좌우에서 눌리는 압력을 분담하게 되며, 이렇게 되었을 때 뼈 사이에서 아래로 연쇄적으로 흘러내리게 하는 무게 분산을 효율적으로 분담하게 되며 목뼈는 항상성 범위에서 가동을 하게 되는 것이다.

그런데 목뼈의 어떤 부위가 안으로 꺾여 들어가면 목뼈의 하방중심선이 어긋나기 때문에 머리의 무게를 중심선에서 받을 수가 없고, 그러므로 무게 중심에 변화를 가져오게 되는 것이다. 그러게 되면 척추(뼈) 사이의 간격에 받는 무게에 변화를 가져오게 되고, 나아가서 뼈 사이의 간격에 변형을 가져오게 된다. 이렇게 뼈 사이에 받는 무게의 변형에 의해서 뼈 사이가 한쪽은 좁아지고 한쪽은 넓어지는 변형이 일어날 수가 있고, 목뼈의 전체구조가 휘어지는 변형이 올 수가 있다.

뼈의 구조물에 변형이 일어나면, 구조물을 지탱하고 있던 힘줄과 근육에 팽창이나 수축의 긴장 상태를 유발, 힘줄이 늘어나게 되고 힘줄이 늘어나면서 잡고 있던 뼈를 놓게 되어(느슨하게 되어), 뼈의 유착, 관절화변위 등으로 인하여 관절관으로 내려오는 신경과 관절 외부에서 뼈를 타고 내려오는 혈관에 병변현상을 유발하게 된다. 그러므로 근육 속에 뻗어 있는 혈관과 신경에 장애를 주어 통증을 유발하게 되는 것이다. 물론 근육은 달아나는 뼈를 끌어모아 주는 역할을 하고 있지만, 구조물에 어느 한쪽으로 치우치는 동작을 지속적으로 가하면 근육도 구조물을 정상적으로 지켜내지 못하고 구조물 변형을 유발하고 만다.

여기서 이 부분을 다시 살펴보면, 위의 설명에 따른 목의 상태는 고무호스가 접혀서 물이 잘 흐르지 않는 상태와 마찬가지라 할 수 있다. 호스를 펴 주어야 물이 잘 흘러갈 수 있듯이 휘어진 목뼈를 바로 해 주어야 함은 당연하다. 이러한 상태에서 이 분이 약을 써도 효과를 보지 못했던 것은 당연한 일일 것이다.

이런 상태에서 이 분을 살펴봐야 할 중요한 점은 생활 구조나 습관, 직업적인 환경에서 오는 반복되는 일 등을 간과하지 않았나 하는 것이고 특히 문진이나 시진에서 살펴보아야할 것을 제대로 알고 있었나 하는 것이다.

더욱 중요한 것은 목뼈가 전방전위되었을 때 고개를 숙이거나 뒤로 펼 때 또는 좌우로 목고개를 쳐다보았을 때 운동이 일어나지 않는 운동장애가 일어나느냐 하는 것이며, 또한 그 운동의 장애로 인하여 어떻게 신경장애가 일어나느냐 하는 것을 알고 있느냐 하는 것이다. 그리고 전방전위되었을 때 통증이 나타날 수 있는 어깨, 목, 앞가슴

등에 나타는 통증이나 목뼈에 얹혀 있는 턱의 변형 등 신체 부위에 나타나는 현상을 알고 있느냐 하는 것이다.

인체, 척주만곡에서 목은 원래 전방 쪽으로 C자형의 만곡을 가지고 있다. 그러니까 전방 쪽으로 휘어지는 만곡을 가지고 있는데다 목고개가 뒤로 꺾어지는 자세를 반복해서 가지므로 해서 목뼈 중 전방 쪽으로 만곡을 가지고 있는 부분이 약점일 수 있고, 이 부분이 앞쪽(전방)으로 들어갈 수가 있는 가능성이 많다는 것이다.

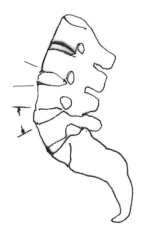

전방전위 된 척추의 모형도

위의 그림은 척추(요추)의 옆 라인이다. 허리(요추)의 오목한 부분이 복부 쪽으로 볼록하게 곡만이 되어 있다. 여기서 중요한 것을 공개하려고 한다.

이것은 기공으로든 명상으로든 신체를 직관하여 얻었던 본인은 매우 중요하게 생각하고 실제 치료에 적용하면, 진단만 정확하게 되면 효과는 대단하다. 진단은 역체요법(易体要法)의 운동역학과 그기에 따라서 일어나는 신경관계를 알면 된다.

'목뼈가 전방으로 들어가고 머리가 약간 뒤로 넘어갈 때 윗부분의 머리가 내리눌리는 무게가 뼈의 이상이 있는 부분으로 내려왔을 때 무게중심이 어디로 쏠리겠느냐하는 것이다. 그리고 무게가 달렸을 때 어떻게 근육을 당기겠느냐하는 것이다'.

이것은 신체의 내장, 간이나 폐에 혹이 들앉으면 양쪽 어깨에 무게가 걸려 어깨가 짓누르듯 무거운 것 같이 목에 무거운 것을 거는 형태가 된다.

증상이 처음 시작될 때에는 어느 한쪽으로 오나 좀 시간이 경과하면 양쪽으로 오는 경우가 많다. 특히 양쪽 목줄기로 당기는 통증이 온다.

유추해 보면 목뼈의 추체 하나가 식도 외벽에서 식도 가까이와 식도를 밀고 연쇄적으로 기도를 밀고, 목의 옆이나 전방 쪽의 근막까지 뒤에서 민다고 생각을 해 보자. 그러면 그 부분의 척추를 잡고 있는 힘줄이 당기는 영향이 갈 수밖에 없다. 척추(뼈)의 추체 하나가 식도 속으로 빨려 들어가는데 추체를 잡고 있는 힘줄이 안 딸려들어 갈려고 안간힘을 쓸 것이고 그렇게 되면 근력에 경직이 올 것이고, 무게는 앞으로 쏠리고 추체를 잡고 있는 '국소부위의 양쪽 목덜미' 근육은 땅길 수밖에 없는 것이다. 그렇게 되면 근육의 경직은 목줄기(목의 옆 부분)를 탄다.

그리고 어깨와 목의 경계선과 목과 쇄골의 접선부에 근육을 뭉치게 할 것이고 증상이 심해지면 쇄골 밑으로까지 통증이 내려온다. 이때 잡아당기고 있는 추체(국소 부위)의 뒤쪽은 가로선으로 통증이 온다. 목뼈나 허리 부위나 전방전위가 되면 '국소 부위는 가로선'으로 통증이 온다는 것이다. 이것은 매우 중요한 문제로, 역체요법의 운동역학에서 중요한 부분이 되는 것이다. 다음에 더 자세하게 설명하겠지만 문진이나 촉진 시 절대 놓쳐서는 안 되는 부분이다. 필자는 문진에서 가로선이 아픈 것을 찾아내어 많은 사람들을 쉽게 고칠 수 있었다. '가로선이 아픈 것은 전방전위 때 확실한 진단법이라는 것을 명심해야 한다.' 필자가 많은 사람들을 X-ray 사진도 없이 고칠 수 있었던 방법은 역체요법의 가로선 역학이 중요한 진단법의 하나였다. 이럴 때 '목과 어깨선 접선부분의 앞가슴 쪽으로 내려오면서 지압을 하면 굉장히 통증이 온다.

1) 목에 변형이 올 때 가로선으로 압력을 받을 수 있는 구조

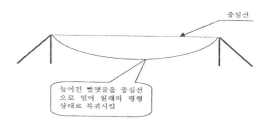

가로선에 대한 무게중심과 운동역학(전방전위 때의)

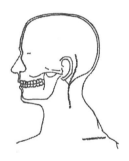

　양쪽에 기둥을 세우고 줄을 걸면 가운데에 가서 줄이 밑으로 처지는 것을 볼 수 있다. 중력(무게)에 의해서 한가운데서 무게가 내려오는 현상이다.

　목뼈(척추)는 목의 앞(목 속) 쪽으로 오목한 만곡이 형성되어 있다. 척추는 신체의 중력(무게)을 받치고 있는 구조물이다. 목뼈로 머리의 무게가 내려온다. 신체가 섰을 때 무게를 감당하기 위해서 목뼈는 목의 앞쪽으로 만곡을 형성 시켜, 목의 무게를 감당하도록 구조화되어 있는 것이다.

　위 그림의 목의 옆선은 목뼈가 내려오는 선이다. 목뼈를 붙들고 있는 힘줄이 목뼈가 앞쪽으로 쏠리면 목뼈의 양쪽에서 힘줄이 뼈를 잡고 당기게 된다. 그러면 목의 가로로 통증이올 수 있는 것이다. 목 하부의 가로로 통증이 오는 사람이 있다. 이 경우, 목의 무게 중심 상 목뼈가 앞(전만) 쪽으로 쏠릴 때 나타날 수 있는 현상이다.

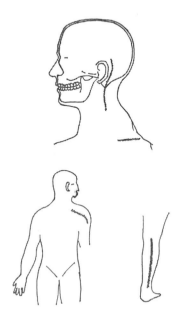

위 그림들은 신체의 무게(중력)중심을 표현한 것이다. 상체의 무게는 허리(척추)를 거쳐 다리의 정 중선으로 내려와 발바닥에서 땅으로 흘려간다. 팔의 무게 중심도 팔뼈의 정 중앙으로 흐른다. 팔의 관절이 조금 어긋나도 팔이 견딜 수가 없다. 팔의 관절이 어긋나면 무게(중력)를 감당하지 못한다. 가벼운 물건을 들 때 팔을 휘 두를 때 팔에 통증을 느끼는 것은 팔의 무게 중심선(관절)이 어긋날 때 나타난다.

2) 허리의 통증이 허리 가로로 나타날 수 있는 구조

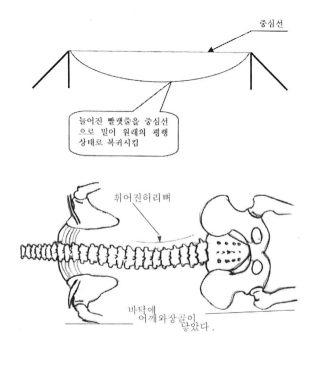

중심선

늘어진 빨랫줄을 중심선으로 밀어 원래의 평행 상태로 복귀시킴

휘어진 허리뼈

바닥에 어깨와 상골이 닿았다.

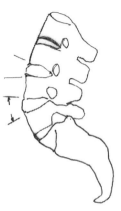

위의 사진 맨 아래 그림은 요추의 측면 그림이다. 허리가 복부 쪽으로 오목하게 들어간 만곡의 구조이다.

요추(허리)가 부정렬(무게중심선 변형)이 되면 상체무게를 강당하지 못해 허리가 가로로 아픈 경우가 있다. 요추가 앞(전만) 쪽으로 휘면 요추를 잡고 있는 힘줄이 내려앉는 뼈를 당긴다. 이때 허리의 양쪽에서 근육이 땅기므로 해서 허리의 가로로 통증이 올 수 있다.

척추가 앞(전만) 쪽으로 휘면 운동역학은 앞쪽으로 굴신하는 운동이 잘 안 된다. 그러나 배굴(젖힘)운동은 상대적으로 잘 된다.

3) 허리에 가로선으로 통증이 나타날 수 있는 자세

- 부동자세로 조금 서 있으면 대게 허리의 밑 부분과 엉덩이 바로 윗부분에 가로선으로 통증이 나타난다.
- 걸을 때에나 평소에는 잘 못 느끼다가도 버스정류소나 싱크대 앞에서 서 있을 때 허리에 가로선으로 통증이 나타날 때가 있다.
- 상체를 앞으로 구부릴 때 통증이 나타나며, 반대로 허리를 뒤로 펼 때에는 통증이 없거나 운동장애가 덜 온다.
- 앞으로 굴신할 때 허리가 땅겨서 숙이기가 잘 안 되는 운동장애가 온다.
- 잠을 자고 아침에 잃어나면 허리가 뻣뻣해지고 의도하는 데로 동작이 잘 따라온다.

목이나 허리 부위에 가로선으로 통증이 나타나는 것은 목이나 허리 부위의 뼈가 전방전위되었을 때 나타나는 현상이므로 지압치료나 교정치료에 대단히 중요한 진단법이다.

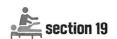

목에 가로선으로
통증이 나타났을 때의 예방운동

목에 통증이 목의 가로선으로 아픈 것은 목뼈가 목 속(목의 앞쪽)으로 뼈가 들어 갔을 때 주로 나타나는 구조 이다. 목뼈가 목 속(전방전위)으로 들어가면 목고개를 수그려 주는 운동을 해야 한다. 턱을 가슴팍 쪽으로 당겨주는 목고개를 수그리는 운동이 목뼈의 전방전위현상을 예방한다.

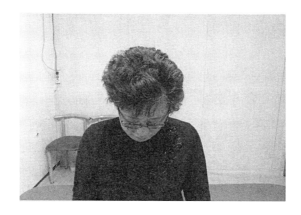

허리에 가로선으로 통증이 나타났을 때의 예방운동

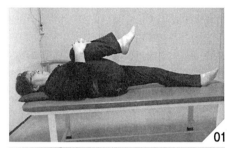

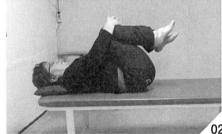

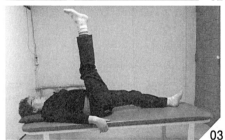

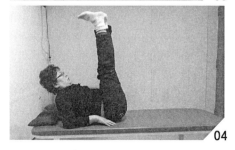

1) 허리에 가로로 통증이 나타나는 것은 허리(요추)가 앞(복부 속으로 내려앉음) 쪽으로 휘었을 때 주로 나타나는 현상이다. 그러므로 전만 쪽으로 휘는 뼈를 뒤(후방)로 나오게 해야 한다. 반듯하게 누운 자세에서 양손을 깍지 끼고 무릎을 번갈아서 복부 쪽으로 당기는 운동을 한다.

2) 반듯하게 누워서 두 무릎을 깍지 끼고 복부 쪽으로 당겨 준다.

3) 반듯하게 누운 자세에서 한쪽 다리씩 번갈아 든다.

4) 팔꿈치를 어깨 밑에 두고 상체를 들고 양쪽 발을 동시에 든다.

역체요법에서 이렇게 목뼈가 전방으로 들어갈 수 있는 자세를 찾아낸다. 그리고 목뼈가 전방으로 들어갔을 때 생기는 운동불능과 머리의 무게중심변형으로 인하여 운동 시 나타날 수 있는 운동역학과 운동불능 시 생기는 운동장애 그리고 목, 어깨, 머리로 타고 오르내리는 신경장애나 통증을 찾아낼 수 있다.

목뼈가 변형이 왔을 때 머리의 무게중심은 목뼈에 큰 변수를 주는데 특히 목뼈가 전방전위되었을 때 뼈와 무게중심은 여러 가지 상관관계를 가지고 있다.

수직으로 섰을 때 사물은 상위의 무게가 중심선으로 받아 하방경직의 상태일 태지만 어느 쪽으로 휘어졌을 때에는 상위의 무게가 휘어진 쪽으로 쏠려 무게중심이 하방경직을 벗어날 수가 있고 휘어진 쪽으로 여러 가지 변형된 무게중심을 나타나게 될 수가 있다. 이때 무게중심이 나타나는 쪽으로 뼈 사이의 간격의 변형이나 압착 상태를 유발, 조직의 긴장 상태를 나타나게 될 수 있다. 복강이나 흉강 안에 변질된 무게가 담기게 되면 어깨를 끌어내리는 무게통증을 유발하는 것도 마찬가지다.

역체요법에서는 위와 같이 신체가 향상성범위(길항력)를 벗어나 능력을 상실할 때, 그 문제점을 자기 자리를 보존하지 못하고 궤도를 벗어난 구조물이 원인이라고 보고 그 구조물이 원래대로 돌아갈 수 있도록 역으로 방향을 바꾸도록 돕는 것을 말한다.

목이 안 움직이고 그로 인하여 통증이 오면서 급기야 나중에는 어깨나 팔로 신경장애가 내려가거나 허리를 삐끗해서 꼼짝 하지 못하고 제때 회복하지 못하면 척추측만증이나 척추디스크 등이 발생하는데 이러한 것은 모두 병변현상이다. 병변현상은 병원에서 다스려야 되겠지만, 동서양을 막론하고 목, 허리의 척추디스크 질병에는 대체요법이나 운동요법 등 다양한 시술법이 시행되고 있다.

요즈음 허리통증이나 다리, 무릎신경통으로 고통을 받는 사람들이 너무 많고 주변의 가족이나 이웃에서도 흔히 볼 수 있다. 여기에 대한 처방이나 방편 또한 많다. 그러나 쉽게 회복하지 못하고 회복되었다가도 재발하기도 하며 특히 수술을 받고도 재발한 사례를 많이 보았다. 많은 사람들이 이러한 일들을 겪고 있을 것이다.

척주가 휘어 구조물이 변형이 되고, 그로 인하여 뼈관절화의 변위가 와 뼈 사이가 유착되고, 그에 따라 구조물이 탈출하여 신경을 압박하고, 신경을 압박하니 감각마비, 지각장애, 근육위축, 근육통을 유발하고, 이러한 상태가 점점 심해지면 보행을 할 수가 없고 밤에 통증 때문에 한숨도 못 자는 경우도 있다. 물론 이러한 것을 취급하는 것은 기본적으로는 전문가의 영역이다.

그러나 척추질환으로 고통을 받는 사람이 너무나 많고 앞으로도 이 질환이 계속 증가할 수밖에 없는 여러 가지 요인들이 많다. 이 질병을 갖고 있는 환자들은 계속 고통을 받을 수밖에 없는데 현재로서는 딱히 맞아떨어지는 정형화된 치료술 또한 없다. 때문에 다양한 방법들이 동원되고 있고 또 환자의 평소 생활 질서가 신체에 어떻게 들어가느냐에 따라서 효험을 보는 경우들이 달라 사람에 따라서 복합적 요법들이 적용되어야 환자의 고통을 빨리 덜어줄 수 있지 않나 하는 생각에서 나방면의 연구를 진행했다. 그리고 실제 임상에서 많은 사람들이 이 방법으로 효험을 보았고 척추를 바르게 하는 데 한 가지 방편이 될 수 있을 것 같아서 이 요법을 소개하고자 한다. 필자가 여기서 말하고 전하는 것은 이 분야의 전문의 영역인 수술, 약물요법은 당연히 아니다.

역체요법이란
무엇인가

Part 2

역체요법은 '역(逆)으로 보낸다', '역(易)으로 바꾼다'의 뜻을 가지고 있다고 보면 된다. 휘어지고 이탈한 골격이나 뼈를 원래 있던 자리에 '역'으로 돌려보내고, 위축되고 늘어나고 약해진 근육이나 힘줄을 강하게 '바꾼'다는 것이다. 즉 아프지 않던 몸에 변형이 와서 병변현상이 왔다면 원래대로 보내서 보존시킨다면 병변현상에서 벗어날 수 있다고 보는 것이다.

그러면 휘어진 부분을 어떻게 찾아내어서 역으로 보낼 것인가? 그것은 물론 CT 등 사진촬영이나 몸의 외관을 보고 판단할 수도 있겠지만 역체요법에서는 병변현상을 찾아내는 여러 가지 요법들을 다루고 있다.

역체요법 이론에서 중요하게 보는 것은 사물의 구조에서 어떤 부분이 자주 또는 습관적으로 쓰거나 쓰여져 낡고, 닳고, 편중되어 그 구조물의 중심선에서 벗어나거나 치우쳤나를 보고 구조물이 어느 한쪽으로 쏠릴 때 무게중심이 이동하여 구조물변형을 가중하거나 가속할 때 신체는 어떤 현상이 오는지 또 구조물 변형은 왜 오는지, 그로 인하여 오는 운동장애를 운동역학으로 확인한다. 여기에는 방향, 위치, 형태, 행동 등의 확인이 들어가고, 그리고 구조물이 변형이 올 때 그 구조물을 변형시키는 상대적 대상물이나 신체를 변형시키게 운동이 일어나게 하는 자세를 유발시키는 생활의 구조, 오랫동안 일하는 위치나 작업을 감당해야 하는 환경의 구조 등을 판별한다. 어떤 자세를 취했을 때 신체의 골격이 어떻게 움직이는지 또는 왜 휘어지는지 인식해야 한다. 그것은 신체의 부위에 따라 다르지만 특히 목뼈에서 더 분명하게 확인이 가능하다. 예를 들어 머리를 떠받치고 있는 목뼈, 그중에서도 경추 1, 2번이 붙어 있는 일명 '환추'에 손을 대고 목을 옆으로 돌려보면 뼈가 어디로 옮겨가는지 알 수 있다. 환추에 손을 대고 목고개를 왼쪽으로 쳐다보면 목뼈는 오른쪽으로 옮겨간다. 여기서 중요하게 인식해야 할 것은 '목고개의 운동이 왼쪽으로 쳐다보는 운동이 일어날 때 목뼈는 오른쪽으로 옮겨가는 운동이 일어난다'는 것이다. 이것이 역체요법에서 가장 중요하게 보는 운동이론이다.

컴퓨터 모니터를 볼 때 앉은 좌리에서 모니터가 약간 왼쪽에 있으면 시선을 약간 왼쪽으로 돌려서 보게 된다. 그렇게 되면 목뼈는 오른쪽으로 옮겨가는 현상이 온다. 이런 자세로 수년간 업무를 보게 되면 목뼈의 오른쪽 전위현상이 올 수가 있다. 이런 자세가 습관화되었을 때 올 수 있는 현상에 대해 살펴보자.

- 수년간 왼쪽으로만 쳐다보고 업무를 봤으므로 왼쪽은 운동이 잘되나 오른쪽으로는 운동이 잘 안 일어날 수 있다.
- 어느 날 잠을 자고 아침에 일어나는데 목고개가 뻣뻣하면서 잘 안 움직여지고 특히 오른쪽으로 목고개가 더 잘 안 돌아갈 수가 있다.
- 목뼈가 받들고 있는 목뼈의 윗부분(환추)과 두골의 교접부분 부근 오른쪽에 통증이 나타날 수가 있다.
- 오른쪽 귀 뒤로 해서 측두에 나타나는 편두통이 올 수가 있고, 심해지면 이 통증이 이마 앞쪽으로 돌아가서 나타날 수 있다.
- 오른쪽 목줄기가 당길 수 있다.
- 오른쪽 어깨와 팔에 통증이나 저림이 나타날 수 있다.
- 오른쪽 목과 어깨의 접합부분에 통증이나 손으로 살짝 눌러도 통증이 오는 과민성이 올 수 있다.

1. 목고개가 오른쪽으로 운동이 안 되고 목이 아플 때의 자율교정운동 요법

- 시선을 정면으로 두고 눈의 높이도 수평으로 둔다.
- 시선을 오른쪽으로 돌려서 목이 움직일 수 있는 범위까지 목고개가 따라간다. 처음에는 부드럽게 하다가 목이 조금 풀리면 목고개가 최대한으로 돌아가 어깨에

자극이 올 수 있는데 까지 돌아가게 한다.

- 10회 정도 반복해서 하고 목이 조금 부드러움을 느끼면 조금 있다가 한 번 더 하고, 하루에 두 번 정도 하되 2~3일 더 해 주면 풀린다.

1) 시선을 정면에 둔다.

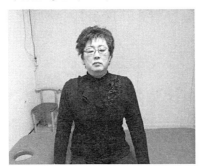

2) 목을 오른쪽으로 돌려서 시선을 어깨너머까지 가지고 간다.

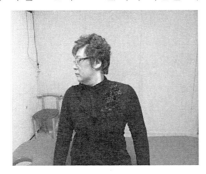

3) 다시 시선을 정면으로 가지고 온다.

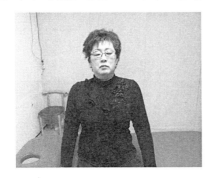

척추관으로 내려오는 신경은 신경이 압박받는 쪽으로 통증이 나타난다. 척추(뼈)가 휘어지는 쪽으로 신경장애가 온다는 것이다. 그러므로 척추가 오른쪽으로 휘어지거나 압박받으면 오른쪽으로 병변현상이 나타나게 된다.

여기서 한 번 더 심각하게 인식해야 할 것은 척추(뼈)가 오른쪽으로 휘어졌을 때 오른쪽으로 병변현상이 오기 때문에 오른쪽으로 휘어지고 틀어진 것을 왼쪽으로, 즉 원래대로 복귀(보존)시키면 병변현상에서 벗어날 수가 있다는 것이다. 역체요법에서는 뼈나 구조물이 원래 있던 자리에서 휘어지거나 옮겨가는 변위 현상이 왔을 때 그것을 역(逆)으로 보내서 원래 자리로 찾아갈 수 있도록 돌려보내는 다양한 요법을 시술한다. 여기에는 역체의 교정, 이완, 운동 등의 요법이 들어가게 된다. 그리고 무엇보다도 중요한 것은 역체요법을 통해 뼈가 휘어져 있는 부분에 역으로 '휨'을 주어 신체를 바르게 할 수 있는 '신체 내부의 질서'를 알아낼 수가 있다는 것이다.

2. 변형된 신체의 질서(골격)를 역으로 바꾸어야 할 자세, 동작 및 사례

◑ 인천에 사는 김○○○씨의 사례

인천에 사시는 어떤 분은 이삿짐센터에서 일을 하면서 고층 아파트에 이삿짐을 올릴 때 사다리차를 잡고 서서 위로 쳐다보곤 했다. 몇 년 그런 일을 했는데 어느 날부터 목이 아프기 시작했다. 아침에 잠자리에서 일어나면 목이 뻣뻣해져 의도하는 대로 움직일 수 없고 머리가 한 짐이었다. 고개를 숙이면 뻣뻣하면서 잘 숙여지지를 않고 세수하기도 여간 힘들지 않았다. 이 사례는, 뼈가 변형된 자세와 변형된 뼈를 제자리로 가지고 올 때, 뼈가 물러난 자세와 제자리로 가지고 오는 자세가 역으로 가지고 와야 하는 전형적인 형태이므로 깊이 인식할 이유가 있다.

이삿짐센터에서 일하시는 이 분은 특별하게 다친 일도 없다고 했다. 그러나 고가 사다리를 잡고 높은 곳을 쳐다보고 있으면 목이 아프곤 했다. 그런 일을 몇 년 했다고 한다. 시간이 갈수록 목의 통증이 잦아지고 나중에는 목이 힘이 없고 쉽게 피로해지며, 목고개가 뒤로 젖혀지는 느낌이 들었다고 했다.

높은 곳을 쳐다보면 목고개는 뒤로 젖혀지는 자세가 된다. 젖혀진 자세로 쳐다보고 있으면 목고개는 아플 수밖에 없다. 이러한 자세가 몇 년 반복되었으니 목뼈는 뒤로 꺾어지는 질서에 들어갈 수밖에 없다. 그러니까 변형이 오게 되는 것이다. 이 분의 목 뼈는 직업적인 자세가 계속 반복해서 들어가면서 병변현상이 온 것이다.

목고개가 뒤로 젖혀지면, 머리 부분은 뒤로 넘어가고 목뼈는 전방 쪽으로 휘어지게 된다. 목뼈의 전방전위 현상이 되는 것이다. 물론 오랫동안 반복되면서 그렇게 된 것이다. 이렇게 뼈가 휘어지면서 구조물 변형을 가져오게 되고, 구조물 변형이 일어나니까 구조물을 지탱하고 있던 근육에 팽창이나 수축의 긴장 상태를 유발하여 힘줄이 늘어나게 되며, 힘줄이 늘어나면서 잡고 있던 뼈를 놓게 되면 뼈의 유착, 관절변위 등 병변현상이 생기게 된다.

인체, 척주만곡에서 목은 원래 전방 쪽으로 C자형의 만곡을 가지고 있다. 그러니까 전방 쪽으로 휘어지는 만곡을 가지고 있는데다 목고개가 뒤로 꺾어지는 자세를 반복해서 가지므로 목뼈가 앞쪽(전방 쪽)으로 들어갈 수 있는 것이다.

아래 내용은, 앞에서 설명한 내용이지만 역체(역으로 바뀌는 자세, 동작)의 주요 설명이 연결되기 위해서 이 부분에서 다시 넣는다.

역체요법에서는 이렇게 목뼈가 전방으로 들어갈 수 있는 자세를 찾아낸다. 그리고 목뼈가 전방으로 들어갔을 때 생기는 운동불능과 머리의 무게중심변형으로 인하여 운동 시 나타날 수 있는 운동역학과 운동불능 시 생기는 운동장애 그리고 목, 어깨, 머리로 타고 오르내리는 신경장애나 통증을 찾아낼 수 있다.

목뼈가 변형이 왔을 때 머리의 무게중심은 목뼈에 큰 변수를 주는데 특히 목뼈가 전방전위되었을 때 뼈와 무게중심은 여러 가지 상관관계를 가지고 있다.

수직으로 섰을 때 사물은 상위의 무게가 중심선으로 받아 하방경직의 상태가 되지만 어느 쪽으로 휘어졌을 때에는 상위의 무게가 휘어진 쪽으로 쏠려 무게중심이 하방경직을 벗어날 수가 있고 휘어진 쪽으로 여러 가지 변형된 무게중심을 나타나게 될 수가 있다. 이때 무게중심이 나타나는 쪽으로 간격의 변형이나 압착 상태를 유발 조직의 긴장 상태를 나타나게 될 수가 있다. 복강이나 흉강 안에 변질된 무게가 담기게 되면 어깨를 끌어내리는 무게통증과 복통을 유발하는 것도 마찬가지다.

사물에서 휘어지거나 굽어져 변형된 것, 예를 들어 휘어진 것은 똑바로 펴면 바로 되고, 돌담의 빠져나온 돌은 끼워 넣으면 담벽은 바로 되는데, 인체의 휘어진 부분이나 빠져나온 부분은 어떻게 해야 원래 자리를 찾게 될까? 인체도 휘어지고 빠져나온 부분은 운동으로 바르게 하고 튀어나온 부분은 교정해서 원래(역)대로 복귀시키면 된다.

인체의 척주(경추, 흉추, 요추, 선추)라는 구조물은 뒤로 굽어질 수도 있고 전방 쪽으로 휘어질 수도 있고 S자형으로 휘어져, 어깨나 골반에 까지 영향을 주어 한쪽 어깨가 기울어지거나 골반이 측면으로 삐뚜름하게 튀어나오는 경우도 생길 수도 있다. 이런 병변현상이 올 때 수술이나 교정구로서 하는 방법이 있고, 운동요법이나 지압, 교정 등으로 바르게 할 수도 있다. 인체도 휘어지고 삐뚜름하고 빠져나온 부분을 원래대로 바르게 복귀시키면 그로 인한 질병은 벗어날 수가 있는 것이다.

아플 때는 약을 먹어야 통증이 멎는 것으로 생각하는 분들도 있는데 약으로도 통증이 안 멎는 병변현상이 있고 물리적인 시술만으로도 통증이 멎게 하는 병변현상이 있다. 이는 인체의 구조를 형성하고 있는 골격의 변형으로 오는 질병에 많은데 척추디스크, 척추만곡 등 척추질환에서 많이 볼 수 있다.

이런 질병은 자세부정이나 운동부족 등 생활방식에서 오고 병균에 의해서 오는 병이 아니기 때문에 그 원인을 개선하면 병변현상 이전 상태로 복귀되고 병의 발병 이전(역) 상태로 돌아가면 병을 발병시켰던 구조물 변형이 해소되기 때문에 병을 발병시켰던 원인이 없어진다고 보는 것이다. 실제 많은 사람들이 약을 먹지 않고도 운동이나 자세교정 등으로 척추디스크 등 척추질병에서 회복하는 효과를 보고 있다.

◑ 부산에 사는 박○○○씨의 사례

박○○○씨는 하던 일을 그만두고 인테리어 일을 하게 되었다. 일을 한 지 한 달쯤 된 어느 날 천장을 쳐다보며 천장에 텍스 붙이는 작업을 하는데 갑자기 팔에 힘이 빠지면서 손가락이 찌릿하게 저리고 손바닥이 망치에 맞은 것 같이 감각이 둔해지며 무엇이 붙어 있는 것 같은 느낌이 들었다. 그 전에 며칠째 계속 천장을 쳐다보고 작업을 해 왔는데 그런 일을 안 하다가 해서 그런지 목이 뻐근하고 어깨가 무거운 것이 좀 불편한 점이 있었다. 그래도 일이 몸에 벅차서 그런가 보다 하고 계속 해왔던 것이다.

며칠 시간이 지나니까 어깨와 팔뚝, 왼쪽 쇄골 밑 가슴에까지 통증이 내려왔다. 팔의 저림과 통증도 심해졌고, 손이 어둔하고 힘이 떨어져서 물건을 들 수가 없었다. 그리고 팔을 치켜들고 조금 있으면 통증이 격심하게 와서 잠깐이라도 들고 있을 수가 없었다.

무언가 병이 심하게 진행되어가고 있는 것 아닌가 하고 불안해졌다. 운동장애도 왔다. 목고개를 앞으로 숙이면 목덜미와 목의 왼쪽 줄기로 해서 어깨와 팔이 당기는 현상이 왔다. 그리고 가만히 앉아서 TV를 보고 있어도 목과 어깨선이 맞닿는 가로선으로 해서 어깨로 통증이 타고 내렸다. CT촬영과 약물, 물리치료, 침 등의 치료를 받았지만 별 차도가 없었다.

앞의 두 분의 상태를 뒤에서 설명하는 신체가 취하는 여러 자세들과 비교, 뼈가 변형된 자세에서, 역으로 가지고 와서 보존시키는 역체요법으로 판별해보자.

3. 생활구조와 신체의 움직임

생활구조에서 몸의 움직임이나 반복해서 취해지는 자세 등을 살펴보자. 집에서 TV를 볼 때를 예로 들어보자. 주로 TV를 볼 때 자세인데 머리를 베란다 문 쪽으로 두고 누운 자세로 옆으로 누워 TV를 본다. 그리고 TV가 놓여 있는 위치가 바뀌지 않기 때문에 옆으로 누워 시청할 때는 늘 그런 자세로 보게 된다.

문제는 이렇게 옆으로 누워 TV를 시청하는 자세인데 이 자세를 몇 개월, 몇 년 반복하다 보면 허리에 무게중심에 변형을 가져올 수 있다는 것이다. 몸을 옆으로 하고 누우면 어깨뼈와 엉덩이뼈가 바닥에 닿게 되는 자세가 된다. 그렇게 되면 몸통 속에 길게 놓여 있는 척추는 아래로 휘어지는 무게중심의 변형을 가지고 오는데, 이 자세에서 벗어나면 근력의 길항력에 의해서 뼈는 제자리로 돌아오겠지만, 그런 자세를 반복해서 가지면 길항력이 무너지고 뼈도 눕는 쪽으로 질이 나 운동이 부드러워져 우리의 몸은 부드러운 쪽으로 자꾸 눕고 싶어진다.

이런 경우 우리 몸의 구조는 어깨뼈와 엉덩이뼈가 바닥에 닿고 허리는 길게 늘어 있으므로 깊이 생각해 보면 기둥을 세우고 빨랫줄을 쳐 놓았을 때를 생각할 수 있다. 기둥을 세우고 빨랫줄을 치면 줄은 아래로 처진다. 여기서 우리의 몸도 옆으로 누우면 어깨뼈와 엉덩이뼈가 기둥 역할을 하게 되고 늘어 있는 척추는 줄 역할을 하게 된다.

자세를 바꾸어주는 옆으로 눕기는 문제가 없지만, 옆으로 누워서 TV를 볼 때처럼 한 자세를 몇 년 동안 유지하게 되면 문제가 생긴다는 것이다. 비단 옆으로 눕는 자세뿐만 아니라 작업 자세나 책상을 쓰는 자세, 컴퓨터 모니터를 쳐다보는 자세 등에서도 어떤 자세를 몇 년간 반복해서 가지게 되면 허리나 목 등에 변형을 초래할 수 있다.

옆으로 눕는 자세에서 척추 변형은 척추가로돌기와 연결되어 가슴을 형성하여 힘이 되어주는 등판보다는 목이나 허리에 변형을 초래하기가 쉽다. 그 변형은 힘을 받는 엉덩이뼈 옆에서 쉽게 일어나는데 특히 요추 4, 5번 부위에서 변형이 잘 일어날 수 있다. 척추는 눕는 쪽으로 휘어져 요추 4, 5번 추골은 장골 쪽으로 압박 영향을 주어 요추 부위와 골반 부위의 측만을 만들기도 한다. 그러므로 병변현상은 당연히 옆으로 눕는 쪽으로 생기기 마련이다. 이렇게 옆으로 눕는 자세를 한쪽으로 오랫동안 가지게 되면 척추를 떠받치고 있는 골반에 변형을 초래하여 척주측만증이라는 병변현상을 가지고 온다.

몸의 체중을 짊어지고 있는 척추의 무게중심변형은 일상생활의 여러 동작이나 자세에서 일어나는데 발을 지나치게 외측으로 틀어서 걷거나 서 있는 자세, 배를 깔고 엎드려 자는 자세, 구부정하게 앉는 자세, 엉덩방아 찧는 동작, 베개의 높낮이, 훌라후프 돌리기, 러닝머신 하기 등에서도 무게중심의 변형을 초래할 수도 있다.

이런 무게중심의 변형은 척주측만, 골반측만, 척추후방만곡, 척추 전방전위, 목뼈 변형, 쇄골 변형, 턱관절 변형, 퇴행성 무릎, 발목 자주 삠 등을 유발할 수 있다.

4. 배를 깔고 엎드리는 자세에서의 무게중심변형

우리 몸의 구조 중 척주(脊柱)는 몸의 무게중심의 균형을 잡기 위해서 만곡이 형성되어 있다. 이 만곡은 사람이 태어나서 설 수 있을 때부터 시작되는데 사람이 갓 태어나서 서지 못할 때는 척주는 일자로 되어 있고 만곡은 없다.

사람이 지구 인력에 대항해 직립하기 위해서는 몸의 무게를 배분해 저울추 균형에 맞추어야 직립할 수가 있기 때문에 몸의 만곡이 형성되면서 몸의 앞뒤 무게가 균형을 이루어 서서 걸을 수가 있다는 것이다. 그리고 만곡을 유지할 수 있도록 근육이 따라서 발달되었다.

이런 무게중심을 이루는 만곡을 형성하는 부분이 주로 척주(脊柱)인데 만곡형태는 목은 전방 쪽으로 C자형, 등은 후방 쪽으로 만곡이 형성되어 있고 허리는 전방 쪽으로 C자만곡, 엉덩이는 뒤로 튀어나오는 무게중심의 구조를 가지고 있다. 이렇게 해서 우리 몸이 섰을 때 앞뒤로 쓰러지지 않도록 무게의 저울추가 균형을 잡을 수 있도록 몸의 무게가 배분되어 있는 것이다.

우리의 몸이 무게의 균형을 맞추기 위해서 만곡이 형성되어 있고, 만곡에 의에서 몸의 무게가 신체 내에서 받는 압박을 덜어주는 것이다. 특히 몸의 무게를 감당하는 것이 뼈인데 그래서 뼈 사이에는 물렁뼈라는 쿠션 역할을 하는 구조물이 끼어 있다.

그런데 신체가 정상적인 활동을 하기 위해서는 이러한 기능 등이 역할을 감당해야 하는데 구조물에 변형이 오면 신체의 기능에 부조화를 초래하게 된다.

체형의 변형이나 비대한 몸의 무게, 나쁜 자세 등이 작용해 뼈의 사이가 좁아지면 물렁뼈가 소실되어 뼈와 뼈가 맞닿아 염증과 부종이 유발되고 그로 인한 통증으로 고통을 받게 된다. 또한 구조물 변형으로 인한 뼈의 이탈이나 척추의 만곡의 변형으로, 척추의 휨이나 협착을 당해 운동장애, 신경장애, 지각장애 등을 당해 고통을 받게 된다.

이 만곡의 변형은 주로 편중된 자세가 그 원인이 되는데 만곡에 변형이 오면 몸의 무게중심에 이상을 초래하게 되고 무게중심에 변형이 오면 뼈의 이탈, 협착, 휨 등을 당한다. 만곡의 변형은 척추에서 많이 일어난다. 만곡 변형이 심하여 병변현상을 잘 일으키는 곳은 허리하부와 목의 하부가 가장 많이 병변현상을 일으킨다. 목의 하부와 허리의 하부는 전방 쪽의 만곡과 후방 쪽의 만곡이 교차하는 부분으로 이 부분은 만곡의 각도가 심하고 몸의 무게가 집중되는 곳이다. 목 부분은 머리의 무게가 집중되는 곳이고 허리 부분은 상체의 무게가 집중되는 곳이다. 목은 뼈가 주변의 근육 외에는 특별한 보호세력이 없이 가느다란 뼈가 머리라는 무거운 물체를 짊어지고 있는 것이다. 허리 하부는 몸통이라는 보호세력이 있지만 허리 하부의 전방 쪽 각도가 경사가 심하고 상체라는 무거운 짐을 짊어지고 있어 평소 뼈 사이의 압박을 심하게 받고 있는 터라 충격을 받거나 나쁜 자세가 반복해서 들어가면 뼈를 잡고 있던 힘줄이 놓게 되어 뼈의 이탈이나 휨을 당하는 것이다.

척추의 만곡의 각도가 가장 심한 곳이 요추 5번과 선추 1번, 요추 4번과 요추 5번 사이인데 그러므로 병변현상도 잘 일어나는 곳이다.

요추 5번이 전방 쪽으로 이탈하면 뼈 사이의 간격이 전방 쪽으로는 지나치게 넓어 있고 후방 쪽으로는 붙어 운동, 신경, 지각 등의 장애를 받는다.

운동에 있어서는 전방 쪽으로 굴신하는 운동 장애, 즉 앞으로 숙이는 운동이 잘되지 않는다.

5. 일상생활에서 척추가 습관적인 자세에 들어가게 되는 경우 및 요추 5번이 전방 쪽으로 들어가는 자세

- 배를 깔고 엎드려서 잠을 자는 자세
- 배를 깔고 엎드려서 책을 보거나 컴퓨터를 하는 자세

집은 대체로 남향으로 지어진다. 또는 집의 방향은 그렇지 않더라도 거실의 방향을 남쪽을 두거나 방에 침대를 남쪽이나 동쪽에 방향을 두고 머리를 그쪽으로 해서 잠을 자는 경우가 많다. 이는 우리의 오랜 풍습이다.

아파트 베란다가 남쪽 방향에 있고 오르는 계단에서 현관문이 좌측에 있다면 출입문을 열고 들어가면 건물구조상 거실이 있고 거실을 지나서 각 방들이 있다. 이럴 때 거실의 가구 배치를 보면 한쪽은 TV가 있고 그 반대쪽에 소파가 배치된다. 이때 텔레비전이 동쪽에 배치되어 있다고 가정해 보자. 그러면 소파는 서쪽 벽쪽으로 놓게 된다. 베란다가 남쪽 방향에 있으므로 자연히 머리는 남쪽 베란다 쪽으로 놓고 눕게 된다.

이때 반듯하게 드러누워서 TV를 쳐다보게 되면 목고개가 TV가 있는 쪽으로 돌아가야 한다. 시선이 TV가 있는 오른쪽으로 돌아가므로 목고개가 오른쪽으로 돌아간다는 말이다. 이런 생활이 몇 년씩 계속되면 목의 자세가 습관적인 질서에 들어가게 되는데 머리 부분은 오른쪽 방향으로 넘어가게 되고 목뼈는 왼쪽으로 휘어지게 된다. 시선이 오른쪽으로 돌아가므로 목의 운동 또한 오른쪽에서 자주 일어나게 되고 그러면 목의 운동에 있어서 오른쪽으로 쳐다보거나 오른쪽을 돌릴 때에는 운동이 유연한 반면 왼쪽은 유연하지 못할 수가 있다.

1) 반듯하게 누워서 고개를 옆으로 누운 자세이다. 목고개를 옆으로 돌리면 목뼈는

그 반대쪽으로 옮겨가는 운동이 일어난다.

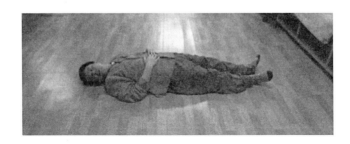

또 똑같은 남쪽 방향의 위치에서 오른손으로 턱을 괴고 오른쪽 측면(새우자세)으로 누워서 TV를 보게 되면 목은 오른쪽으로 휘어지게 되고, 오른쪽 어깨뼈와 엉덩이의 장골이 바닥에 닿게 되어 몸통의 무게가 오른쪽으로 쏠려 척주가 오른쪽으로 휘어지게 될 수가 있다. 즉 아파트 베란다의 남쪽 방향에서 머리를 그쪽으로 누우며 TV가 있는 쪽에 시선이 가게 되므로 몸에서 일어나는 운동행위도 그의 그쪽에서 일어나게 된다. 앉을 때 일어날 때 대화를 할 때에도 그쪽으로 비스듬히 누워서 하게 되고 동작 행위도 그쪽에서 많이 일어나게 된다.

그렇게 되면 몸통의 무게가 그쪽으로 쏠리게 되고 몸의 중심 또한 쏠리게 된다. 그러며 척주가 그쪽으로 휘어지게 될 수가 있다.

2) 옆으로 눕는 자세이다. 새우잠 자세같이 옆으로 눕는 자세는 어깨와 장골이 바닥에 닿게 되고, 척추는 가운데 들보처럼 놓이게 되어 이런 자세일 때 한쪽으로만 편중이 되면 그쪽으로 척추가 휘는 병변현상이 생길 수가 있다.

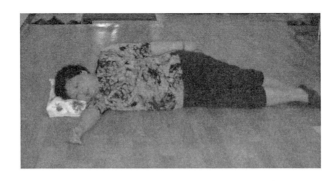

6. 역체요법을 통해 알 수 있는 신체의 변형

앞에서 설명한 것 같이 역체요법을 통해 생활구조나 환경이 신체를 어떻게 이끌었는지를 알 수 있게 된다. 생활, 환경, 직업 등 전반적인 상황 속에서 평소 신체에 어떤 움직임(운동)이 있었는지 관찰하면 된다는 것이다.

방법은 다양하다. 신체의 운동 상태를 보면 어떤 생활구조나 습관적인 자세가 있는지, 그리고 그에 따라 신체가 어떻게 변형이 되었는지 알 수 있다. 예를 들어 요추 5번에 전만의 질서가 들어오면 반듯하게 누워서 다리를 들어 올리면 잘되지 않는 증상이 나타난다.

척추에 전만의 질서가 들어오는 현상에는 여러 가지 원인이 있다. 나이가 들어가고 근력이 떨어지면서 배가 나오거나 임산부인 경우 배가 점점 불러오면서 복부의 무게에 의해 척추가 전만될 수 있고, 원래 척추의 전만만곡이 심했는데 무거운 물건을 들다가 삐끗해서 척추가 더 심하게 전방으로 내려앉을 수도 있으며, 배를 바닥에 깔고 엎드리는 습관에 의해서도 그렇게 될 수 있다. 요추 5번이 전방으로 내려앉으면 대개 허리는 가로선으로 아프게 되고, 앞으로 하는 굴신운동이 잘 안 일어나게 된다.

심하게 전방전위가 되어 회복하지 못하고 고착화되면 척추의 강직성도 가속화되는데, 이때는 전방굴신운동이 거의 안 일어나는 현상이 올 수가 있다. 다리를 쭉 뻗고 앉아지지를 않고 반듯하게 누워서 아픈 쪽 다리를 들면 30㎝ 높이도 안 올라가기도 한다.

이렇게 증상이 심하면 목을 숙여도 허리나 엉덩이에 당기는 병변현상이 나타나기도 하고 기침을 해도 결리며 변소에서 뒷일보기도 힘이 든다. 또 보행이 제대로 되지 않으며 비탈길이나 계단을 오르내릴 때 병변현상이 달리 나타나기도 한다. 대개 계단을 오를 때보다 내려올 때 더 아프거나 힘들게 되는데 그것은 내려올 때 무게중심이 몸의 전방 쪽으로 쏠리게 되어 척추골이 전방압박을 더 심하게 받을 수 있기 때문이다. 또 후방전위가 되어 엉덩이가 뒤로 빠져나올 때에는 엉덩이 무게가 한 짐이 되어 마치 엉덩이를 뒤로 당기는 것 같이 무거워 계단을 올라가기가 힘들게 된다. 이러한 것은 역체요법에서 주요한 판별법이다.

1) 허리뼈가 전방전위가 되면 사진처럼 상체를 수그리는 굴신운동이 잘 안 된다.

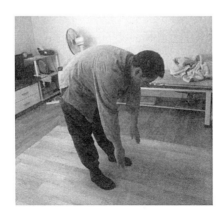

2) 허리뼈(요추)가 전방전위가 되면 다리를 쭉 뻗고 앉는 자세가 잘 안 될 수가 있고, 다리를 뻗고 앉으려고 하면 손을 허리 뒤에 짚고 앉아야 다리를 뻗을 수 있는 상태가 될 수 있다.

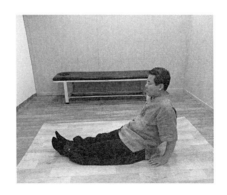

계단을 오르내릴 때 등 운동이 일어날 때 자세가 어떻게 변하며 어느 쪽이 운동이 잘 되고 어느 쪽이 운동이 안 되는지, 운동역학관계와 그에 따르는 신경의 관계를 확인한다. 운동역학, 신경관계에서는 시진, 문진, 촉진이 동원된다. 예를 들어 신체의 굴신이나 배굴 시 어느 쪽으로 운동이 안 되느냐, 그리고 그에 따라서 신경이나 근육은 어느 쪽으로 땅기느냐 등을 확인하는 것이다. 그 과정에서 그 사람의 습관이나 직업체질, 체질에 들어와 있는 일상생활 등을 분별하게 된다. 그렇게 되면 자주 써서 질이 나 있는 뼈와 근육, 자주 쓰지 않아서 유연하지 못한 뼈와 근육을 판별할 수 있다. 예를 들어 척추뼈에서 운동이 많이 일어나 있는 뼈는 돌기가 조약돌처럼 잘 발달되어 있으나 운동이 많이 일어나지 못하고 힘을 쓰면 뻐끗할 것 같이 약해져 있는 뼈의 돌기는 모서리가 날카롭게 각이 져 있다. 동시에 그 주위 근육의 유연성과 신체의 운동 가동성도 확인할 수 있다. 이렇게 운동역학적인 판별이 완성되면 세부적인 진단법을 적용한다. 세부적인 진단이 끝나면 근육을 이완하고 역체요법을 실시한다.

7. 역체요법 진단법

1) 환자의 몸의 외관을 살펴본다. 환자의 몸을 보고 목이 기울었는지 허리가 구부정한지 골반이 옆으로 튀어나왔는지 관찰하는 것이다.

2) 운동 상태를 확인한다. 몸을 앞으로 굴신시킬 때 어떻게 운동장애가 오는지 또는 뒤로 펼 때 어떻게 운동장애가 오고 어떻게 신경장애가 오는지 알 수 있고, 척추의 가동성을 어느 정도 확인할 수 있으며, 운동역학적인 관계를 적용하여 그로 인한 신경의 방산이나 통증의 변화 등을 확인함으로써 추골의 변위 등을 어느 정도 파악할 수 있게 된다. 이것은 인체의 해부학적 질서는 확정되어 있다는 사실을 바탕으로 한다. 척추는 몸의 중심에 있고, 섰을 때 자세는 허리를 펴고 곧게 서는 것이 정상인데, 허리가 구부정하게 굽어 펴지 못하고 펴려고 하면 통증이 온다거나 신경이 당긴다는 것은 원래의 해부학적 질서에서 변형이 왔다는 것이며, 그 질서가 어떻게 변형이 되었느냐만 알면 질서를 회복시키면 되는 것이기 때문이다.

예를 들어 허리가 굽어지고 그로 인하여 추골이 하나 후방으로 튀어나오면 허리를 뒤로 펴면 튀어나온 추골이 상하의 추골에 영향을 주게 되며 그로 인해 추골이 맞닿는 느낌이 나고 펴 주는 운동이 잘 안 되고 그 여진으로 근육이 압착되거나 근육 속에 있는 신경에 자극이 갈 수밖에 없으므로 통증이 방산이 될 수 있다는 확신을 가질 수 있다는 것이 중요하다.

◑ 부산에서 세탁소를 운영하는 최○○씨의 사례

부산에 사는 최○○씨는 세탁소를 운영한다. 키도 180㎝ 정도의 건장한 체격으로 무슨 일을 해도 자신만만했다. 그는 아침부터 새벽 2~3시까지 서서 다리미질을 했다. 건강에 는 누구보다도 자신이 있었기 때문이다. 그렇게 욕심을 내어서 한 일 년쯤 일을 했다. 어 느 날부터인가 피로를 느끼기 시작했고 서서 일을 하면 허리가 묵직해서 얼른 자리에 앉 고 싶은 생각이 들곤 했다. 예전에는 허리가 무겁다가도 며칠 지나면 쉽게 풀리곤 했는데 이번에는 빨리 풀리지도 않고 날이 갈수록 점점 허리의 엉덩이 윗부분이 가로선으로 분 명하게 통증이 나타나면서 서서 한참 있으면 끊어질 것 같은 통증이 왔다. 병원에서 물리 치료를 받으면 좀 호전되다가 또 서서 일을 하면은 다시 아픈 상황이 계속 반복되었다.

그런데 언제부터인가 배가 앞으로 처지면서 상체가 뒤로 젖혀지는 느낌이 들었다. 그리고 곧 엉덩이가 옆으로 삐딱하게 튀어나오면서 엉덩이에도 통증이 왔다. 통증은 차츰 아래로 내려가더니 다리로 해서 발목과 발가락까지 왔다. 이제 통증은 그 강도가 심해져 몇 보만 걸 어가도 통증 때문에 주저앉아야 했다. 주저앉으면 희한하게도 통증은 좀 멎었다. 차 운전도 하기가 힘들었고, 차에 타려면 아픈 다리를 들어서 집어넣어야 했다. 운동장애도 심각했다. 다리를 쭉 뻗고는 앉을 수가 없었고 오무려야 앉을 수가 있었으며 다리를 펴려면 신경줄이 당겨서 펼 수가 없어서 뒤로 비스듬히 손을 짚어야만 다리를 뻗을 수가 있다.

8. 요통과 허리디스크

1) 요통

여기에서는 요통과 요통이 오래되면 디스크나 협착으로 진행하는 상황에 대해서 판 별하는 방법과 치료하는 방법에 대해서 설명하고자 한다. 앞에서도 계속 설명했지만 역체요법으로 요통과 허리디스크를 진단하는 방법과 치료하는 방법을 좀 더 자세하게 설명하겠다.

우리는 앉아 있을 때, 서 있을 때, 허리를 굽혀서 일을 할 때 등 일상생활에서 여러 자세에서 요통을 경험하곤 한다. 많은 사람들이 허리 아프다고 말하고 또 허리가 아프다가 엉치나 다리로 내려가는 통증, 소위 방산통이라고 하는 디스크나 협착 현상에서 오는 허리질환을 경험한다.

그러나 누구나 다 허리가 아프고 허리디스크를 경험하는 것은 아니다. 요통은 허리뼈의 변형으로 오는 것이기 때문에 허리뼈가 탈이 생기지 않으면 허리가 아프지 않는다. 뼈에 탈이 생기는 것은 우리가 다 알고 있는 것처럼 뼈가 탈골을 했거나 관절이 휨을 당할 때 생기는 것이다. 그리고 뼈가 탈골을 하게 되면, 뼈를 잡고 있는 힘줄이나 뼈를 싸고 있는 인대 그리고 관절 주위를 지나가는 신경이나 혈관에 영향을 주어 병변 현상을 발생하게 한다.

허리뼈, 요추는 다섯 마디의 뼈골로 되어 있다. 그리고 이 뼈들은 서로 관절로 이어져 있고 그리고 관절로 이어져 있지만, 이 뼈가 고유기능을 할 수 있도록 정렬상태를 유지하고 있다. 정렬상태라는 것은 요부(허리)의 만곡 상태가 있지만, 뼈의 관절이음을 유지하면서 허리 부위의 만곡을 형성하고 있다는 것이다. 그러므로 허리의 곡선을 유지하면서 허리뼈의 관절이 어긋나지 않는 것을 정렬상태를 유지한다고 하는 것이다. 그러므로 요통은 허리 부위의 만곡을 유지하면서 뼈의 정렬상태가 틀어지지 않으면 오지 않는 것이다. 요통은 허리뼈가 정렬상태에서 이탈을 해 뼈가 뒤(후방)로 탈골을 하든지, 앞(전방)으로 함몰하든지 또는 뼈의 관절부분이 옆으로 휘어졌을 때 발생하는 것이다. 물론 뼈의 협착도 뼈의 정렬상태가 어긋났을 때 일어난다. 그러므로 요추에 의한 통증은 요추의 변형에서 오는 것이다. 그리고 요추의 변형은 우리 몸의 쓰임에 의해서 발생한다. 우리가 몸을 쓴다는 것은 자세, 동작, 충격 등을 말한다. 어찌 보면 허리가 아플 때는 스스로가 그 원인을 가장 잘 알 수 있는 것이다. 그것은 내가 내 몸을 쓰는 것을 가장 잘 알고 있기 때문이다. 역체요법은 이런 근거를 바탕에 두고 있다.

내가 내 몸을 가장 잘 알 수 있다는 데 바탕을 두고 이것을 한번 생각해 보자.

앞에서 언급했듯이, 쪼그려 앉아서 빨래를 하거나 허리를 굽혀서 청소기를 밀거나 허리를 굽혀서 일을 할 때 요통이 온다. 허리를 굽히지 않고 서 있거나 자세를 바로 하고 있으면 요통이 없는데 허리를 굽혀서 동작을 하거나 자세가 구부정하면 요통이 오는 것이다. 실제로는 인식을 못하고 있는 부분일 수도 있는데, 내가 허리를 굽혀서 일을 하거나 자세를 구부정하게 앉아 있으면 요통이 오고 그런 자세로 한참 있다가 일어서면 허리가 엉거주춤하면서 허리가 잘 안 펴지는 상태, 이런 상태가 반복되면 한참 시간이 지난 어느 날부터 엉덩이가 아프기도 하고 또 무슨 일인가 하고 한참 있으면 다리가 저리고 땅기는 현상이 나타나기도 한다. 그리고 저림, 마비, 다리로 내려가는 방산통(신경선을 따라서 통증이 내려가는 현상)이 나타나며 신체를 움직일 때마다 민감하게 통증이 나타나는 현상까지 발생한다. 예를 들어 신체를 뒤로 젖히면 전기현상이 다리로 해서 발끝까지 내려가는 현상이라든지 오금이나 장딴지기 땅기는 현상이 오는 상태 등이다.

앞에서 언급한 상태를 깊이 인식하면, 이는 허리가 아프다가 그것이 시간이 지나고 만성이 되어서 디스크로 진행한 상태다. 그러면 이 상태를 누가 가장 잘 알 수 있는 상황인가? 내가 자세를 어떻게 하면 허리가 아프고, 또 어떻게 하면 허리가 안 아프고, 즉 자세를 똑바로 하면 허리가 안 아픈데 허리를 구부정하게 하고 앉아 있으면 요통이 오고 또 허리를 굽혀서 일을 하면 요통이 와서 한참을 일을 못하는 것, 이것은 내가 취하는 동작에서 요통이 온 것이므로 인식만 한다면 내가 가장 잘 알 수 있는 일인 것이다.

목디스크나 허리디스크는 척추의 변형에 의해서 오는 것이고, 척추의 변형은 자세나 동작 또는 충격에 의한 것이다. 문제는 내가 겪었거나 내가 겪고 있는 일, 즉 내가 쓰는 자세, 동작, 충격 등에 의해서 척추의 변형이 발생하는데 스스로는 그것을 깊이 인식을 못하고 있다는 것이다.

허리를 굽혀서 일을 하는 직업을 가지고 있는데 허리를 굽혀서 일을 하면 요통이 오곤 했다. 구부정하게 앉는 습관이 있는데 오래 앉아 있으면 허리가 아파서 일어서려고 하면 허리가 금방 안 펴진다. 고개를 수그러서 한참 동안 책을 보거나 컴퓨터를 하고 있으면 목이 무겁고 고개를 들면 목이 뻐근하고 금방 잘 펴지지 않는다. 이런 상황은 모두 내가 몸을 쓰는 자세에서 오는 것이다. 즉 내가 허리를 굽혀 있고, 내가 목을 수그려 있을 때 통증이 오는 것이다. 목을 바로 세우고 있고 허리를 굽히지 않을 때는 통증이 오지 않는다. 목디스크나 허리디스크도 이런 상황이 반복되다가 온다고 했다. 많은 사람들이 경험한 일이지만 처음에 허리가 좀 아프다가 목이 좀 아프다가 나중에는 엉치와 어깨가 아프고, 저림과 마비, 격심한 통증을 유발하는 척추의 변형으로 진행하는 것이다.

누구나 다 처음에는 안 아팠다. 직업적으로 반복되는 자세 또는 평소 잘못된 자세 등이 시작이 되었다. 그리고 통증이 나타난 것이다. 그러므로 이 병은 내가 잘 알아야 하는 병이다. 따라서 고칠 수 있는 수단도 내가 잘 알 수 있다.

책을 한참 보고 있는데 목이 무겁고 아프다. 그래서 목고개를 들면 목이 뻐근하고 뒤로 젖히는 동작이 안 된다. 목을 바로 세우고 있을 때는 안 아픈데 목고개를 수그려서 한참 있으면 목이 무겁고 통증이 와서 고개를 수그리고 있을 수가 없다. 이런 상태라면 가슴을 쭉 펴면서 목고개를 뒤로 몇 번 젖혀주는 운동을 하자.

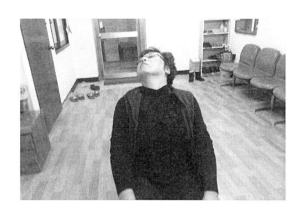

목을 수그리고 있으면 목이 무겁거나 목에 통증이 오고 목고개를 치켜들면 목이 뻣뻣하면서 뒤로 젖히기가 힘들지만 목고개를 수그리는 운동은 전혀 장애가 없는 경우는 대개 목뼈가 뒤로 튀어나올 때 나타나는 현상이므로 목고개를 뒤로 젖히는(사진 참조) 운동을 해 주면 효과적이다.

운동에 앞서, 목고개가 확실하게 뒤로 튀어나온 증거가 되는 목뼈가 뒤(후방)로 튀어나올 수 있는 정황들을 찾아보자. 베개를 높게 써 왔는지, 목고개를 수그려서 하는 습관적인 자세, 예를 들어 책이나 스마트폰을 많이 보거나 일을 한 자세가 있었는지 확인해야 한다.

운동은 가슴을 펴고 목고개를 뒤로 젖혀준다. 한 번에 3~5회 정도, 하루에 1~3회 정도 운동을 해준다. 통증이 없어지면 운동을 멈췄다가 통증이 나타나면 그때 다시해 주고, 통증이 안 나타나면 운동을 끝낸다.

목이 아플 때 목의 어느 옆면, 즉 목의 어느 한쪽과 어느 한쪽 어깨로 통증이 오면, 목 운동을 할 때 측면 운동을 먼저 하고 뒤로 펴는 운동을 한다. 여기서 설명하는 것은 목뼈가 뒤(후방)로 튀어나온 경우이다. 목뼈의 전위(휨)는 뒤로 튀어나오는 경우도 있고 그 반대로 목뼈가 앞(전방)으로 휘는 경우도 있다. 그러므로 그 판별에 따라서 운동을 해야 한다.

목이 뒤뿐만 아니라 옆으로도 아파서 오른쪽으로 목이 안 돌아가든지 오른쪽 목의 옆 라인에 통증이 오면, 운동할 때 아픈 쪽, 즉 잘 안 돌아가는 쪽 목의 옆 라인 운동을 먼저 해 주고 그 다음 전방이나 후방으로 휜 방향의 운동을 해준다.

오른쪽으로 목뼈가 휜 경우 시선을 오른쪽 어깨 너머까지 가지고 갔다가 정면으로 돌아오는 방법으로 운동한다. 즉 목고개를 오른쪽으로 틀어서 시선을 오른쪽 어깨 너머까지 옮겼다가 다시 정면으로 온다. 한 번에 3~5회 정도 운동한다.

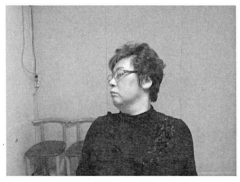 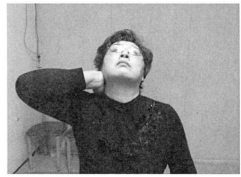

목을 뒤로 젖히는 운동을 할 때 목뼈가 튀어나온 부분에 손가락으로 누르고 젖히는 운동을 하면 효과적이다.

목에 손을 대고 고개를 수그리면 목뼈의 돌출 상태를 알 수 있다.

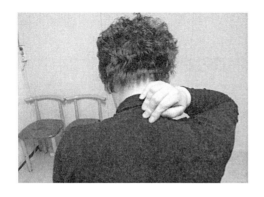

목을 바로 세우고 있을 때는 목뼈가 정렬상태다. 즉 목뼈의 척주가 바른 상태이다. 그러나 우리가 목에 손을 대고 목을 앞으로 수그리면 알 수 있듯이 목을 앞으로 수그리면 목뼈는 뒤로 물러나는(휘는) 운동이 일어난다. 목고개를 수그려서 좀 있으면 통증이 오는 것은 목뼈가 뒤로 물러날 때 통증이 오는 것이다. 그러니까 목뼈가 뒤로 휠 때 통증이 오는 것이다. 그러므로 뒤로 휜 목뼈를 목고개를 뒤로 젖히면 휜 부분이 제자리로 돌아오는 운동이 되는 것이다.

그런데 누구나 다 목고개를 수그려서 있다고 목이 무겁고 목고개를 들면 목이 뻣뻣하면서 목고개를 뒤로 펼 때 통증이 오는 것은 아니다. 목고개를 수그려서 한참 동안 책을 읽고 있으면 통증이 오는 사람은 이미 목뼈가 뒤(후방)로 휘어 있는 사람인 것이다. 이런 사람들은 책을 보든지 일을 하든지, 목고개를 수그려서 하는 자세를 오랫동안 가짐으로써 목뼈가 뒤로 물러나 힘줄이 뼈를 잡아주는 길항력을 벗어나는 상태이다. 한마디로 목을 수그리는 자세를 오래 해서 목뼈가 뒤로 휜 것이다.

허리 부분도 마찬가지로 오랫동안 허리를 굽혀서 하는 일을 해 왔든지, 구부정하게 앉는 습관으로 허리 부분이 뒤로 휘어 있어 허리를 굽히면 뼈를 잡아주는 힘줄이 길항력을 발휘하지 못하는 사람들이 허리를 굽혀서 일을 하면 요통이 오고 또 굽혀서 있으면 허리가 아파서 허리를 펴려고 하면 뻐근하면서 금방 펴지를 못하는 상태가 되는 것이다.

목을 수그려서 있으면 목이 무겁고 통증이 오고 허리를 굽혀서 있으면 요통이 오는 이 상태는 편중된 자세에 의해서 척추가 변형을 일으킨 것이다. 즉 허리를 굽혀서 하는 일을 오랫동안 해 와 척추가 뒤로 물러난 것이고 목을 수그리는 자세를 지나치게 많이 해 목뼈가 뒤로 물러난 것이다.

신체는 목을 수그리면 목뼈는 뒤로 물러나는 운동이 일어나고 목을 바로 세우거나 목고개를 뒤로 젖히면 목뼈는 전방(앞)으로 함몰되는 운동이 일어난다. 허리 부분도 마찬가지로 상체를 수그리면 허리뼈는 뒤로 휘는 운동이 일어나고 반대로 허리를 뒤로 젖히면 허리뼈는 전방(앞)으로 휘는 운동이 일어난다. 신체는 향상성이 있어서 원만하게 몸을 쓰는 자세는 쓰고 나면 뼈를 제자리로 되돌려 놓는다. 그러나 오랫동안 편중된 자세나 동작을 쓰면 향상성이 기능을 잃어버려 제 역할을 못하게 된다. 그러면 허리를 굽혀서 오랫동안 자세나 동작을 하는 사람은 척추가 뒤로 휘게 되고 목을 수그려서 있는 자세를 오래하게 되면 목뼈는 뒤로 휘게 된다. 또 목이나 허리의 통증에 있어서 그 반대 현상도 있다. 목뼈가 앞(전방)으로 들어가서 오는 통증이 있다. 요추도 전방으로 전위가 되어 오는 통증도 있다. 이 부분도 자세나 동작에 의해서 발병한다. 목고개를 뒤로 젖히는 동작을 자주 한다든지 목고개를 뒤로 꺾어서 일을 하는 자세가 있으면 목뼈가 전방으로 전위가 될 수 있다. 허리 부분도 허리를 뒤로 젖히는 동작이나 자세가 지나치게 많이 들어가면 요추가 전방으로 전위가 될 수가 있다. 엎드려서 잠을 자는 습관을 가지고 있어도 요추가 전만으로 될 수가 있고, 척추의 전만이나 후만은 운동 상태나 동작이나 자세를 취할 때 나타나는 통증으로 판별할 수 있다. 역체요법에서는 그것을 판별하는 수단을 가지고 있다.

이처럼 내가 허리를 굽혀서 한참 동안 있으면 허리가 아프고, 그래서 허리를 펴려고 하면 금방 허리를 못 펴는 것은 허리뼈가 뒤로 휘어서 그런 것이다. 허리를 굽혀서 있으면 허리뼈(척추)는 뒤로 휘고 이 휜 것이 뼈의 관절화 범위를 이탈해서 오는 통증이므로 상체를 앞으로 수그리면 허리뼈가 뒤로 휜다. 따라서 상체를 뒤로 젖혀서 뒤로 휜 뼈를 앞(전만)으로 휘게 동작을 해야 하는 것이다. 그동안에 상체를 앞으로 굴신하는 자세를 많이 해서 허리뼈가 뒤로 휜 것이므로 이제는 상체를 뒤로 젖히는 운동을 많이 해 주어 뒤로 휜 뼈를 앞으로 휘게 해야 하는 것이다. 내가 상체를 굽혀서 좀 있으면 서서히 통증이 오기 시작하는 상태는 상체를 굽혀 있으면 허리뼈가 뒤로 휘면서 통증이 오는 상태이므로 이제는 상체를 뒤로 젖혀서 뒤로 휜 뼈를 앞(전방)으로 휘게 해야 한다. 이것을 내가 인식해야 하는 것이다.

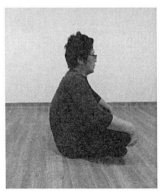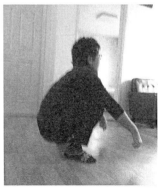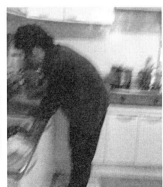

위의 사진처럼 맨바닥에 앉아서 좀 있으면 허리가 아파서 드러눕고 싶거나 벽에 기대고 싶은 경우, 쪼그려 앉아서 '머리를 감거나 일을 하고 있으면' 허리에 통증이 오고 또 싱크대 앞에서 조금 굽혀서 일을 하고 있으면 허리가 아파서 허리를 펴 주어야 하는 경우, 이런 상태가 허리를 앞으로 굽히면 허리뼈가 뒤로 물러나서 통증이 오는 전형적인 예다.

이런 요통은 많은 사람들이 경험하는 경우인데, 편안한 자세로 바닥에 앉아 있거나, 쪼그려 앉아서 일을 하거나, 허리를 굽혀서 일을 하고 있으면 슬슬 요통이 오고 한참 있으면 허리가 끊어지질 것만 같고, 그래서 허리를 펴려고 하면 뻣뻣하면서 금방 허리를 못 펴는 상태이다. 이런 경우가 허리뼈가 후방으로 물러나서 오는 통증이다.

이 상태는 주로 허리를 쓰는 자세에서 오는 경우인데 평소 앉는 자세가 구부정하여 옆에 사람으로부터 허리 펴라는 소리를 많이 듣는 경우, 또 앉아서 일을 하거나 쪼그려서 일을 많이 해 온 경우, 또 직업적으로 허리를 굽혀서 하는 일을 오랫동안 해 왔다면 허리뼈가 뒤로 물러나와 척추 정렬상태가 후방으로 굽어지게 된다.

그러므로 이런 사람들은 지금까지 지속적으로 허리뼈가 뒤(후방)로 튀어나올 수 있는 자세를 많이 취해 왔으므로, 자세를 곧게 해야 하고, 운동은 허리를 뒤로 젖혀주는 운동을 해야 한다.

그러면 실습을 한 번 해보자.

내가 지금 쪼그려 앉아서 용접을 조금 하고 있으니까 허리가 아프다. 또는 허리를 굽혀서 용접을 한참 하고 있는데 허리가 끊어질 것 같이 아프다. 그래서 허리를 더 이상 구부려 있지를 못하고 허리를 펴야 한다. 그러나 허리를 굽히지 않을 때는 심하게 아프지 않다. 단지 허리를 굽혀서 한참 일을 하고 있으면 통증이 오는 것이다. 앞에서 계속 설명했듯이, 허리를 굽히지 않을 때, 즉 똑바로 서 있는 자세, 그러니까 자세가 바를 때는 허리가 아프지 않다. 그러나 허리를 굽히면 요추는 뒤로 물러나는(휘는) 운동이 일어나는데 이때 통증이 오는 것이다.

내가 상체를 앞으로 수그려서 일을 하는데 이때 통증이 오는 것이므로, 나의 척추가 뒤로 휘는 운동이 일어날 때 통증이 오는 것이 확실한 사실인 것이다.

그리고 구부려서 일을 하면 허리가 아픈 사람들은 허리를 펴면 통증에서 벗어나는 것이다. 그리고 구부려서 일을 한다고 누구나 다 허리가 아픈 것은 아니다. 허리가 뒤로 굽은 사람은 구부려 조금 있으면 요통이 오고 그리고 허리를 펴려고 하면 금방 허리가 안 펴진다.

나는 구부려서 일을 조금 하고 있거나 또는 쪼그려 앉아서 일을 한참 하고 있으면 허리가 끊어질 것 같이 아파서 일어서야 한다. 구부려서 조금 일을 하고 있거나 또는 쪼그려서 일을 좀 하고 있으면 허리가 끊어질 것 같이 아프다. 이런 상태는 구부려서 일을 하고부터 그렇다. 또는 자세가 바르지 못하고 구부정하다. 그래서 그런지 구부려서 청소기를 미는 자세에도 허리가 아프고, 싱크대 앞에서 조금 구부려서 일을 해도 허리가 아파서 허리에 손을 짚거나 펴 주어야 한다. 내가 만약 그런 상태라면, 나는 허리가 뒤로 휘어서 그런 것이므로 허리를 뒤로 펴는 운동을 해 주면 된다. 지금 상체를 굽혀서 일을 하고 있는데 허리가 아프면 지금 바로 허리를 뒤로 펴, 뒤로 휘는 허리(뼈)를, 뼈를 앞으로 휘게 해 주는 것이 좋다. 그리고 계속 그런 상태가 나타날 때마다 허리를 뒤로 펴서 뼈가 뒤로 휘는 것을 막아야 한다. 그리고 허리가 아플 때 허리를 뒤로 젖히면 통증이 사라지거나 한결 낮아져 일도 계속할 수 있을 것이다.

발을 어깨넓이만큼 벌려 선다. 발끝을 나란히 하고, 손을 요대부분으로 잡는다. 허리를 뒤로 젖혀준다. 이 운동은 허리뼈가 뒤로 물러난 것을 앞으로 보내는 운동이 된다.

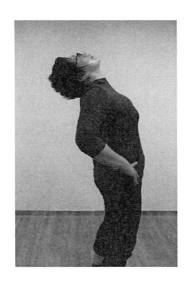

운동은 요통이 사라질 때까지 하루에 2~3회씩 꾸준히 해 준다. 통증이 멈추면 운동을 멈추고 통증이 나타날 때마다 이렇게 운동을 한다. 그리고 허리가 굽어지는 것은 습관적인 자세나 직업적으로 계속된 자세에서 오는 것이므로 자세 바꾸는 습관을 가져야 한다.

2) 디스크

요추, 경추 등의 디스크나 협착은 대개 목이 뻐근하거나 욱신거리는 등 통증이 나타나다가 어깨나 팔로 통증이나 저림, 마비 등의 증상이 시작된다. 허리디스크도 처음에는 요통이 반복되다가 엉치나 다리로 통증, 저림, 마비 등의 증상이 시작된다.

척추변형의 초기는 대개 어떤 자세를 취하면 통증이 나타나다가 뼈의 변형이 심해지면 통증과 운동장애를 동반한다. 어떤 동작이나 자세를 취하기가 힘이 들고 어떤 동작을 하면 다리가 땅기거나 어깨나 팔로 통증이 뻗쳐가는 신경장애가 나타난다.

또한 척추디스크나 협착을 앓은 사람은 누구나 경험했겠지만, 어떤 동작을 할 때 다리가 땅기거나 통증이 오고 운동이 잘 안 되는 운동장애를 겪는다. 허리를 뒤로 젖히면 엉덩이나 다리로 통증이 뻗치고 전기현상이 나타나는 경우, 허리를 앞으로 수그리려고 하면 앞으로 수그려지지 않고 다리가 땅기거나 통증이 오는 경우, 고개를 앞으로 숙일려고 하면 뻣뻣하면서 고개가 잘 수그려지지 않는 경우, 갑자기 목고개를 옆으로 못 돌리는 경우, 옆으로 쳐다보려고 하면 몸이 따라서 가야 하는 경우 등이 그것이다.

이런 경우는 척추가 서로 관절화되어 나란히 있는 정렬상태를 벗어나 뼈가 탈골이나 휨을 일으켰을 때 나타나는 현상이고, 이런 상태를 가지고 오는 원인은 자세나 동작, 충격 등이 척추에 가해져 발생하게 된다. 앞에서 설명한 쪼그려 앉아 있거나 허리를 굽혀 있을 때 요통이 와서 오래 있지를 못하고 허리를 펴야 하는 상태 등도 척추에 휨이 가는 자세인 것이다. 이런 척추에 휨이 가는 자세, 동작 등이 척추에 가해져서 척추의 변형을 겪게 된다. 우리가 신체를 앞으로 수그리거나 굴신하면 척추는 뒤로 휘는 운동이 일어나고 반대로 신체를 뒤로 젖히는 운동이 들어갈 때는 척추는 전만으로 움직이는 변형을 겪을 수가 있다.

척추는 뒤로 휘는 후만증일 때도 앞으로 휘는 전만증일 때도 통증, 마비, 저림 등의 증상이 나타나고 보행장애나 운동장애를 겪는다. 이제부터 요추의 후만증과 전만증의 교정법을 자세히 설명하겠다.

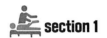 **section 1**

요추 후방전위 타율교정요법 상세 부분: '요추후방전위 및 우측전위'

1. 증상

요추 후방전위 현상은 초기에는 대개 다음과 같은 상태로 나타난다.

1) 허리를 굽혀서 조금 일을 하고 있으면 허리가 아파서 오래 있지 못한다. 즉 허리를 굽혀서 일을 하는 자세일 때 통증이 나타난다.
2) 방바닥에 편안한 자세로 앉아 있으면 허리가 아파서 벽에 기대고 싶다.
3) 쪼그리고 앉아서 빨래를 하거나 머리를 감을 때 허리가 아프고 일어서려고 하면 허리를 금방 펴지 못한다.
4) 허리를 굽혀서 청소기를 밀거나 싱크대에서 설거지를 하고 있으면 허리가 아파서 허리를 펴야 한다.

이런 상태는 모두 신체를 앞으로 굴신하는 자세로, 이런 자세를 하면 척추가 뒤로 물러나는 운동이 일어나는데 이때 요통이 오거나 또 이렇게 통증이 있는 상태에서 허리를 펴려고 하면 금방 잘 펴지지 않고 이리저리 움직거려 편다든지 하는 상태이다. 그리고 이런 상태를 경험하고 시간이 지나면서 엉덩이나 다리로 통증이나 저림, 마비 등 통증이 확산되는 현상이 나타난다.

2. 판별

앞에서 언급했듯이 이 증상은 상체를 앞으로 수그리는 자세나 동작일 때 요통이 오는 것을 말하고 있다. 구부정한 자세로 앉아 있거나 허리를 굽혀서 일을 하고 있는 자세에서 통증이 나타나는 것이다.

상체를 앞으로 굽히는 자세나 구부정하게 앉는 자세는 모두 척추가 뒤로 물러나는 운동이 일어나는 자세, 바로 척추의 정렬상태가 뒤로 휘는 상태를 말한다. 이 상태는 금방 확인할 수 있는 상황이다. 요추 부위에다 손을 대고 상체를 앞으로 수그리면 척추는 뒤로 물러나는 운동이 일어남을 알 수 있다. 즉 요추가 후방으로 휘는 상태인 것이다. 이런 상태일 때 요통이 오고, 이런 상태가 오래되고 만성이 되어, 어느 날 엉덩이에 통증이 오고 갑자기 다리가 땅기는 현상이 오는 것이다. 오래 앉아 있다가 일어서려고 하면 허리가 금방 안 펴지고 또 허리를 굽혀서 일을 하고 있으면 허리가 아프고 그래서 일어서려고 하면 허리가 금방 안 펴진다. 시일이 지나자 어느 날 엉덩이가 아리고 다리가 땅기며 찌릿찌릿 전기현상이 나타난다. 이런 상태는 척추가 뒤로 휘는 자세를 취할 때 요통이 나타났고 그 뒤로 다리로 아픈 디스크로 진행이 된 상태이다.

명확한 것은 상체를 앞으로 수그리는 자세나 동작을 많이 가져서 허리뼈가 뒤로 물러나 허리가 아픈 증상이 나타나면서 그 증상이 진행되어 다리로 내려가는 디스크가 된 것이다. 그러므로 이 상태는 척추가 후방으로 전위가 되면서 병증이 시작된 것이다. 그러므로 이 상태는 요추의 후방전위상태로 판별할 수 있는 것이다.

이렇게 신체를 앞으로 수그려 있으면 통증이 오는 상황을 말했는데, 여기서 좀 더 주의를 기울여서 알아 두어야 할 문제는 지금 이 상황은 상체를 앞으로 굽혀서 있거나 허리를 구부정한 자세로 있으면 통증이 나타나고 그런 자세로 있다가 일어서려고 하면 금방 허리를 못 펴는 상태는 척추가 뒤로 휘었을 때 나타나는 '현상'이라고 했다. 그리고 이 상태를 척추의 후방전위상태라고 했다. 상체를 수그려서 좀 있으면 서서히 통증이 오기 시작하는 상태를 후방전위 현상이라고 했다. 그런데 여기서 분명히 알아야 할 부분이 있는데 그것은 척추의 전만형태로, 척추가 전만(전방전위)으로 되면 허리를 앞으로 수그리는 순간에 허리가 아프거나 다리가 땅기는 현상이 오고 운동장애가 온다. 즉 요추가 전방전위가 되면 상체를 앞으로 수그리는 순간에 통증이 오는 것이다. 이는 잘 알아두어야 하는 중요한 상황이다.

3. 요추 후방전위일 때의 운동 상태

1) 방바닥에 앉아서 좀 있으면 허리가 아파서 벽에 기대고 싶고, 허리가 아파서 일어 서려고 하면 경우에 따라서는 허리를 금방 펴지를 못하고 이리저리 좀 움직여야 펴진다.

2) 쪼그리고 앉아서 일을 하거나 머리를 감고 있으면 허리가 끊어질 것 같이 아프고, 그리고 일어서면 허리가 뻐근하고 엉거주춤하여 바로 일어서지지 않는다.

3) 청소기를 밀거나 싱크대에서 내려다보고 설거지를 하는 정도의 자세에도 허리가 아파서 자주 허리를 펴 주어야 한다.

4) 용접이나 톱질 등, 허리를 굽혀서 일을 하면 허리가 아파서 오래 할 수 없고, 자주 허리를 펴 주어야 한다.

5) 오전에는 견딜 만하다. 그런데 일을 한다고 왔다갔다 하고 또 앉아서 일을 좀 하기도 하고 물건도 좀 들고 하면 오후가 되서 허리가 아프다.

6) 산에 올라갈 때 비탈길을 올라가면 허리가 앞으로 수그러지고 허리가 아파서 허리를 잡고 가야 하고 통증 때문에 가다가 허리를 펴 주어야 한다. 그런데 비탈길을 내려올 때는 별로 통증을 느끼지 않는다. 계단을 올라갈 때도 그런 사람도 있다.

7) 허리를 굽혀서 일을 하면 허리가 아프고 허리를 펴 주면 괜찮고 하다가 허리를 굽혀서 하는 일을 오랫동안 반복한다든지, 자세가 구부정한 상태가 계속되면 허리 아픈 것이 어느 날 엉덩이나 다리로 내려오게 된다. 대개 허리 아픈 것이 다리로 내려오면 허리는 안 아프고 엉덩이나 하지(下肢)로만 통증이 오는 경우가 많다. 이 때는 척추에서 연결되어 내려오는 좌골신경이나 대퇴신경을 자극하기 때문에 몸을 움직이는 동작에 따라서 통증의 분포변화가 심하며, 뼈가 후방으로 전위가 되어 신경을 자극할 때는 엉치통증, 좌골에서 대퇴측면으로 길게 뻗치는 통증, 과골(복숭뼈) 통증 그리고 저림, 마비, 살갗이 따갑거나 열 반응 등도 올 수 있다. 이렇게 허리(요추)가 후방으로 탈골되었거나 척주(脊柱)가 후방으로 휘면, 서서 허리를 뒤로 '젖히면' 엉치나 다리쪽으로 통증이나 저림이 내려가는 방산통이 나타난다.

8) 요추, 선추의 변형으로 몸을 굴신할 때 또는 배굴(젖힘)할 때 무릎아래 정강이뼈(경골) 외측으로 통증이오는 경우가 있다. 통증과 함께 피가 안 통하는 느낌과 둔탁한 감각, 뭔가 붙어있는 느낌, 방사통 등. 요추 5, 선추 1, 2번 등의 요철상태가 심하면

주로 나타나는 현상이다. 이런 경우는 뼈(척추)의 요철(凹凸) 상태를 확인 전, 후방전위상태를 판별해야 한다.

만약 앞에서 설명한 대로 허리가 후방으로 전위가 되어서 요통이나 디스크가 발병을 했다면, 그동안 내가 써 왔던 자세, 직업적인 자세나 평소 가지고 있는 습관적인 자세 등을 잘 생각해 보고 허리가 뒤로 굽어질 수 있는 자세나 동작이 있었는지를 추적해야 한다. 요추가 후방으로 휘어서 오는 병증이 확정이 되어야 요추의 후방전위에 대한 교정(矯正)이나 운동을 할 수 있다. 그리고 허리 상태가 뼈가 뒤로 탈골이나 휘어서 오는 병증이 확실하면 끝까지(효과가 올 때까지) 흔들림이 없이 밀고 나가야 병을 고칠 수가 있다. 며칠 하다가 금방 효과가 안 나타난다고 하여 교정이나 운동을 이리저리 바꾸면 병을 고치기가 힘들어진다.

참고 허리가 전만(복부 쪽으로 들어간 경우)이 된 경우는 신체의 운동에 있어서, 상체를 앞으로 굽히는 순간에 허리 통증이 오고 허리 상태가 불완전하다. 그리고 양다리를 쭉 뻗고 앉으려고 하면 앉는 자세가 안 되고 손을 뒤에다 짚어야 다리를 펴고 앉을 수가 있다. 비탈길을 내려올 때 허리가 불안하여 동작을 자연스럽게 못하기도 한다. 전방전위상태가 심하면 목고개만 수그려도 허리나 다리가 땅기는 상태가 올 수 있고, 잠을 자고 일어난 아침에 더 통증이 심하거나 몸이 더 뻣뻣하여 굴신운동이 더 안 된다. 그리고 좀 움직이고 나면 몸이 부드러워지면서 통증도 덜하고, 자세도 구부정하거나 그렇지 않고 오히려 전방전위상태가 심하면 몸의 자세가 되짚어져 상체가 뒤로 넘어지고 가슴이 되짚어져 걸음걸이가 배를 앞으로 내밀고 걷는 형국이 된다.

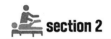

요추 후방전위 타율교정요법 상세 부분: 요추 5번 후방전위 및 우측방전위

1. 진단(판별)

요추 후방전위상태란 앞에서 설명했듯이 허리(요추)뼈가 뒤로 휘거나 탈골이 된 것을 말한다.

1) 문진

앞에서 요추가 후방전위가 되면, 나타나는 현상에 대해서 설명을 했다. 설명에서 나타는 현상대로 환자에게 답을 얻어내면 된다.

시술자: 증상이 어떻습니까?

환자: 허리도 좀 아프고 우측 허리 하부와 엉덩이 다리까지 통증이 내려와 조금 걸어가다가 다리가 아파서 주저앉았다가 가곤 한다.

시술자: 상체를 앞으로 수그리는 운동이 잘 됩니까? 뒤로 젖히는 운동이 별 장애 없이 잘 됩니까?

환자: 뒤로는 겁이 나서 깊게 젖혀 보지는 못했습니다만, 앞으로 수그릴 때보다 뒤로 젖힐 때 운동장애가 심한다.

시술자: 네, 알겠습니다.

이 운동 상태 하나로 병의 진단을 확정할 수는 없지만 신체의 운동 시 상체를 앞으로 굽힐 때의 운동 상태와 뒤로 젖힐 때의 운동 상태, 이 상황은 요통, 척추디스크, 척추협착증을 판별할 때 중요한 진단 근거가 된다.

앞에서도 수차 설명했듯이 신체의 운동 시 척추에 운동이 일어나기 때문에 신체가 어떤 자세나 동작을 많이 했느냐에 따라서 척추에 일어난 움직임을 알 수가 있기 때문이다. 여러 번 강조하지만 요컨대 상체를 앞으로 굽히면 척추는 뒤로 물러나는 운동이 일어난다. 그것은 여러분들도 척추(요추)에 손을 대고 상체를 앞으로 수그려 보면 허리뼈가 뒤로 휘는 운동이 일어남을 알 수 있다. 그리고 자세에 있어서, 특히 청소년들의 경우 자세를 구부정하게 앉는 습관이 몸에 붙어있는 경우가 많은데 이 자세를 구부정하게 하는 것도 상체를 앞으로 수그리는 운동이나 같다. 농촌에서 일을 많이 한 할머니나 할아버지들 중에는 꼽추처럼 허리가 굽은 사람들도 있다. 자, 그러면 이 사람들의 자세가 왜 이렇게 된 것일까?

앞에서 상체를 앞으로 수그리거나 구부정하게 앉으면 척추(요추)가 뒤로 휘는(물러나는) 운동이 일어난다고 했다. 그리고 이렇게 허리가 굽은 사람이나 허리가 뒤로 휘어 자세가 구부정한 사람들은 허리가 아프다. 이 사람들은 조금만 허리를 굽혀서 일을 하거나 쪼그리고 앉아서 일을 하면 허리가 끊어질 것 같이 아파서 더 이상 허리를 굽히고 있을 수가 없어 허리를 펴 주어야 한다. 이때, 허리를 펴면 상체를 굽혀서 일을 할 때 허리뼈가 뒤로 물러나 있던 것이 펴져 휜 것이 곧게 되어 통증이 사라지는 것이다.

결론적으로 허리를 굽혀서 일을 하는 자세, 자세를 구부정하게 하는 동작. 이 상황은 척추(요추)를 후방으로 전위되게 만드는 상태인 것이다.

그러나 허리를 굽히는 자세나 동작을 한다고 해서 다 허리뼈가 뒤로 휘는 것은 아니다. 상체를 앞으로 수그렸다가 허리를 펴면 뒤로 물러났던 뼈는 제자리로 돌아간다. 그런데 척추가 후방으로 굽어져 요통이나 디스크 같은 질병으로 전환되는 것은 그러한 자세나 동작을 오랫동안 반복하거나 습관이 되면, 상체를 굽힐 때마다 그리고 구부정하게 앉을 때마다 허리뼈는 조금씩 뒤로 물러나거나 허리뼈의 어느 한 마디가 후방으로 탈골을 하는 변형이 생긴다.

뼈의 전후좌우 운동 시 뼈를 제자리로 돌려놓는 것은 힘줄이라는 강한 근력이 뼈를 잡고서 뼈가 제자리에서 이탈하지 못하게 하고 있는데 뼈가 뒤로 물러나는 동작이나 자세를 계속하면 힘줄이 위축되거나 늘어나 뼈가 탈골되는 것을 잡아주지 못하는 상황이 생긴다. 그러면 뼈끼리 서로 맞닿아 관절화되어 정렬 상태로 되어 있는데서 이탈하게 되고 그렇게 되면 척추가 정렬 상태에서 돌출하거나 함몰 하는 요철(凹凸) 상태를 일으켜 병변현상을 일으킨다. 그래서 추골이 이탈하는 전위(轉位)가 되고, 뼈 사이가 좁아지며, 디스크(물렁뼈)가 탈출하는 것이다.

이렇게 질병이 생겼을 때, 따지고 보면 자세와 동작이 요통이나 디스크를 만드는 원인이 됐기 때문에 병이 생긴 원인을 판별하기 위해서는 운동 상태를 알아봐야 한다. 그 사람의 운동 상태는, 그 사람이 평소 하고 있는 자세나 동작을 말해 주는 것이다. 사람의 신체는 단련하는 대로 질(부드러워짐)이 난다. 예를 들어 요가를 할 때 처음에는 다리를 쭉 뻗고 앉아서 무릎을 이마에 붙이는 동작을 해도 잘 안 되지만 계속 단련을 하면 나중에는 이마가 부드럽게 닿는다. 또 다리 찢기 동작도 처음에는 잘 안 되어도 계속 연습하면 나중에는 엉덩이가 바닥에 닿도록 몸이 부드러워진다. 마찬가지로, 허리를 굽혀서 오랫동안 일을 해온 사람이나 구부정하게 앉는 자세가 습관이 된 사람은 상체를 앞으로 수그리는 동작(손을 바닥으로 내리는 동작)은 쉽게 된다. 허리를 굽히는 자세나 구부정하게 앉는 자세는 모두 상체를 앞으로 수그리는 동작과 같은 것이다. 그러므로 이 사람들은 상체를 앞으로 수그리는 동작은 잘될 수 있는 것이다. 그리고 이 자세나 동작은 척추를 뒤로 물러나게(휘게)하는 운동이 된다. 척추가 후방으로 전위가 될 수 있는 것이다. 그러면 척추(요추)는 후방으로 휘게 되고, 이 상태에서 운동은, 상체를 앞으로 수그리는 운동은 많이 되어 있으므로 당연히 앞으로 수그리는 운동은 질이 나 잘된다. 그런데 뒤(후방)로는 운동이 많이 안 되어 있고, 그리고 척추(요추)가 후방으로 탈골되었거나 척주(脊柱)가 뒤(후방)로 휘었기 때문에 휘어 있는 것을 되펴면 저항이 오고 운동이 잘 안 되는 것이다. 그래서 요통이나 디스크를 물리적으로 치료할 시는 뼈의 전위상태를 정확하게 알아내고 그것을 역(逆)으로 돌아가게 하는 운동이나 교정이 중요하다.

X-ray를 찍어도 명확하게 판별이 안 되는 경우가 많은데 물리적 요법으로 질병에서 회복을 시키려면 반드시 이 운동 상태를 알아야 한다. 환자가 허리를 굽혀서 일을 하는 직업을 가지고 있는지, 도배공처럼 높은 곳으로 시선을 두고 작업을 하는 일을 오랫동안 해 왔는지, 평소 구부정한 자세의 습관이 있는지, 엎드려서 자주 책을 보거나 잠을 자는지, 새우잠을 잘 때 꼭 한쪽으로만 자는 습관이 있는지 등 그 사람이 이때까지 써온 몸의 쓰임이 운동 상태에서 확인되는 것이다. 엎드려서 잠을 자거나 엎드려서 책을 자주 보거나 하면 요추가 전방(복부 앞쪽)으로 내려앉는 전위상태가 올 수가 있다. 그리고 새우잠을 잘 때 꼭 한쪽으로만 누워서 자면 눕는 그쪽으로 요추가 휠 수 있고,

한쪽으로만 눕는 습관에 의해서 요추가 힘을 당해 요통이나 디스크가 발병할 수 있다. 새우잠을 잘 때 한쪽으로 눕는 것이 왜 원인이 되냐 하면, 옆으로 누우면 어깨와 장골이 바닥에 닿는다. 척추는 몸통의 중심부에 있어 옆으로 누우면 어깨와 장골(골반)은 바닥에 닿는 기둥 역할을 하고 척추는 가로놓이는 들보 역할을 하게 된다. 기둥을 세우고 빨랫줄을 치면 가운데 휘는 무게중심(중력)변형과 같은 경우가 되는 것이다. 이 역시 오랫동안 습관이 되었을 때이다. 즉 앞으로 수그리는 운동과 뒤로 펴는 운동, 척추도 이 운동 상태에서 변형이 많이 온다고 판단하면 된다. 운동 상태를 알면 스스로 운동을 해서 척추의 변형 상태를 바로잡을 수도 있다.

다시 판별을 해 보자. 환자를 일으켜 세워서 발을 어깨넓이만큼 벌려 서게 하고 발끝은 사다리꼴로 나란히 서게 한다.

시술자: 상체를 앞으로 수그려 손을 바닥 쪽으로 내려 보세요.
환자: 앞으로 수그리는 동작은 잘 된다.
시술자: 상체를 앞으로 수그릴 때 지금 아픈 곳, 허리, 엉덩이, 다리가 땅기거나 수그릴 때 잘 안 수그려지지는 않습니까?
환자: 예, 앞으로 굽히는 운동은 잘 된다. 그런데 뒤로 펴려고 하면 잘 안 돼요.
시술자: 그 자세에서 뒤로 젖혀 보세요.

환자가 발을 어깨넓이만큼 벌리고 사다리꼴로 나란히 선 그 자세에서 손을 허리에 잡고 뒤로 상체를 젖혀본다. 물론 시술자가 환자를 쓰러지지 않도록 잡아준다.

시술자: 상체를 뒤로 젖히니까, 어떻습니까? 앞으로 상체를 수그릴 때와 뒤로 젖힐 때 운동 상태가 차이가 있나요?
환자: 앞으로 수그릴 때보다 뒤로 젖히는 것이 힘듭니다.
시술자: 뒤로 젖힐 때 허리 부위에 뼈가 맞닿는 느낌 같은 것은 없습니까? 그리고 허리, 엉덩이, 다리부위로 통증이나 다리로 내려가는 전기현상 같은, 찌릿하거나 저림이 오는 것은 없습니까?
환자: 허리를 뒤로 펴면 허리 부위에서 뼈가 서로 부딪치는 느낌이 오면서 펴기가 힘들어요. 그래서 평소에도 허리를 뒤로 펴면 불안해서 뒤로 펴는 동작은 잘

못한다. 그리고 하지로 찌릿한 전기현상이 내려가고, 허리를 어느 정도 뒤로 젖히면 우측 엉치에 신경이 부딪치는 자극이 오면서 통증이 온다. 그리고 무릎 위 대퇴 옆으로 근육이 뻗치는 통증이 오네요.

시술자: 평소에도 오른쪽 무릎 위 대퇴측면(바지의 재봉선)으로, 엉덩이에서 무릎 위로 근육이 길게 선을 이루는 뻗침이 있던가요?

환자: 예, 평소에도 그러한 근육이 땅기는 것 같은 뻗질림이 있었다. 그리고 엉덩이가 심하게 아리고 복숭아뼈도 아립니다.

시술자: 양발을 어깨넓이만큼 벌린 그 자세에서 쪼그리고 앉아 보세요. 쪼그리고 앉는 자세는 됩니까?

환자: 예, 쪼그리고 앉는 자세는 된다.

시술자: 쪼그리고 앉으면 오금이 접혀지지 않는다든지, 대퇴측면의 아픈 곳이 당기는 현상은 없습니까?

환자: 쪼그리고 앉는 자세에서는 괜찮다.

시술자: 일어서세요. 혹시 일어설 때 오른쪽 엉덩이에 신경이 걸리는 통증이 나타나나요?

환자: 예, 신경이 꼭 찌르는 것 같은 통증이 오네요.

시술자: 혹시 예전에 허리만 아플 때 쪼그리고 앉아서 머리를 감거나 또 허리를 굽혀서 '한참 동안' 있으면 허리가 아프고 심하면 허리가 끊어질 것 같은 통증을 경험한 적이 있습니까? 그리고 굽혀 있으면 통증이 와서 일어서려고 하면 허리를 금방 못 펴는 운동장애가 온 때가 있었습니까?

환자: 예, 예전에 허리 아플 때 쪼그리고 앉아서 머리를 감고 있으면 허리가 아프고 시간이 많이 걸릴 때는 허리가 끊어질 것 같이 아팠어요. 그리고 앉았다 일어서려고 하면 금방 못 일어나요. 허리가 아파서 금방 못 펴서요.

시술자: 오른쪽만 아픕니까?

환자: 예, 오른쪽만 아픕니다. 왼쪽은 별 이상이 없다.

시술자: 한쪽으로 통증을 오랫동안 겪게 되면 그 반대쪽으로도 통증이 넘어가기도 한다. 일단은 서서 뼈의 전위상태를 체크하는 운동 상태를 알아보는 것은 끝났으니까요 침대에 걸터앉으세요.

이렇듯 역체요법에서는 운동 상태로 그 사람이 지금까지 몸을 써 왔던 자세나 동작 등을 판별해 낸다. 몸을 자주 쓰는 쪽으로 운동이 잘 되는 운동효과가 나기 마련이다. 모든 사물은 다 마찬가지다. 쇠(철)도 휘면 휘어지고 굽어진다. 신체도 운동, 상체를 앞으로 굽히는 굴신운동과 뒤로 젖히는 배굴운동에 따라서 척추에도 휘는 운동이 일어난다. 신체가 많이 굽혀지는 운동이 일어나거나 많이 뒤로 젖혀지는 운동이 일어나는 상태에 따라서 뼈도 같은 운동이 일어나게 되고, 그런 운동이 편중되거나 반복될 때 뼈가 휨을 당해서 신체의 자세가 구부정하든지 또는 그 반대 현상이 올 수 있다.

2) 누운 자세(앙와위)에서 운동 상태 확인

- 시술자는 환자를 침대에 천장을 쳐다보는 자세로 눕게 한다.
- 시술자는 누운 환자의 양다리의 무릎을 접어서 복부 쪽으로 굴신운동을 시켜본다. 이 요법은 환자의 허리 부분의 운동 흐름을 알아보기 위해서다. 만약 이 환자가 앞으로 상체를 수그리는 동작이나 자세가 많았다면, 이 무릎을 접어서 가슴 쪽으로 무릎을 굴신하는 운동흐름이 막힘이 없을 수가 있다. 즉 이 운동도 서서 상체를 앞으로 수그리는(굴신운동) 형태이기 때문에, 만약 이 사람이 직업적인 자세나 습관 등이 상체를 앞으로 수그리는 일을 많이 했거나 구부정한 자세가 습관이 되어 상체가 앞으로 수그리는 굴신운동이 많이 일어났다면, 지금 이 테스트에서 신체운동흐름이 부드럽고 척추의 운동 상태도 걸리거나 맞부딪치는 느낌이 없다. 즉 다리를 접어서 가슴쪽으로 가지고 갈 때 운동이 부드럽게 잘 된다는 것이다.
  다음에 계속 설명을 하겠지만 만약 척추의 전위상태가 전방으로 되었다면 다리를 접어서 가슴 쪽으로 굴신운동을 시킬 때 운동이 부드럽지도 못할 뿐더러 아예 고관절 부위에서부터 굽혀지지 않는 운동장애가 일어날 수 있다.

두 다리를 접어서 무릎을 가슴 쪽으로 굴러서 붙여 본다. 이때 운동 흐름을 보는 것이다. 걸리는 것이 없이 허리운동이 잘 구르는지 살펴본다.

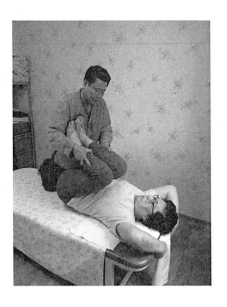

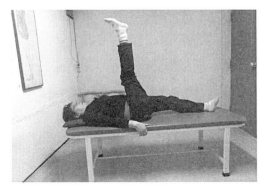
*앙와위자세에서 운동흐름 확인. 환자를 하여금 반듯하게 누운자세에서 스스로 다리를 들어보게 한다. 이때 다리가 잘 올라가는지 안 올라가는지 운동흐름을 보는 것이다. 이때 대개 요추가 후방으로 휘었을 때는 다리가 잘 올라가고 통증이나 운동장애가 별로 안 오나, 반대로 요추가 전방으로 휘면 다리가 당기고 운동장애가 심하게 와 다리를 들 수 없는 운동장애가 오기도 한다.

다리를 쭉 뻗은 상태로 두 발을 모아서 잡고 다리를 들어서 상체 쪽으로 굴신을 시켜본다. 허리의 운동흐름을 확인하기 위해서다. 즉 허리 부위의 운동이 앞으로 수그리는 운동이 잘 되는가 또는 그렇지 않은가를 파악한다. 이런 자세로 운동을 시키면 뼈의 전위상태에 따라서 다리가 땅기고 통증이 와서 전혀 다리를 들어 올릴 수 없는 현상이 있고, 엉덩이나 다리가 저리고 아픈 상태임에도 별로 통증이 안 오는 경우도 있다. 척추의 전위상태에 따라서 운동 시 신체의 전후의 운동에서 어떤 방향으로 운동을 할 때는 통증이 안 오고 또 어떤 방향으로 하면 다리가 땅기거나 통증이 있는 부위가 더 심하게 아픈 현상과 운동이 되고 안 되는 운동 불능 상태도 있을 수 있다. 운동불능이란 누워서 다리를 들어 올릴 때 전혀 다리가 들어 올려지지 않는, 즉 전혀 다리가 올라가지 않는 상태인 경우가 있다. 이는 뼈가 휜(전위된 방향)방향에 따라서 일어나는 일이다.

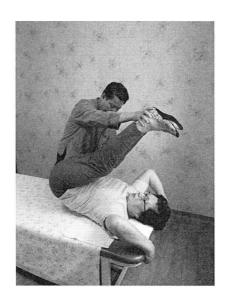

이 환자는 다리를 들어 올리는, 즉 상체를 앞으로 수그리는 운동의 동작에서는 운동이 부드럽고 특별한 운동장애가 없었다. 그것은 이 사람의 몸이 앞으로 굴신하는 운동이 많이 일어나 있다는 증거이다. 상체를 앞으로 수그리면 척추는 뒤로 물러나는 운동이 일어난다. 이 운동 상태는 척추도 앞으로 굽히는 운동이 많이 일어나 있다는 증거다. 척추가 앞쪽(전방)으로 많이 굽히는 운동이 일어났을 때 척추의 추골은 뒤로 물러나는 휨(탈골)이 일어날 수 있다. 척추의 추골이 뒤로 탈골이 되었거나 또 척주(脊柱)가 뒤로 휘어 있다면 상체를 뒤로 젖히는, 즉 되펴는 운동은 잘 안 된다. 상체를 뒤로 펴면 허리 부위에 뼈가 맞부딪치는 느낌이 들고 뻣뻣하여 젖히는 운동이 안 된다.

3) 엎드린 상태(복와위)에서 운동 상태 확인

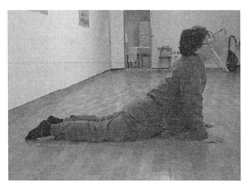

환자를 엎드려 눕게 한다. 두 손을 어깨 밑에 두고 가슴을 들게 한다. 이때, 고개를 들고 배(복부)를 가능한 한 바닥에 닿도록 하고 가슴을 들어 올려 척추가 활처럼 휘게 한다.

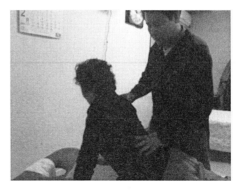

시술자가 한 손은 환자의 어깨를 잡고 한 손은 허리 부위를 잡고 상체를 들어 올리는 동작을 같이 한다.

시술자: 가슴을 들어 올리니까 허리 부위에 뼈가 맞닿는 느낌이나 다리(下肢)로 저림이나 통증이 나타나는 현상이 있습니까?

환자: 예, 오른쪽 엉덩이 아픈 곳에 약간 통증이 있고 오른쪽 대퇴측면의 아픈 곳에 근육이 뻗질리는 것 같은 통증이 온다.

이로써 이 환자의 증상을 운동 상태로 판별하는 초기과정은 어느 정도 끝난 셈이다. 지금까지 역체요법에서 요통, 척추디스크, 척추협착을 환자의 운동 상태로 판별하는 방법을 계속 설명했다. 이를 차분하게 읽어 보면 이 환자의 운동 상태로 요추전위상태를 어느 정도는 확인할 수 있을 것이다. 척추전위상태는 지압으로 치료를 하든, 추나, 카이로프랙틱, 활법, 운동요법 등 도수치료나 운동으로 교정을 하든간에 처음 며칠간은 뼈의 전위상태를 계속 추적하여 뼈가 틀어진 방향을 정확하게 알아내어야 하고, 뼈의 틀어진 방향이 정확하게 판별되면 흔들림 없이 통증이 없어질 때까지 정한 방향대로 교정을 진행해야 한다. 물론 X-ray를 동원하는 것도 수단이 되지만 수기요법[手技療法, 도수치료(徒手治療)]에서는 반드시 환자의 운동 상태에서 오는 척추전위상태를 판별하는 법을 알고 있어야 한다. 지압이나 경락, 스포츠마사지, 카이로프랙틱 등 수기요법을 시술받으러 오면서 X-ray를 찍어들고 오는 사람은 드물다. 손으로 하는 도수치료는 손으로 치료를 완성해야 한다. 그러므로 운동 상태와 안마(按摩)로 뼈의 돌출과 함몰(탈골과 휨)을 찾아내는 것이 무엇보다도 중요하다.

역체요법에서는 진단이 판별되면 단 한 번의 시술에도 통증 완화의 변화가 올 수 있고, 단 한 번의 시술에도 골반이 튀어나온 것이 밀려들어가는 변화를 느낄 수가 있다. 그리고 목(경추)의 변형의 경우 대부분 2~5번의 시술에도 현저하게 통증이 줄어드는 것을 느끼게 된다.

도수치료에 있어서 가장 경계해야 할 것은 뼈의 휜 방향이 정확하게 판별이 되었다면, 치료 중 처음 몇 번은 더 아픈 경우도 있을 수 있기 때문에 중간에 치료 방향을 바꾸면 치료를 실패할 수 있다는 것이다. 그래서 처음 며칠간은 계속해서 뼈가 틀어진 방향을 확인하면서 시술해야 한다. 사람의 몸속의 일을 몸의 외부에서 조정해야 하기 때문에 변수는 항상 있다. 그러므로 뼈가 틀어진 상태를 정확하게 알아야 하는 것이다. 만약 교정을 하면서 휘어 있는 뼈를 더 휘게 하면 시술을 한 번 받고 오히려 더 환자가 옴짝달싹을 못하는 경우도 있다.

시술 중에 증상이 호전되다가 또 좀 아파지고 하는 경우는 많다. 그러나 정확하게 진단이 되었다고 판단돼도 환자의 상태가 더 악화되면 진단을 더 명확하게 그리고 계속 여러 정황 등을 수집하여 치료해야 하고, 치료의 강약의 조정이나 횟수의 조정 등 여러 가지 병을 고칠 수 있는 환경을 조성해야 된다. 이 상황은 어떤 질병을 치료하든 간에 병을 치료할 때 가져야 할 지식이다. 명심할 것은 질병의 원인, 특히 척추변형은 환자의 입에서 거의 진단이 다 나온다는 것이다. 그러한 사실을 아는 사람이 교정을 하든 운동을 시키든 환자를 시술해야 하고, 그러기 위해서 기술을 충분히 쌓고 시술을 해야 한다. 골격의 탈골이나 휨, 즉 내부의 원인에서 오는 병, 골격의 구조에서 오는 질환에서 약이나 수술보다 교정이나 운동이 더 효과를 나타내는 예는 너무나 많다. 단적인 예로 엄마 손에 이끌려 가던 아이의 팔이 빠졌을 때 아이는 이러지도 못하고 저러지도 못하고 격심한 통증을 겪는다. 그렇지만 빠진 팔을 제자리로 맞춰 놓으면 거짓말 같이 팔을 움직이고 통증도 없어진다. 뼈는 부러진 것이 아니면 관절의 이탈은 서로 관절이 맞도록 조정을 하면 된다. 관절을 맞추려면 뼈를 움직여야 한다. 약으로 움직이는 것보다, 칼(수술)로 움직이는 것 보다, 관절을 서로 맞추기 위해서 뼈를 옮겨가게 하는 뼈에 휨을 주는 운동이나 관절을 움직이는 교정이 더 요긴할 수 있다.

2. 뼈의 정렬 상태 판별[척추의 요철(凹凸) 확인]

　환자를 침대에 엎드리게 하고 환자의 허리 부위(복부)에 부유물을 고인다. 부유물은 오동나무 목베개(목침) 두 개를 포개고 그 위에 방석을 얹어서 복부에 깔도록 해도 되고, 드롭침대(복부를 들어 올릴 수 있는 장치가 되어 있는 침대)가 있으면 이를 이용하여 복부를 들어 올리면 된다. 허리를 들어 올리는 높이는 대략 15~25㎝ 정도로 하고 허리를 들어 올리면 요추의 정렬(整列)상태 변형을 알 수 있다.

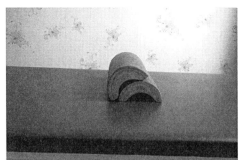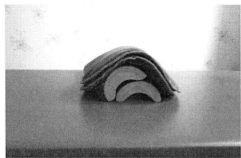

나무베게 위에 방석을 놓고, 복부에 고이는 부유물로 이용한다.

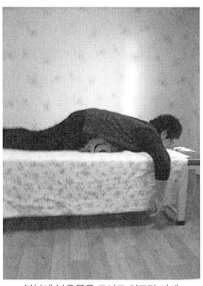

복부에 부유물을 고이고 엎드린 자세

환자가 침대나 바닥에 엎드린 상태에서 복부에 부유물을 고이면 척추의 후방돌기의 정렬 상태를 확인할 수 있다. 환자의 복부에 15~25㎝ 정도의 부유물을 복부에 고이면 허리가 들려 올라가면서 요추의 후방돌기, 요철상태를 확인할 수가 있다. 만약 요추가 후방으로 전위가 된 부분이 있으면 그 부분이 볼록(돌출)하게 솟아오르고, 또 내려앉은(함몰) 부위가 있으면 요추의 추골이 복부 쪽으로 내려앉아 있다. 이렇듯 척추의 전위상태를 파악할 수 있는 것이다.

사실 이 부분도 정밀하게 찾아야 하는 상황이다. 요추의 경우 손으로 하나하나 추골의 함몰상태를 촉지(觸肢)해야 하는 것이다. 그리고 돌출이나 함몰부위를 발견하면 장골의 상극의 가로선을 축으로 하여 뼈의 위치를 손으로 표시한다. 요추의 위치는, 장골의 가로선으로 축으로 하여 가로선 아래로 선골(仙骨)과 관절을 하고 있는 부위가 요추 5번이므로, 그 선을 기준으로 하여 위로 요추 4, 3, 2, 1번 등으로 구분한다. 뼈와 뼈는 서로 관절로 연결되어 있고 추골은 후방으로 뾰족하게 튀어나온 돌기가 있으며 그 사이로 뼈의 간격이 구분이 되므로 추골을 확인할 수 있다.

요추 5번의 경우 양쪽 장골의 가로선 하단으로 있고, 또 양쪽 장골의 상위(上位)아래로 있다. 그리고 장골과 요추 5번 추와 약간의 간격을 두고 위치하고 있기 때문에 요추의 변형에 따라서 장골(장골이 골반을 형성함에 따라서)에 영향을 받아 엉덩이가 옆으로 튀어나오기도 한다. 예를 들어서 요추 5번이 오른쪽으로 무게중심이 쏠리면 오른쪽 장골의 무게중심도 오른쪽으로 물러나게 돼 골반이 오른쪽 옆으로 튀어나온다. 또 요추 5번이 아니더라도 요추 3, 4번이 오른쪽으로 무게중심이 쏠려 척주(脊柱)가 오른쪽으로 휘어도 골반이 오른쪽으로 기울어지는 측만이 올 수도 있다.

복부에 부유물을 고이고 허리를 들어 올리니까 요추 5번이 솟아올라 있음을 확인할 수 있었다. 원래 허리 부위는 척추의 만곡에서 전만으로 휘어있는 만곡 상태다. 복부에 부유물을 고이니까 요추 2, 3, 4번 등은 후방돌기가 정렬(整列)상태를 유지 하고 있었다. 요추 5번만이 볼록하게 뒤로 튀어나와 있었다.

3. 판별(진단)의 확정

지금 앞에서 설명하고 있는 이 상태는 요추 후방전위 및 우측전위에 대한 판별이다.

척추신경은 뼈가 틀어진 쪽으로 신경장애가 온다. 만약 척추디스크나 협착증으로 오른쪽으로 통증이 온다면 척추가 오른쪽으로 틀어졌음을 말하는 것이다. 물론, 간혹 한쪽으로 오랫동안 아파오면 그 반대로 통증이 넘어감을 본다. 그러나 대부분 척추변형에서는 척추가 휜 쪽으로 통증이 오기 때문에 위에서 설명하는 경우 오른쪽으로 뼈가 틀어진 경우를 설명하고 있으므로 오른쪽 엉덩이와 오른쪽 다리로 통증이 오는 것을 확정하고 교정하면 된다.

그러나 신체의 좌우대칭에서는 척추가 오른쪽으로 판별이 되었다고 분명하게 판단할 수 있지만, 신체 전후의 판단은 신중하고 신중해야 한다. 앞에서도 설명했지만 척추가 신체의 좌우대칭에서 오른쪽이나 왼쪽으로 틀어지면 틀어진 쪽으로 통증이 오기 때문에 옆으로 틀어진 것은 판별하기가 쉽다. 일단은 척추신경으로 오는 자극은 척추가 틀어진 쪽으로 통증이 오므로 오른쪽 다리가 아프면 척추가 오른쪽으로 휘었다고 판단할 수 있는 것이다.

그러나 척추가 신체의 앞면 후면으로 틀어진 것은 정말로 그 정황을 찾을 수 있는 것은 다 찾아서, 또 시술을 하면서도 초기에는 계속 뼈가 틀어진 방향을 확정할 수 있도록 판별해 나가야 한다.

4. 몸의 쓰임 상태 찾기

지금까지는 신체의 전후 운동 상태와 그리고 척추(뼈)의 후방돌기의 정렬 상태확인을 마치고 어느 정도는 요추가 후방으로 전위된 것을 확인했다. 지금부터는 이 사람이 요추가 후방으로 전위될 수 있도록 몸을 써온 자세나 동작이 있었는지 그것을 찾아야 한다. 그리고 요추후방으로 휘면 나타나는 운동 상태를 대입해 보면 몸을 써온 상태가 뼈가 후방으로 휘게 써왔는지를 알 수 있다.

시술자 입장에서는 이 사람의 척추(요추)가 후방으로 휜 것을 운동 상태와 척추(뼈)의 정렬 상태로 뼈가 후방으로 탈골됐음을 확인했기 때문에 요추가 후방으로 탈골될 수 있는 동작이나 자세가 있었는지 환자에게 문진(問診)으로 확인하면 된다.

시술자: 앉아서 하는 일이나 또는 허리를 굽혀서 하는 일을 많이 했나요?

환자: 예, 주로 앉아서 하거나 허리를 굽혀서 일을 한다.

시술자: 어떤 일을 하시나요,

환자: 용접하는 일을 한다.

시술자: 그 일을 얼마나 했습니까? 그리고 앉아서 한참 동안 일을 하고 있거나 또는 허리를 굽혀서 일을 '하고 있으면' 허리가 아파오고 심하면 허리가 끊어질 것 같은 통증을 경험한 적이 있나요?

환자: 예, 허리를 굽혀서 '일을 좀 하고 있으면' 통증이 오기 시작하고 억지로 참고 계속하면 나중에는 허리가 끊어질 것 같이 아프곤 했다.

시술자: 그렇게 허리가 아팠을 때는 금방 허리를 펴기가 힘들지요?

환자: 예, 그랬다. 허리가 아플 때는 금방 허리를 펼 수가 없어요. 허리를 펴려고 하면 뻣뻣하고 통증도 심하고, 때로는 손으로 짚고 일어서야 했다.

시술자: 그 일을 얼마나 했나요?

환자: 오래 했다. 직업이니까요.

시술자: 엉덩이와 다리는 언제부터 아팠나요?

환자: 그 일을 한 후 1~2년쯤 지나니까 허리가 좀 아프기 시작했어요. 처음에는 오래 굽히고 있으면 통증이 오더니 어느 때부터는 조금만 쪼그려 앉아서 일을 해도 허리가 아파서 자주 일어서곤 했다. 그러고도 몇 년을 버텼는데 어느 날부터 허리에서 통증이 밑으로 내려가 골반 위쪽으로 아프더니 나중에는 엉치와 대퇴부 측면으로 통증이 오고 장딴지 옆과 발목까지 아프기 시작했다. 특히 복숭아뼈가 많이 아립니다.

시술자: 지금은 허리가 많이 안 아픈가요?

환자: 예, 그렇다. 통증이 엉덩이로 내려오고부터는 허리는 많이 아프지 않았어요.

시술자: 하지로 통증이 내려가면 허리는 안 아픈 경우가 많다. 혹시 잠을 잘 때 옆으로 많이 자나요? 그리고 오른쪽으로 새우잠을 잡니까?

환자: 예, 잠을 바로 자지를 못하고 꼭 옆으로 자야 잠이 듭니다. 그리고 꼭 오른쪽으로 누워야 잠이 들고요.

시술자: 새우잠을 잘 때 한쪽으로 자는 습관을 오랫동안 가지고 있었다면 척추변형이 올 때 그쪽으로 올 수가 있다. 비탈길이나 계단을 올라갈 때와 내려올 때

통증이나 보행에 차이가 있던가요?

환자: 예, 산(山)에서 내려올 때와 계단을 내려올 때는 좀 덜 아픈 편입니다. 그런데 산에 올라갈 때는 내려올 때보다 다리가 많이 아픕니다. 허리만 아플 때도 산에서 내려올 때는 아무렇지도 않게 내려오곤 했는데 산을 올라갈 때는 허리가 앞으로 굽어지고 숨도 가쁘고 허리가 아파서 자주 허리를 펴 주곤 했다.

이제 이 사람의 척추(요추)변형은 거의 판별이 된 상태다. 이제부터는 이 사람의 요추 5번 후방전위상태를 교정하면서 환자에게 질문(문진)을 계속하면서 교정을 해야 한다. 시술을 하면 요추의 후방전위상태일 때 나타나는 현상이 나타나기 때문에 환자에게 요추 후방전위상태를 계속 확인한다.

교정을 할 때 요추(뼈)를 움직여서 자기 자리로 돌아가게 하기 위해서 신체에 휨을 주면 하지로 내려가는 방산통이 내려가기도 하고, 또 교정을 할 때 요추가 후방전위가 되면 나타나는 운동흐름(운동장애)이나 통증이 나타나는 부위가 있으므로 그 부분을 확인을 하면서 후방전위에 대한 진단을 확정할 수가 있다.

진단이 확정이 되면 교정 중에 나타나는 약간에 통증이나 변화에 흔들림이 없이 설정된 방향으로 통증이 완화될 때까지 밀고 나가야 한다. 아무리 심하게 다리가 아픈 환자라도 며칠 지나면 통증의 강도가 약해지기 시작하고, 변화가 늦게 와도 2~3주 정도 교정을 해가면 통증이 약해지는 변화가 온다. 그러면 나을 때까지 계속 끝까지 밀고 나가면 병을 고칠 수 있다.

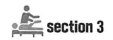

section 3

요추 5번 후방전위 및 우측전위 타율교정

뼈의 탈골이나 휨 상태의 판별이 끝나면 시술(교정)에 들어간다. 앞에서 촉진(觸診), 복부에 부유물을 고이고 척추(요추)의 후방돌기의 정렬(整列) 상태를 확인했으므로 교정 순서에 들어가면 된다.

1. 이완(弛緩)

교정(矯正)을 하기 전에 신체를 이완하고 교정을 실시한다.

신체의 이완요법은 여러 형태로 할 수 있다. 지압으로 목(경추하부)에서부터 꼬리뼈 부위(엉덩이)까지 척추를 중심으로, 척추의 후방돌기에서 1~2㎝ 떨어진 부위를, 목에서부터 내려오면서 꼬리뼈(선추)까지 양손 엄지로 지압하고 더 내려가 다리까지 지압을 한 다음 신전을 하고 교정을 하는 순서가 있고, 발병부위 경추, 요추의 병소(病巢)에 온 열요법(팩)으로 근육을 이완하는 요법을 하고 교정을 해도 된다.

지압으로 근육을 이완 할 때는, 경추하부에서부터 선추까지 척추의 돌기 양 옆으로 1~2㎝ 떨어진 부위를 지압하고, 엉덩이에서 하지로 내려가면서 할 때는 좌골신경 침치료혈에 엄지로 지압을 하면 된다. 좌골신경 치료혈점, 승부(承扶), 은문(殷門), 위중(委中), 승근(承筋)까지 치료혈점에만 지압을 하면 된다. 그리고 경추까지 지압은 척추의 각 돌기 사이로 목에서부터 허리까지 내려오면서 하면 된다. 다만 엉덩이(仙推)를 지압할 때는 좌골신경통 혈점 상료(上膠), 차료(次膠), 중료(中膠), 하료(下膠)의 침치료혈점에 지압하는 것이 좋다.

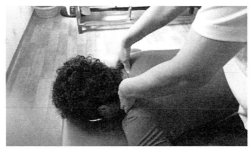

교정하기 전에 근육이완 지압은 목의 하부에서부터 척추 좌우로 1.5~3㎝ 떨어져서, 척추 주위로 해서 하지로 내려가면서 지압으로 근육을 이완시킨다.

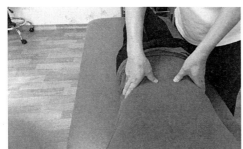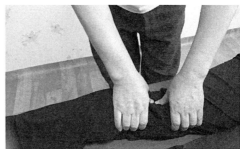

하지(下肢) 지압은 엄지를 세로로 해서 지압을 하면 편리하다.

역체요법에서는 요추교정이나 골반교정을 할 때 환자의 상태가 심각해서, 눕기조차 힘들 때는 선(位) 상태로 바로 교정을 한다. 그리고 역체요법의 교정법은 신체에 휨을 줘서 변형된 뼈를 제자리로 돌아가게 하는 요법을 쓰므로, 환자가 상태가 심해서 똑바로 눕기도 힘들고, 통증 때문에 엎드려 있지를 못하는 환자는 침대에 걸터앉게 한 후 문진(問診)을 한 후 그동안 몸을 써 왔던 자세나 동작, 그리고 직업적인 자세를 확인한 다음, 환자를 일으켜 세우고 골반(骨盤)의 변형(측만) 상태를 확인하고, 그 다음 운동 상태(신체의 굴신과 배굴)를 확인한 다음 측만이 된 골반부터 교정을 한다. 통증이 격심하게 올 때는 튀어나온 골반을 약간씩 휨을 주면서 튀어나온 것을 밀어 넣는 교정을 해 주어도 금방 환자는 달라진다. 이렇게 하면 환자가 다소 진정이 되기도 한다. 이렇게 서서 교정을 하고 또 앉아서 잠깐씩 숨을 돌리고 골반을 밀어 넣는 교정을 하면 격심한 통증이 다소 가라앉는다. 이렇게 교정을 하면서 척추의 휜 방향을 찾는다. 골반은 거의 척추가 틀어진 쪽으로 튀어나오고 또 그쪽으로 통증이 오기 때문에 골반이 튀어나오고 튀어나온 그쪽 다리가 아프면 척추가 그쪽으로 휜 것이 확실한 것이다. 즉 오른쪽 다리가 아프면 오른쪽으로 척추가 틀어진 것이 확실하다는 것이다. 그러나 척추의 요철(凹凸) 상태는 환자의 운동 상태와 통증이 나타나는 부위와 그간에 아파왔던 여러가지 정황들을 골반교정을 하면서 환자에게 척추의 변형(전, 후방의 돌출이나 함몰)을 찾아내야 한다. 앞에서 운동 상태를 설명했으므로 운동 상태를 확인하고, 그래서 신체의 전, 후방 운동 상태를 확인 하여 어느 쪽이 운동이 잘 안 되는가를 확인 한다. 그리고 신체의 전방굴신과 후방배굴 운동 상태를 확인 한 다음 운동이 안 되는 방향이 판별이 되면, 운동이 안 되는 방향, 즉 척추가 돌출하거나 함몰된 정황들을 찾아내어야 한다.

만약 척추가 후방(뒤쪽)으로 탈골을 했다면, 먼저 운동 상태에서 허리를 뒤로 젖혔을 때 하지로 통증, 저림, 마비, 땅김 등 방산현상이 내려갈 것이고, 그리고 이렇게 다리가 아프기 전에 요통이 있었는지를 확인한다. 그것은 어떤 특정한 자세를 취할 때 통증이 있었는지를 확인하는 것이다. 예를 들어 요추가 후방으로 전위가 되었으면 허리를 굽혀서 일을 많이 했는지 또 허리를 굽혀서 좀 있으면 통증이 오고 그래서 허리를 펴려고 하면 허리가 금방 잘 펴지지 않고, 하는 등 질문으로 뼈가 뒤로 틀어질 수 있는 정황들을 환자가 다 말하게 해야 한다. 그리고 통증이 나타나는 부위를 확인해서 뼈의 휜 방향을 확정해야 하는 것이다.

참고: 여기서 먼저 요추후방전위로 인한 응급상황일 때의 교정요법을 소개하고, 앞에서 설명하고 있는 요추 5 후방전위 및 우측전위상세부분 설명을 계속하겠다.
요추후방전위로 인하여 상태가 격심해서 환자를 뉘워놓고 시술을 할 수 없는 경우가 있다. 이 부분을 먼저 설명하고 앞의 부분을 설명하겠다. 그러므로 앞 페지를 잘 숙지하여 연결 상황을 주의하기 바란다.

이번에는 환자상태가 심해서 응급상황으로 서서 교정을 해야 하는 상황을 살펴보자. 이런 경우는 환자의 상태가 심해서 문진으로 상태를 판별하고 환자를 세워 놓고 우선측만으로 틀어진 교정을 하면서 전·후방의 척추전위상태를 판별해 가면서 교정을 계속 한다. 이처럼 상태가 심할 때는 옆으로 틀어진 몸만 교정을 해도 통증이 줄어든다. 역체요법의 나무자세교정법은 척추가 옆으로 휜(측만) 것을 교정하는 데 효과적이다. 이 환자는 요추가 왼쪽으로 틀어진 상태다.

1) 이렇게 몸이 심하게 변형이 되면 통증이 격심하게 오는 경우가 있다. 이럴 때는 환자가 드러누워 있기가 힘든 경우가 있으므로 서서 교정을 하다가 통증이 줄어들면 누워서 시술을 하면 된다.

아래 사진은 환자의 허리가 후방으로 휘면서 왼쪽으로 틀어진 상태이다. 이렇게 상태가 심한 사람은 때로는, 통증 때문에 엎드리거나 바로 드러눕지를 못하는 경우가 있다. 이럴 때는 환자를 세워놓고 먼저 급한 통증을 가라앉히는 응급조치를 하고 누워서 시술을 하도록 한다.

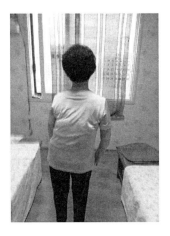

2) 환자를 서게 한 다음 장골상극을 기준하여, 양쪽 장골의 상극의 가로로 하여 허리뼈의 변형된 부분을 찾는다.

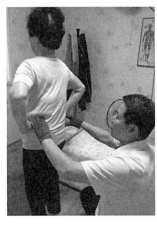
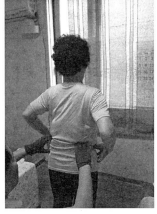

3) 튀어나온 골반 부위에 교정자세를 잡는다. 시술할 위치를 측정한다.

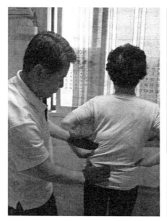 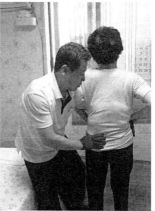

4) 나무자세의 골반교정법으로 왼쪽 옆으로 물러난 골반을 교정한다. 교정은, 시술
   자는 환자의 왼쪽측면에 서서 왼쪽발을 환자의 전면에 두고 오른쪽발을 환자의 왼
   쪽 약간 뒤에 두고 왼손은 환자의 오른쪽 옆구리를 잡고 오른손 엄지를 환자의 왼
   쪽장골상극의 측면에 대고 왼손으로 환자의 몸을 당기면서 오른손 엄지로 튀어나
   온 골반을 민다.

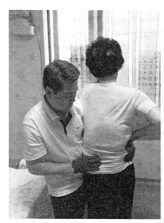 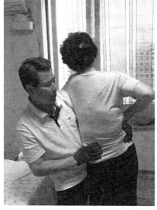

몸을 휘면서 튀어나온 골반을 밀어 넣는다. 그래야 물러난 뼈가 잘 들어간다.

5) 척추가 왼쪽 및 뒤(후방)로 튀어나왔으므로 튀어나온 '척추(뼈)'의 추체 왼쪽에 엄지

손가락을 대서 왼쪽으로 밀려난 뼈를 오른쪽으로 보내는 교정을 한다. 엄지손가락으로 돌출한 뼈를 찾아서 그 뼈(추체)의 왼쪽측면에 엄지손가락을 댄다.

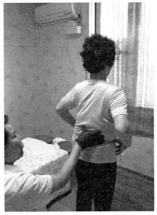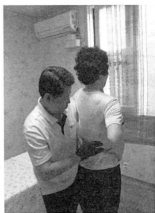

6) 나무자세의 요추후방교정 자세를 갖춘다. 뒤로 튀어나온 뼈의 왼쪽측면과 뒤로 오른쪽엄지손가락을 댄다.

7) 환자의 상체를 휘면서 왼쪽으로 물러난 척추를 오른쪽으로 보내면서 동시에 뒤로 튀어나온 뼈를 밀어 넣는 압교정을 한다. 교정은 왼쪽으로 물러난 요추 5의 추체 왼쪽면에 오른쪽엄지손가락을 대고 왼쪽에서 오른쪽으로 밀면서 동시에 상체를 뒤로 젖히면서 뒤에서 튀어나온 뼈를 밀어 넣는다. 이때 시술자는 왼쪽발을 환자의 전면에 두고 오른쪽발은 환자의 뒤에 두고 왼손으로 복부를 잡고 상체를 뒤로 휘면서 튀어나온 뼈를 밀어 넣는다.

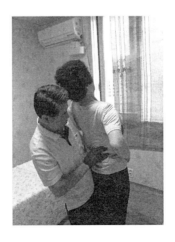

요추가 전방전위가 되면, 사타구니(서혜부)에 통증이 오는 경우가 많은데 특히 요추 5번이 전방으로 내려앉으면 사타구니에 통증이 나타난다. 그럴 경우는 요추가 전방전위가 된 것이 확실하므로 뼈의 전, 후방전위상태를 판별할 수 있는 것이다. 또 대퇴의 측면 바지의 재봉선으로 길게 뻗치는 통증은 요추가 후방으로 전위가 되었을 때 주로 나타나는 현상이므로 요추가 후방으로 탈골되었다고 판단하고 후방전위에 대한 교정을 하면 된다. 또 특별하게 무릎이 아픈 경우가 있는데(무릎연골은 이상이 없으면서), 어떤 경우야 하면 슬개골 중앙이나 중앙에서 비켜선 옆으로 위에서 아래서 내려가는 선으로 통증이 내려가는 경우가 있다. 이 경우는 요추 상위부분, 즉 요추 1, 2등이 후방으로 전위가 되면 주로 나타나는 특이성이 있다.

앞에서 설명하는 것은 환자의 상태가 너무나 심각해 누워서 치료를 제대로 받을 수 없는 상황에서 우선 역체요법의 나무자세교정(서서 교정)을 하는 진단을 설명하는 것이다. 그리고 사람을 세워 놓고 진단을 해도, 요추가 후방으로 튀어나왔다면 촉진(觸診)으로도 뼈의 튀어나온 것을 어느 정도 확인할 수도 있다. 요추 부위의 후방돌기를 손으로 확인하면 튀어나온 부분은 확인할 수 있다. 방법은 양쪽 장골의 상극을 가로로 선을 짓고 그 밑은 요추 5번이고 장골 상극에서 작은 손가락 하나 넓이만큼 약간 아래쪽에서 시작해서 위로 올라가면서 요추 4, 3, 2, 1번과 올라가면서 흉추까지 손으로 뼈 사이를 확인하면서 돌출된 부위가 있으면 그 부위에 엄지손가락으로 누르고 상체를 뒤로 젖혀보면 하지로 통증이 내려가는 현상이 있는 부위가 나타날 수 있다. 그러면 그곳이 튀어나온 곳이므로, 역체요법의 엄지 압교정법(나무자세교정법)을 사용하여 환자를 세워 놓고 이상부위에다 엄지손가락으로 대고 시술자의 한쪽 손은 환자의 복부에다 대고 환자의 허리를 뒤로 젖히면서 튀어나온 부분에 댄 엄지손가락으로 튀어나온 뼈를 밀어 넣는다. 이때 뼈를 바로 밀어 넣기 전에 튀어나온 뼈의 돌기 양쪽 옆 근육에다 먼저 뼈를 밀어 넣듯이 근육을 휘어놓고 뼈를 밀어 넣으면 튀어나온 뼈를 밀어 넣을 때 무리가 가지 않는다. 그리고 뼈를 밀어 넣을 때도 조금씩 휨을 주면서, 즉 시술자의 밀어 넣는 엄지손가락에 튀어나온 뼈가 조금씩 밀려들어가는 느낌을 받으면서 지그시 밀어 넣되 왈칵 밀어 넣으면 안 된다. 시술자의 엄지에서 튀어나온 뼈가 조금씩 밀려들어가는 휨을 느끼는 것이 중요하며 처음부터 뼈가 밀려들어가는 것을 느끼려고 무리하게 환자의 몸을 뒤로 젖히면 안 된다. 그리고 앞(복부)에 받치고 있는 손이 제 역할을 해 주어야 한다. 엄지로 뼈를 밀어 넣을 때 환자의 복부를 손바닥으로 고정해 주고 그리고 환자의 몸을 뒤로 젖혀주어 뒤에서 뼈를 밀어 넣을 때 신체(허리 부위)가 뒤로 휘어지는 역할을 해 주어야 뼈가 잘 밀러들어가기도 하고, 그 상태가 허리에 신전(부드러움 유발)을 일어나게 해 몸 상태가 이완이 되면서 근육의 긴장 상태를 완화시켜준다.

역체요법에서는 골반의 측만이나 요추의 후방전위상태일 때는 이 나무자세 교정법으로 교정을 한다. 사람을 세워 놓고 상체를 뒤로 젖히면서 튀어나온 뼈를 밀어 넣는데, 이렇게 신체를 뒤로 젖히면 뼈의 간격이 넓혀지는 효과도 있어 견인이 되면서 동시에 교정이 이루어지고, 교정을 하면서 쉬어가면서 몇 차례 교정을 한다. 즉 시술자가 만족하게 교정이 이루어졌음을 느낄 때 교정을 마친다. 이 교정법은 책을 진행하면서 계속 설명되어진다. 골반교정이나 요추의 측만이나 후만교정에 있어서 역체요법에서는 나무자세교정법이 가장 효과적인 역할을 하기 때문이다.

지금까지 참고 상황인 응급상태의 교정요법의 설명을 마치고, 요추 5번 후방전위 및 우측전위상세부분의 순서를 설명하겠다.

그럼 앞에 이어서, 요추 5 후방전위 및 우측전위에 대한 설명을 계속하겠다.

2. 견인(牽引)

지압이나 온열요법으로 근육이완이 끝나면 환자를 침대 앙와위(仰臥位)자세로 눕도록 한다.

1) 신전

견인을 하기 전에 신체에 유연성을 준다. 환자에게 양손으로 각각 침대의 양쪽 모서리를 잡게 한다. 양발은 어깨넓이만큼 벌려서 무릎을 세우고 양발과 엉덩이의 거리를 적당하게 둔다.

시술자는 건측(健側) 무릎을 먼저 내측으로 굽혀 아픈 쪽 복숭아뼈 쪽으로 지긋하게 당겨준다. 이때 허리의 측면 부위가 팽창이 되도록 당겨주고 양쪽 교대로 2~3회 신전

운동을 시켜준다.

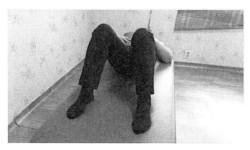

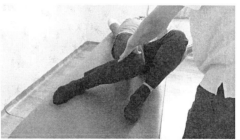

무릎을 세운다.

무릎을 복숭아뼈 쪽으로 당겨 허리 근육을 이완시킨다.

2) 견인

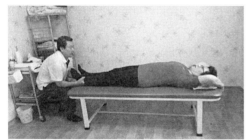

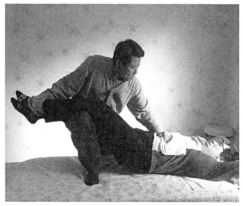

환자로 하여금 양손으로 각각 침대모서리를 잡도록 하고, 시술자는 환자의 양쪽 발목을 잡고 지긋하게 다리를 당겨 신체가 견인되도록 한다.

환자는 양손으로 머리맡의 침대모서리를 각각 잡게 한다. 시술자는 한쪽 다리를 침대 위에 얹어 환자의 양쪽 다리를 들어 시술자의 무릎 위에 얹는다. 그리고 한 손으로는 환자의 발목을 모아서 쥐고 한 손은 손바닥을 환자의 복부 갈빗(늑골)뼈 바로 밑에 가로로 두고, 한 손으로 모아 쥔 발목을 당기면서 복부를 손바닥으로 가볍게 눌러 갈비뼈 쪽 위로 밀어 올리듯이 신체의 고정(固定)역할을 하면서 허리가 늘어나도록 견인을 한다.

3. 교정(矯正)

1) 측방(側方)교정

근육이완 요법과 견인요법이 끝나면, 환자의 상태가 요추 후방전위 및 우측방전위상태이므로 환자를 우측방향 측면으로 눕게 한다. 시술자는 환자의 자세를 교정자세로 갖춘 후 교정에 들어간다. 시술자는 오른쪽 팔을 접어서 팔꿈치가 환자의 왼쪽 장골에 대고 손바닥은 환자의 왼쪽 허리 부위 측면에 댄다. 왼팔은 접어서 환자의 왼쪽 어깨 앞에 댄다. 시술자는, 환자의 왼쪽 장골에 댄 오른쪽 팔꿈치를 지긋하게 자기 앞쪽으로 당기고, 어깨에 댄 왼팔은 외부로 밀어 척추가 엇갈리게 비튼다. 이때 어깨에 된 왼팔은 환자의 몸이 움직이지 않도록 고정(固定)을 하면서 외향으로 밀어주고, 환자의 장골에 댄 오른쪽 팔은 팔꿈치에 힘을 써서 환자의 장골을 최대한 당긴다. 이렇게, 왼쪽 팔을 환자의 어깨부위를 외부로 밀고 오른쪽 팔은 환자의 장골부위와 허리를 겹쳐서 안쪽으로 당기는, 척추가 비틀리는 효과가 나도록 교정을 한다. 이렇게 환자를 측면으로 눕혀놓고 측면교정을 할 때 허리에서 뚝(근육이 엇갈리는 소리)하고 소리가 나곤 하지만, 이 상태는 척추의 진공상태부분이 척추를 비틀 때 척추를 잡고 있는 근육이 엇갈리는 소리일 뿐, 이렇게 뚝 하고 소리가 나도록 우두둑 틀어만 놓으면 뼈가 완전히 교정이 된다고 판단을 하는 시술요법이 많은데, 사실은 우두둑 틀어놓으면 뼈를 잡고 있는 힘줄이 느슨해져 뼈가 원래대로 돌아간다고 보지만, 또 그렇게 해도 수주일 동안 반복을 하면 다소 효과를 보기도 하지만, 근본은, 측면교정으로 부정렬(不正列)된 뼈를 제자리로 돌아오게 하는 교정을 해야 한다.

- 오른쪽측만 교정이 끝나면 환자를 천장을 보고 바로눕게 한다. 시술자는 우측면에서 왼손은 환자의 오른쪽 장골에 대고 오른손은 환자의 양다리를 모아잡고, 왼손은 튀어나온 장골을 밀고 오른손은 다리를 휘어서 오른쪽으로 휜 척추를 왼쪽으로 보낸다.

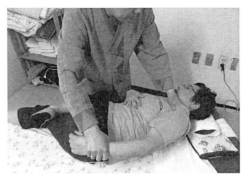
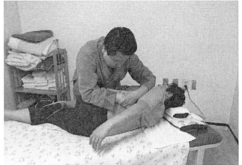

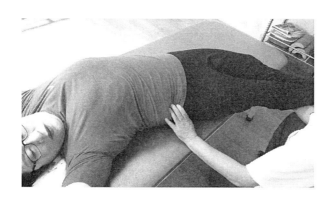

부정렬된 뼈를 제자리 돌아오게 한다는 것은, 지금 이 환자의 상태가 요추가 후방으로 탈골되었고 오른쪽으로 틀어졌으므로(휨) 제자리로 돌리는(보존) 교정을 하는 것이다. 그러므로 이 교정은 오른쪽으로 휜 뼈를 왼쪽으로 가지고 와야 오른쪽으로 틀어져 부정렬이된 뼈를 바르게 할 수 있는 것이다. 그러므로 측만 교정으로 뼈를 우두둑 비틀어 근육을 흔들어 놓는 방법으로는 오른쪽으로 옮겨가 있는 뼈를 왼쪽으로 돌려 놓는 것은 부족할 수밖에 없다. 활법이나 카이로프랙틱에서는 신체를 측면으로 눕혀 놓고 양쪽 측면을 비트는 교정요법을 많이 쓰는데 그 방법은 치료효과가 그렇게 높지 않다. 즉 치료 실패율이 높다는 것이다.

그러면 활법이나 카이로프랙틱이 왜 치료효과가 높지 않은지, 그리고 병원에서 하는 도수치료(물리치료) 역시 왜 치료효과가 높지 않은지, 지금부터 차근차근 살펴보자. 이 요법은 역체요법에서 창안한 요법이다.

책의 앞부분에서 여러 번 강조했듯이, 척추(뼈)의 휨은 척추의 변형을 말하는 것이고, 척추변형은 척추의 돌출, 함몰, 좌우의 물려남(휘어짐)과 그리고 이런 상태에서 뼈의 간격이 좁아지거나 그로 인하여 척추 사이에 있는 물렁뼈가 압박을 받기도 하고 그래서 외부로 삐져나오기도 하는 상황이 생기는 것이다. 이 모든 것의 시작은 뼈와 뼈가 관절화로 되어 정렬상태를 이루고 있으면서 신체의 앞으로 굴신운동과 뒤로 배굴(운동), 그리고 좌우로 굴신이나 회전운동을 가동하고 있는 것이다.

그런데 척추가 변형이 되는 것은 신체가 앞으로 수그리는 굴신운동, 뒤로 젖히는 배굴운동, 옆으로 돌아보거나 허리를 돌리는 회전운동 등 운동을 제한하는, 가동불능상태를 말하는 것이고, 가동불능이 되는 것은 척추의 변형이 올 때 생기는 것이다.

척추변형, 즉 척추의 정렬상태가 어긋나는 것은 척추의 요철(凹凸), 즉 척추의 돌출이나 함몰, 그리고 좌우로 휘는 측만을 말하는 것이다. 그러면 척추의 질서에서 관절과 관절이 서로 맞게 잇대어 있는 관절화상태를 벗어나는 것이 척추(뼈)의 탈골이나 휨이니까, 척추(뼈)의 변형은 척추(뼈)가 뒤로 튀어나오는 돌출이나 또 척추(뼈)가 전방(복부)으로 함몰되는 탈골. 그리고 좌우 옆으로 척추나 척주(脊柱)가 부정렬 되거나 측만이 되는 상태이다. 그러므로 척추가 변형이 와서 요통이 발생하거나 협착, 또는 척추디스크로 진행이 되어 하지까지 통증이 유발되는 현상의 근본은 척추의 부정렬에서 시작이 되는 것이다. 즉 척추의 탈골, 함몰, 휨(측만)으로 시작된다. 그러므로 척추에서 탈골, 함몰(전방전위), 좌우 휨(측만) 등이 생겨서 척추에 변형이 왔다면 탈골된 부분이나 휘어 있는 부분을 원래대로 돌아가게 해야 하는 것이다.

그리고 척추의 부정렬은 신체가 동작이나 자세를 취할 때 척추도 움직임(운동)이 일어나는데, 척추에 일어나는 이런 움직임이 어느 한쪽으로 치우치는 오랫동안의 습관이나 직업적인 자세에서 대개 척추부정렬이 생기는 것이다.

그러므로 척추의 교정에 있어서 탈골이나 휜 부분의 교정을 원래 제자리로 돌아가게 하는 교정이 이루어져야 효과를 볼 수 있는 것이다.

다시 앞으로 돌아가서, 요추 후방전위 및 우측전위상태를 살펴보자. 요추 후방전위라 하면 요추가 후방(신체의 후면)으로 탈골이나 요추를 형성하고 있는 척주(脊柱)가 뒤로 휘었을 때 요추의 후만증이라고 말할 수 있다. 그리고 반대로 요추가 함몰(복부 쪽으로 빠져 들어감)되었을 때를 전방전위증이라고 말하고, 요추를 형성하고 있는 척주(脊柱)가 전만의 기울기가 심하면 요추전만이라고 한다.

지금 설명하고 있는 부분은 요추의 추체 하나가 후방으로 탈골을 했고 오른쪽으로 휘어져(물러남) 있는 것을 말한다. 요추가 오른쪽으로 틀어져 오른쪽 엉덩이와 다리까지 통증이 내려오는 상태인 것을 교정하는 설명인 것이다.

앞에서 역체요법에서는 허리뼈가 뒤로 튀어나오고 오른쪽으로 틀어져 오른쪽 다리로 통증이 내려오는, 요추가 오른쪽으로 휨을 당한 상태에서 환자를 오른쪽 방향으로 눕혀 놓고 측면교정을 했다. 요추가 오른쪽으로 틀어져 오른쪽으로 이상이 왔기 때문이다.

여기에서 한두 가지 부연 설명을 하겠다. 우리가 자세를 구부정하게 앉은 것이 습관이 되어 오랫동안 그러한 자세를 하다보면 허리가 굽어 자세가 구부정하고, 이렇게 허리가 뒤로 휘면 바닥에 앉아 있으면 허리가 아프고 그래서 일어서려고 하면 허리가 금방 펴지지 않고 엉거주춤한 상태가 되어 몸을 이리저리 움직여서 허리를 펴고 한다. 이러한 상태는 요추가 후방으로 휘어 있고, 여기서 더 심해지면 요추뼈마디 중 어느 한두 마디가 후방으로 탈골을 일으킬 수가 있다.

요추 4, 5번 뼈가 전방으로 탈골되어 내려앉는 경우가 되었다고 해 보자. 허리 뒤에서 함몰되어 뼈(척추)가 복부 속으로 들어간 경우를 말하는 것이다.

그러면, 이 상태의 교정에서 요추가 뒤(후방)로 휘었거나 뒤로 탈골된 것을 제자리로 돌리려면 뒤(후방)로 휘었거나 탈골된 뼈를 앞(복부)으로 가지고 와야 제자리로 가는 방향이 되는 것이다. 그리고 복부(전방) 속으로 내려앉았다면 뒤(후방)로 밀어내어야 제자리로 돌릴 수 있는 것이다.

이 정도의 설명이면 역체요법에서 허리가 오른쪽으로 틀어져서 오른쪽으로 디스크가 온 환자인 경우 양쪽 방향을 다 틀지 않고 오른쪽으로 눕혀 놓고 오른쪽으로만 측방교정을 했는지 이해가 갈 것이다. 환자를 오른쪽으로 보고 측면으로 눕게 하고 어깨를 밀고 장골을 당기면, 오른쪽으로 휘어있던 척추가 왼쪽으로 당겨온다. 척추가 오른쪽으로 휘어 있기 때문에 왼쪽으로 와야 원래 있던 자리로 돌아가는 것이 되는 것이므로 환자를 오른쪽으로 보고 눕게 하고 왼쪽 장골을 당겨주는 교정만 하는 것이다. 그래서 역체요법에서는 휘어있는 척추를 제자리로 돌아올 수 있는 방향만 틀어주는 것이다.

척추의 변형으로 하지로 통증이 오는 경우는 앞에서도 설명을 했듯이 척추가 틀어진 방향으로, 허리, 엉덩이, 다리가 아프고, 아픈 쪽으로 척추가 틀어졌음을 의미한다. 그러니까 척추가 휜 쪽으로 증상이 나타난다.

시술자가 환자를 옆으로 누워놓고 측만 교정을 할 때, 척추가 휜 것을 제자리로 돌아가는 교정을 해 주어야 한다는 것이다. 즉 오른쪽으로 휘어 있기 때문에 오른쪽으로 휜 것을 왼쪽으로 오도록 해야 한다. 목고개를 수그리면 목뼈가 뒤로 물러나는 운동이 일어나고 그래서 목고개를 들어주면 뒤로 물러나던 뼈는 제자리로 돌아가는 것이다. 이것이 바로 역체요법의 이론이다.

만약 요추가 오른쪽으로 휘어 있는데, 오른쪽으로 쳐다보고 측면교정을 하면 오른쪽으로 휜 것이 왼쪽으로 땅겨오는 움직임이 일어난다. 즉 왼쪽으로 돌아오는 움직임이 일어나는 것이다. 그런데 오른쪽 방향으로 보고 측면으로 누워서 교정을 하고, 또 반대방향인 왼쪽 방향(오른쪽 어깨와 오른쪽 장골이 위로 하는 측면자세)으로 누워서 오른쪽 장골을 당기는 왼쪽교정을 하면, 오른쪽으로 틀어져 왼쪽으로 돌려보낸 것을 도로 오른쪽으로 끌고 오는 교정이 되므로, 교정이 되지 않고 제자리걸음이 되는 것이다. 즉 교정이 허방이 되는 것이다. 그러므로 옆으로 눕혀 놓고 측면교정을 할 때는 아픈 쪽이 역(틀어진 방향에서 제 위치로 놀아오는 방향만 교정)으로 돌아갈 수 있는 방향의 교정만 해야 틀어진 뼈가 빨리 제자리로 돌아올 수 있다는 것이다. 사람을 옆으로 눕혀 놓고 어깨를 밀면서 장골을 땅기는 측면교정을 한번 해 보라. 허리뼈가 어디로 움직이는가를 확인해 보라. 이것을 인식하면 측면교정에 있어서 양쪽을 다 틀지 않을 것이다. 역체요법에서는 측면교정을 할 때 한쪽 방향만 틀어준다. 휜 뼈가 제자리로 돌아오는 방향만 옆으로 틀어주는 교정을 한다는 것이다. 치료효과 역시 대단하다. 또한 이제 엎드려서 하는 후방교정이 끝나면 서서(나무자세) 하는 측면교정이 효과가 매우 좋다. 특히 골반이 측만이 되어 삐뚜름하게 옆으로 튀어나온 경우에는 이 책에 나오는 나무자세의 측만 교정이 신기할 정도로 효과가 좋다는 것을 실천해 보면 금방 알게 된다.

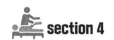

요추 후방전위 및 우측전위 타율교정

1. 엎드린 자세(伏臥位, 복와위)

측만 교정이 끝나면 환자를 엎드리게 한다.

1) 삽수(插手) 지압

탈골한 추골의 양쪽으로 엄지지압으로 찔러 넣어 근육을 이완시켜 탈골한 뼈를 밀어 넣기 좋게 하기 위해서 하는 지압이다. 침대의 측면으로 서서 튀어나온 뼈의 후방돌기 사이를 양 엄지를 협조해서 한쪽 엄지손가락이 근육 속 깊숙이 찔러 넣는다. 즉 요추 5번이 후방으로 탈골을 했으면 요추 4, 5번 사이와 요추 5번, 선추 1번 사이에서 1㎝쯤 외부에 엄지손가락을 세워서 근육 속으로 찔러 넣는다. 오른쪽 왼쪽 양쪽 다 그러한 방법으로 찔러 넣는다. 이때 뼈가 휘어있는 쪽은 통증이 심하다.

- 오른쪽 골반이 측만이 되어서면 튀어나온 골반부터 먼저 양손 엄지로 밀어 넣는 교정을 한다. 환자의 오른쪽에 서서 양손 엄지를 환자의 오른쪽장골상극에 대서 협조해서 교정을 한다. 양손 엄지에 장골이 밀려들어가는 느낌을 갖는다. 즉 이 상황은 환자의 허리뼈가 뒤(후방)로 돌출하고 오른쪽으로 휘면서 골반을 오른쪽으로 밀어내어 골반이 삐뚜럼하게 오른쪽으로 튀어나와 있는 상황이다. 그래서 튀어나온 허리뼈를 밀어 넣기 전에 튀어나온 골반을 밀어 주고 허리뼈를 밀어 넣는 순서로 교정을 하는 것이 효과적이다. 교정은 환자가 엎드렸을 때 골반의 장골상극을 엄지손가락으로 우측에서 좌측으로 밀어서 오른쪽으로 튀어나온 장골을 왼쪽으로 민다.

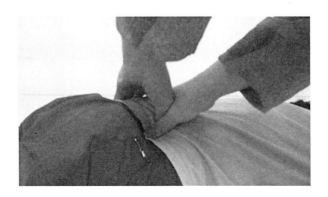

- 튀어나온 뼈 외측 1~3㎝ 떨어진 근육에 엄지손가락으로 찔러 넣는 지압을 한다. 뼈를 교정하기 전에 근육이완을 하고 튀어나온 뼈를 밀어 넣는 압박교정을 한다. 찔러 넣는 지압을 하기 위해서 지점을 확인한다.

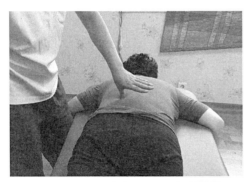

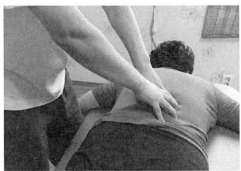

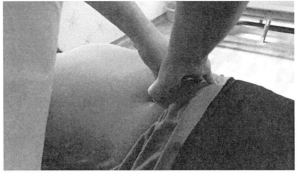

2) 압교정(押矯正) 1

탈골한 뼈의 양쪽으로 삽수지압을 했으면 요추의 탈골한 후방돌기에 수건을 접어서 얹어 놓고 양손 엄지로 압교정을 한다.

시술자는 침대의 측면으로 서서 탈골한 뼈의 후방돌기에 양쪽 엄지손가락을 척추를 따라 세로로 후방돌기에 대고 팔을 등면(척추)에서 직각으로 세워서 튀어나온 돌기를 지긋하게 밀어 넣는다. 이때 엄지손가락에 뼈(추체)가 휘면서 밀려들어가는 느낌이 오도록, 지긋하게 하면서도 은근하게 힘을 쓸 때마다 뼈가 조금씩 밀려들어가는 느낌이 손가락에 느껴지도록 교정을 한다.

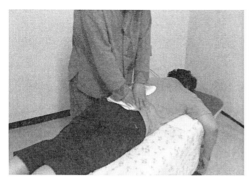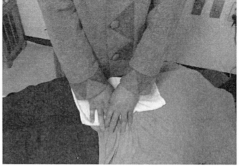

3) 압교정(押矯正) 2

• 한쪽 손 엄지는 탈골한 뼈의 후방돌기에 대고 한쪽 손은 손바닥을 환자의 가슴을 잡고, 환자가 가슴을 들어 올리도록 해, 이때 시술자가 같이 환자의 가슴을 들어 올려서 환자의 상체를 뒤로 젖혀주면서 뼈에 대고 있는 손으로 튀어나온 뼈를 밀어 넣는 교정을 한다.

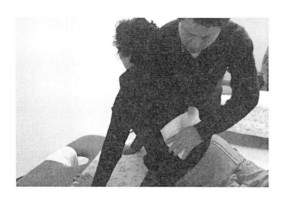

- 후방전위압박교정 중의 하나이다. 시술자는 한 손으로 환자의 양쪽 다리를 들어 올려 무릎 위에 놓고 한쪽 손의 수근(手筋)을 요추의 돌출 부위에 대고 무릎을 들어 올리면서 압박교정을 한다. 이 교정은 허리를 약간 휘면서 튀어나온 뼈를 지긋하게 밀어 넣는 교정이다. 그러나 환자와 시술자 모두가 힘이 들고 어려운 교정술이기 때문에 나무자세로 대체하는 것이 좋다.

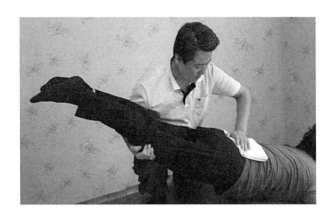

　　엎드려서 압교정을 할 때 2~3회 정도 반복해서 삽수지압을 하면서 교정을 한다. 이렇게 엎드려서 하는 압교정이 끝나면 서서 하는 나무자세교정에 들어간다. 나무자세교정법은 역체요법에서 개발하여 역체요법의 핵심기술이며, 척추의 후방탈골, 후만증, 그리고 골반이 옆으로 튀어나오는 측만 현상을 교정하는 데 탁월하다.

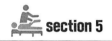

요추 5번
후방전위 및 우측전위 타율교정(나무자세)

1. 우측전위교정

척추의 교정에 있어서, 앞부분에서도 설명을 해 왔지만, 항상 신체의 좌우의 휨부터 먼저 교정을 하고 후방이면 후방, 전방이면 전방의 교정을 해야 한다. 즉 옆으로 휜 것을 가운데로 보내는 교정을 먼저 하고 그 다음 뒤로 튀어나왔으면 뒤로 튀어나온 부분을 밀어 넣는 교정을 한다. 또 전방전위 교정에 있어서도, 옆으로 휜 것을 먼저 교정을 하고 전방전위 교정을 한다.

시술자는 환자를 침대에서 내려와 바닥에 서게 한다. 양발은 어깨넓이보다 조금 좁게 벌리고 발끝은 사다리꼴에서 발끝을 약간 안으로 틀어서 서게 한다.

이 나무자세교정법의 측면교정은 골반이 튀어나왔을 때도 하지만, 이상이 있는 쪽 척추를 가운데로 보내는 교정을 한다. 오른쪽 다리가 아프게 되면 변형된 척추가 오른쪽으로 쏠려 있거나, 척추무게중심이 오른쪽으로 물러나 있기 때문에 척추의 옆면 추체를 미는 교정을 한다. 척추의 추체를 미는 교정은, 변형된 척추의 추체나 후방돌기에 엄지손가락을 대고 한 손으로는 환자의 옆구리를 잡고 당기면서 밀면 된다. 이때 환자의 신체(허리 부분)가 휘면서 밀려가는 느낌을 엄지손가락에 받도록 교정을 한다.

2. 우측골반교정

척추를 교정하기 전에 골반이 측만이 있으면 골반부터 교정을 하고 그 다음 이상이 있는 척추의 오른쪽 측면부터 교정을 하고, 후방으로 탈골한 척추를 밀어 넣는 교정을 한다.

시술자는 환자의 우측 측면에 선다. 시술자의 자세는 오른발은 환자 앞에 두고 왼발을 환자의 우측 측면에서 약간 뒤쪽으로 비켜서서 교정자세를 취한다. 시술자의 오른손으로는 환자의 복부를 넘어서 환자의 왼쪽 장골부위를 잡는다. 시술자의 왼손 엄지는 환자의 장골상극의 조금 밑 측면에 댄다. 오른손으로 환자의 왼쪽 장골을 당겨주면서 오른쪽 장골을 민다. 이때 환자의 허리 부위와 골반이 휘는 느낌을 받으면서 장골을 밀어 넣는다.

3. 나무자세 측면교정의 상세 설명

나무자세의 측면교정에 대해서 한 번 더 자세하게 설명을 하겠다. 나무자세의 측면교정은 환자를 세워 놓고 옆으로 휜 척추나 골반이 옆으로 튀어나와 몸이 삐뚜름할 때, 신체를 세워 놓고 휜 것을 역으로 보내는 방법인데, 사람을 세워 놓고 하는 것이 눕혀놓고 하는 것보다 더 효과적인 것은, 서 있는 신체는 휨(휘어서 굽은 것을 폄)을 하기가 좋다는 것이다. 가령, 휜 쇠(철사)를 바닥에 놓고 휜 것을 펴는 것보다 들고 휘어서 펴듯이, 그런 개념으로 생각하면 된다. 허리가 옆으로 휘고, 엉덩이가 옆으로 툭 튀어나와 신체가 비틀어졌는데 그것은 침대에 눕혀놓고 튀어나온 것을 밀어 넣는 것보다는, 신체를 세우면 나무처럼 흔들흔들하는 상태이고 신체가 바닥에 닿아 있지 않기 때문에 체중을 움직이는 힘이 덜 든다. 그러니까 다른 저항 없이 신체를 휘기만 하면 된다.

역체요법에서 튀어나온 뼈나 휘어 있는 뼈를 바르게(矯正) 할 때 관절부위의 뼈를 살짝 휘면서 솟아올라온 관절을 밀어 넣는 요법을 구사한다. 허리 부위나 목 부위도 만찬가지다. 앞에서도 계속 설명을 하고 있지만, 목뼈의 변형으로 인하여 오른쪽 어깨나 오른쪽 팔로 통증이 내려가면 목뼈가 오른쪽으로 전위(휨)되었기 때문에 오른쪽으로 통증이 오는 것이다. 그러므로 오른쪽으로 휜 뼈를 척추의 정중선으로 가져가야 하기 때문에 오른쪽으로 휜 뼈를 왼쪽으로 가게 해야 한다. 결국 오른쪽으로 휜 뼈를 왼쪽으로 가게 하는 것은 뼈를 움직여야 하기 때문에 변형된 뼈에 살짝살짝 휨을 주면서 뼈를 밀어야 한다. 그러므로 만약 요추 4번이나 5번이 추체가 오른쪽으로 틀어졌다면,

추체의 우측면에다 엄지손가락을 대고 반대측 허리를 잡고 당겨주면 허리가 휘면서 틀어진 추체가 밀려가는 것을 엄지손가락에 느낄 수가 있다. 골반이 우측으로 심하게 튀어나왔을 때도 튀어나온 장골부위에 엄지손가락을 대고 반대측 장골을 잡고, 반대측 장골을 당기면서 튀어나온 부분을 밀어 넣으면 골반이나 허리가 휘면서 튀어나온 것이 밀려들어가는 것을 느낄 수가 있다.

1) 우측골반교정

요추 5번이 후방으로 튀어나오고 우측으로 틀어져 우측 다리로 통증이 오고 있다면. 요추 5번은 골반을 형성하고 있는 장골의 상극의 약간 아래 있으므로 이 5번이 뒤(후방)로 탈골을 하고 오른쪽으로 통증이 내려온다면, 요추 5번이 장골 쪽으로 무게중심이 쏠려, 요추 5번이 장골쪽으로 쏠리면서 요추 5번과 장골 사이가 압력을 받을 수가 있기 때문에, 장골이 골반을 형성하고 있기 때문에 골반이 우측이 튀어나올 수가 있고, 골반이 튀어나오지 않았더라도 요추의 교정에 앞서 골반교정을 한 번씩 해 주는 것이 다리에 통증을 빨리 잡을 수 있다. 앞에서도 말했지만 요추 5번이 후방으로 전위가 되고 우측으로 통증이 온다면 척추가 우측으로 전위(휨)가 된 상황이므로 요추 5번은 장골과 간격을 두고 있기 때문에, 요추 5번이 장골쪽으로 물러나고 있으므로 우측 장골을 좌측으로 밀어주는 골반교정이 필요하다.

그리고 환자의 상태가 심해서 누워서 교정을 받기가 불편하면, 처음부터 환자를 세워 놓고 교정을 하는 나무자세교정법을 하는 것도 효과적이다. 그리고 처음 방문한 환자가 골반이 심하게 옆으로 튀어나오고 골반이 튀어나온 쪽으로 통증이 온다면, 환자를 침대에 걸터앉게 하고 몇 가지 문진(問診)을 한 다음 환자를 서게 하여 골반교정을 먼저 하고, 다소 통증이 가라앉으면 누워서 하는 시술을 시작하는 것도 효과적이다.

역체요법에서는 환자와의 문진상태에서 뼈의 전위(휨, 탈골)상태를 어느 정도 파악할 수가 있다. 환자의 운동 상태. 즉 환자가 평소, 허리가 아팠던 상태를 확인하고, 또 운동 상태를 확인한다. 즉 신체의 굴신이나 배굴 시 운동이 잘되고 안 되는 방향을 보고 평소에 취하는 자세를 확인한다. 또한 직업적으로 취하는 자세를 확인하고, 습관적인 자세, 새우잠을 자는 자세나 엎드려서 잠을 자거나 책을 읽는 습관을 가지고 있는지 파악한다. 그리고 쪼그리고 앉아서 일을 할 때 또는 쪼그리고 앉아서 머리를 감을 때 허리가 아픈지, 허리가 아파서 일어서려고 하면 금방 허리를 못 펴고 엉거주춤한 상태가 되고 허리를 펴려고 하면 통증이 있었는지, 바닥에 편안한 자세로 앉아 있으면 허리가 아파서 벽에 기대고 싶은 상태인지, 일어서려고 하면 허리가 뻣뻣하면서 금방 잘 안 펴지는 상태인지 등을 문진으로 확인하고 통증이 나타나게 된 동기와 현재 통증이 나타나는 위치를 파악한다. 그리고 시진(視診)으로 몸의 상태를 살펴본다. 환자의 몸을 관찰을 해도 골반이 옆으로 튀어나온 상황이나 요추가 후방으로 전위가 되면 허리를 곧게 못 펴고, 또 허리를 뒤로 젖히면 다리로 방산통이 내려가는 것을 볼 수 있으므로 요추가 후방으로 틀어진 것을 확인할 수 있다.

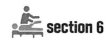

요추 후방전위 및 우측전위 타율교정 (나무자세)

1. 골반교정(우측)

시술자는 환자를 침대에서 일으켜 세워 바닥에 서게 한다. 양발을 어깨넓이보다 조금 좁게 하고 발을 사다리꼴로 서게 한 다음 발끝을 약간 안으로 오므려서 서게 한다.

시술자는 환자의 우측측면에 서서 오른발을 환자의 왼쪽 발 밖에 받친다. 또 환자의 체형에 따라서 환자의 오른쪽 발을 살짝 밟고 할 수도 있다. 모두 환자의 발이 미끌리지 않도록 하기 위해서다. 왼쪽 발은 환자의 우측의 약간 뒤에 두고, 교정으로 들어갈 때는 시술자가 힘을 쓰게 적합한 자세를 만든다.

시술자는 우측 손으로 환자의 복부 앞으로 해서 환자의 왼쪽 장골을 잡는다. 왼손 엄지손가락으로 오른쪽장골의 상극 약간 아래부위나 장골능(腸骨陵)의 측면에 엄지손가락을 댄다. 시술자는 환자의 왼쪽 골반을 당기면서 오른쪽 골반을 밀어 넣어야 하므로 자세를 낮추면서 당기고 밀수 있는 힘을 쓸 수 있는 자세를 갖춘다. 오른손으로 환자의 왼쪽 장골을 당기면서 왼손 엄지로 튀어나온 골반을 밀어 넣는다.

골반을 교정할 때 장골의 측면 가운데쯤이나 장골능의 측면에 엄지손가락을 대고 밀고, 반대쪽 장골을 잡는 것도 장골의 가운데를 잡고 당기

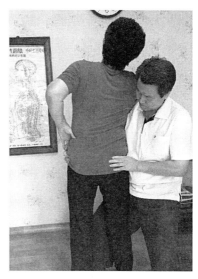

튀어나온 골반을 밀어 넣을 때 몸이 휘게 하면서 밀어 넣는다.

면서 밀어 넣는 교정을 하는 것이 좋다. 한 손으로 장골을 당기면서 장골을 밀 때 장골이 밀려들어가는 휨이 느껴진다.

2. 요추 5번 우측방 교정

시술자는 우측골반을 교정한 그 자세에서, 오른손으로 환자의 복부 앞으로 해서 환자의 장골을 상극쯤이나 허리의 왼쪽 측면하단 부위나 또 허리를 휘게 좋게 허리의 상단을 잡는다.

시술자의 왼손 엄지는 환자의 요추 5번 추체 측면에 댄다. 시술자의 오른손으로 환자의 허리를 당기면서 왼손 엄지로 요추의 추체를 오른쪽에서 왼쪽으로 민다. 이때, 시술자가 오른손으로 잡은 환자의 허리를 당겨서 신체를 약간 휘어주면서 뼈를 밀면 뼈가 움직여지는 것이 손에 느껴진다. 뼈의 추체를 밀 때는 왈칵왈칵 밀지 말고 지긋하게 뼈가 밀려가는 휨을 받으면서 민다.

요추의 휨에 있어서 우측이나 좌측이나 마찬가지로 옆으로 휜 것은 이러한 방법으로 측면교정을 한다. 그리고 요추 3, 4번 등 뼈가 옆으로 휜 것은 이러한 방법으로 하면 된다. 왼쪽으로 휜 것은 왼쪽에서 하면 된다.

요추의 측면 휜 부분에 엄지손가락을 대고 교정을 한다. 용법은 앞의 설명 부분을 참조한다.

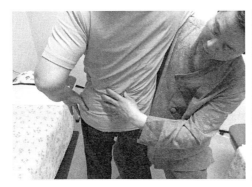
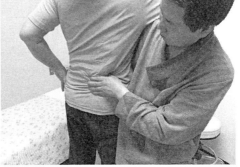

3. 요추 후방전위 교정

시술자는 환자를 바닥으로 서게 하고 양발을 사다리꼴로 서게 한다. 앞에서 골반교정을 할 때와 같은 자세로 서게 한다.

시술자는 환자의 뒤에서, 오른쪽이든 왼쪽이든 손에 힘이 들어가서 교정하기 좋은 자세를 취한다. 즉 튀어나온 뼈를 밀어 넣어야 하기 때문에 엄지손가락이 단련이 된 손으로 할 수 있는 자세이다.

시술자는 환자의 뒤에 서서 한쪽 발은 환자의 발을 고정할 수 있도록 앞으로 내어 환자의 발끝에 받쳐 댄다. 이때 시술자가 환자의 뒤쪽에서 왼쪽 편으로 서면 왼발을 환자의 전면의 왼쪽발이나 오른쪽 발끝에 댄다. 그리고 뒤에서 뼈를 밀어 넣을 때 환자의 몸이 흩뜨려지거나 발이 미끄러지지 않도록 고정대 역할을 한다. 시술자의 오른손 엄지로는 환자의 요추 5번 돌출한 돌기에 댄다. 시술자의 왼손은 환자의 요추 5번 위치의 복부에 손바닥으로 받쳐서 댄다. 그리고 오른손 엄지로 뼈를 밀어 넣을 때 복부에 받치고 있는 왼손바닥으로 복부를 바쳐서 밀어 넣는 힘과 복부를 받치고 있는 힘이 합쳐져서 뼈를 밀어 넣도록 한다. 후방에서 뼈를 밀어 넣을 때도 옆에서 밀어 넣을 때처럼 상체를 뒤로 젖혀(휨) 주면서 밀면, 신체가 휠 때 밀어 넣는 힘이 들어가면 뼈를 밀어 넣는 것이 용이 하다.

후방교정 시 왼손 엄지로 후방으로 탈골한 뼈를 밀어 넣을 때는 환자의 뒤 약간우측에 선다.

시술자는 오른쪽 발을 환자의 전면 발끝에 대거나 앞에 둔다. 왼손은 엄지손가락으로 환자의 요추 5번 후방돌기에 댄다. 시술자의 오른손은 손바닥으로 환자의 요추 5번 위치쯤의 복부에 댄다. 시술자는 오른손으로 환자의 복부를 약간 당기듯이 하면서 왼손 엄지로 튀어나온 뼈를 밀어 넣는다. 이때도 환자의 신체를 뒤로 젖혀주면서 밀어 넣는다.

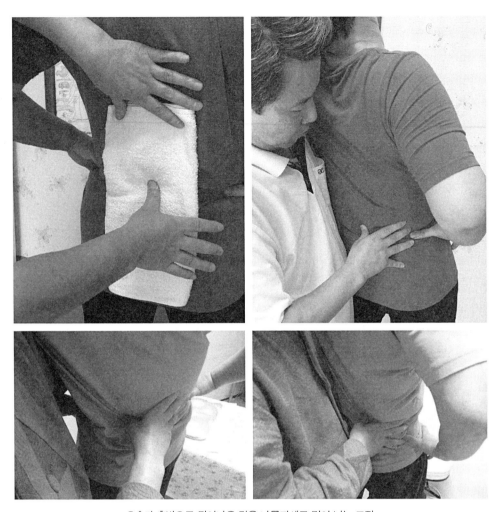

요추가 후방으로 튀어나온 것을 나무자세로 밀어 넣는 교정

　뼈의 측면교정을 할 때나 후방교정을 할 때나 시술자가 교정이 만족할 수 있도록 교정의 회(回)수를 한다. 서서 하는 나무자세교정을 할 때는 환자에게 무리가 가지 않도록 한 번에 교정을 무리하게 하지 말고, 한 번 하고 조금 앉아서 쉬게 한 뒤 다시 교정을 하는, 시술자가 오늘 교정이 흡족하다 할 정도로 나누어서 몇 번 해 주는 것이 좋다.

　교정은 골반이 옆으로 많이 튀어나왔을 때는 튀어나온 것을 밀어 넣는 측면교정은 많이 해 주고, 후방에서 밀어 넣는 교정은 환자의 몸의 상태나 뼈가 밀려들어가는 느낌에 따라서 2~3회 정도 하면 하루의 교정이 흡족하게 될 수 있다.

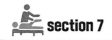
요추 전방전위 및 좌측전위 교정

요추 전방전위는 요추가 전방(복부)으로 휨을 당한 것을 말한다. 여러 번 말했지만 우리의 신체는 신체를 앞으로 수그리는 운동이 일어나고 또 뒤로 펴는 운동이 일어난다. 이때 척추도 운동이 일어나는데 신체를 앞으로 수그릴 때는 척추는 뒤로 물러나는(휨) 운동이 일어나고, 또 상체를 뒤로 젖히면 척추는 전방(앞)으로 휘는 운동이 일어난다. 전방전위는 척추가 신체의 전방 쪽으로 휘는 것을 말하는데, 즉 신체를 뒤로 젖힐 때 일어나는 척추운동의 상태이다.

허리(요추) 부분의 전방전위상태는 요추가 복부 쪽으로 내려앉은 것을 말한다. 즉 정상적인 신체운동 상태가 아닌 뼈가 운동의 가동범위를 벗어난 상태를 말하는 것이다. 우리가 상체를 구부렸다 펴면 척추는 뒤로 물러났다 제자리로 돌아오는 항상성 안에 있고, 또 상체를 뒤로 펴면 척추는 앞(전방) 쪽으로 휘었다가 신체를 바로 세우면 척추는 제자리로 돌아오는, 정상적인 상태의 척추는 그러한 운동 상태의 항상성(길항력)을 가지고 있는 것이다. 그런데 여기서 설명하는 것은, 척추가 이 운동가동범위를 벗어나 변형상태가 된 것을 말하는 것이다. 앞부분에서는 요추가 뒤로 휜 것을 교정하는 설명을 했고, 지금 설명하고자 하는 것은 요추가 전방(복부) 쪽으로 휜 것을 교정하는 설명이 되겠다.

1. 판별

요추의 전방전위란 뼈가 전만(복부 쪽)으로 전위(옮겨간)된 것을 말한다. 즉 요추가 허리의 뒤쪽이 아니라 앞(복부) 쪽으로 탈골이나 휜 것을 말한다. 허리 부위는 원래 뒤에서나 옆면에서 보면 오목하게 안으로 휘어 있는데 이 휘어 있는 척추만곡에서 뼈의 한 두 마디가 정렬 상태를 이탈, 뼈가 복부 쪽으로 내려앉은 상태를 말하는 것이다. 뼈가 정렬 상태(관절화)를 이탈하면, 첫째는 척추의 고유기능인 상체의 무게를 감당하지 못하고, 척추의 무게중심이 앞쪽(복부)으로 쏠려, 요통이 발생하고 척추의 운동가동능력이 떨어져 운동장애가 발생한다. 그리고 척추가 복부 쪽으로 쏠림으로 인하여 골반의 변형과 통증, 그리고 하지로 내려가면서 통증이나 저림 마비 등이 초래된다.

요추의 전방전위 시 나타나는 현상, 특히 요추 4, 5번 등이 전방으로 전위가 되면 대체로 다음과 같은 현상이 나타난다.

2. 운동 상태 확인

상체를 앞으로 수그리는 운동이 잘 안 된다. 상체를 앞으로 수그리려고 하면 뻣뻣하면서, 허리를 굽히는 운동이 잘 안 된다. 전방전위상태가 심하면, 어떤 경우는 목고개를 앞으로 수그려도 허리가 땅기고, 서서 손을 바닥으로 내리면 전혀 안 내려가는 경우도 있다. 누워서 아픈 다리를 쭉 뻗고 들어 올리려고 하면 다리가 잘 올라가지 않고, 심한 경우는 20~30㎝도 다리를 못 들어 올리는 경우도 있다. 앉아서 다리를 쭉 펴려고 하면 다리가 펴지지 않고 손을 뒤로 짚어야 다리를 펼 수가 있는 현상이 생길 수 있다. 그 대신 상체를 뒤로 펼 때는 심하게 운동장애가 오지 않고 부드럽게 상체를 뒤로 젖힐 수 있는, 상체를 앞으로 수그릴 때와 운동 상태가 반대 현상이 생긴다. 즉 요추가 전방전위가 되면 상체를 앞으로 굴신하는 운동은 심하게 장애를 받고, 그 대신 상체를 뒤로 젖힐 때는 운동 장애를 덜 받고 뒤로 젖히는 운동은 앞으로 수그릴 때보다는 운동이 잘 된다. 그리고 요추가 전방전위가 되면 상체를 앞으로 수그리려고 하면 조심스러워지고 동작을 함부로 못하고 불안하다. 그리고 잠을 자고 일어난 아침에 더 몸이 뻣뻣해, 아침에는 더 몸을 수그리기가 힘든 상황이 생기는 경우가 많다. 그리고 일어나서 몸을 좀 움직이고 나면 부드러워지는 특징이 있다.

3. 요추 전방전위의 특징

1) 아침에 잠을 자고 일어났을 때 통증이 더 심하게 나타나는 경우가 많고, 일어나서 몸을 좀 쓰고 나면 통증이 덜한 경우가 있다. 요추가 후방으로 전위가 되었을 때는, 아침에 일어났을 때는 통증이 덜하다가도 몸을 많이 움직이고 난 오후가 되면 통증이 심해지는 경우가 많으므로, 요추의 전방전위와 후방전위의 특징이 구분되는 현상이 있다.

2) 요추 전방전위 시 계단이나 비탈길을 내려오기가 힘든 경우가 있다. 요추가 전방으로 심하게 내려앉으면 척추의 무게중심이 복부 쪽으로 쏠려 계단이나 비탈길을 내려올 때는 내리막의 각도가 척추의 전만을 심화시켜 통증을 더 심하게 하는 현상이 생길 수가 있다. 그래서 요추가 전방으로 전위가 된 사람은 내리막을 내려올 때는 허리가 심하게 불안하고 허리 결림 현상이 생길 수가 있고 내려오는 걸음이 벌벌 떨린다. 그 대신 비탈길을 올라갈 때는 편안하고 별 이상을 못 느끼는 경우가 있다. 반대로 요추가 후방으로 전위가 된 사람은 계단이나 비탈길 내려오는 데는 별 이상을 못 느끼거나 편하고, 올라갈 때는 허리가 앞으로 구부려지기도 해 허리가 아파서 허리를 자주 펴 주기도 한다. 그리고 요추가 후방으로 돌출하여 엉덩이나 다리로 통증이 내려온 경우는 비탈길로 올라갈 때는 엉덩이나 다리가 무거워 한 짐이 되는 경우가 있다.

4. 요추의 전방전위 시 나타나는 통증 현상

1) 상체를 앞으로 수그리려고 하면 신체가 뻣뻣하면서 허리가 땅기고 통증이 오면서 허리를 굽히려고 하면 결리고 굽히기가 불안 상태가 될 수가 있다.

2) 서서 있을 때 허리의 하부가 가로로 아플 수가 있다.

3) 서혜부(사타구니)에 통증이 오는 경우가 있고, 어떤 경우는 성기나 낭심쪽으로 무

게감이 쏠리면서 통증이 오는 예도 있다. 또 복부에도 무게감이 느껴지고 배변장애를 일으켜 변을 볼 때 통증이 더 심한 경우가 있다.

4) 전방전위가 심하면 엉덩이와 하지로 통증이 내려간다. 요추가 전방전위가 되면 대퇴의 앞쪽으로 통증이 오는 특징이 생기기도 해 통증부위는 무릎 위쪽으로 해서 대퇴의 앞쪽으로 통증이 내려오는 경우가 있다. 그리고 무르팍이 심하게 아픈 경우도 있다. 또 하지로 통증이 내려오면 경골이나 비골의 앞쪽으로 통증이 많이 나타나고, 발목관절의 앞쪽과 발등으로 통증이 오기도 한다. 그리고 다리나 발가락이 저림이 심한 현상이 나타나기도 한다.

5) 동작이나 자세에 따라서 민감하게 통증이 오고, 기침을 할 때 통증이 나타나 기침을 하기가 불안하기도 한다.

6) 누워서 아픈 쪽 다리를 치켜들면 엉덩이나 다리에 통증이 심하고 땅겨서 다리를 치켜들 수가 없다. 반대로, 요추가 후방으로 전위가 되면 누워서 다리를 치켜들 때는 잘 올라가고 후방전위상태가 심해도 엉덩이 정도 통증이 나타나는 예는 있어도 다리가 땅겨서 못 치켜들고 하는 예는 그리 많지 않다. 이러한 예가 요추의 전방전위와 후방전위의 특징적인 차이가 될 수 있다.

5. 요추를 전방전위시킬 수 있는 동작이나 자세

1) 배를 깔고 엎드려서 잠을 자는 습관을 가지고 있거나 엎드려서 책을 많이 보는 경우

2) 허리 벨트를 느슨하게 매고 옷 내려가는 것을 막기 위해 배를 앞으로 내미는 자세

3) 배가 나온 사람이나 허리가 전만 만곡이 심한 사람이 물건을 들다 허리에 삠을 당할 때 허리만곡의 상태에 따라서 뼈가 전만으로 쏠리는 상태가 될 수가 있다. 허

리의 뻠을 당하고 나서 허리통증이 가시고 난 후 서서히 뼈가 전방 쪽으로 쏠려 어느 날 엉덩이나 다리로 통증이 내려가는 방산통이 온다.

4) 어떤 운동이나 직장에서 하는 일이 반복해서 허리를 뒤로 젖히는 동작을 하면 요추가 전방으로 휨을 당할 수 있다.

5) 임신으로 인해서 배가 나오면서, 요추의 전만만곡이 심화되면 뼈에 압박이 가해져, 이 중 어느 뼈 하나가 전방전위가 되는 경우가 있다. 임신으로 인하여 배가 많이 나오게 되면 요추가 복부 쪽으로 달려 들어가고 이렇게 되면 심한 요통을 겪게된다. 이런 상태에서 얘기 해산 할 때 허리를 틀면 뼈에 심한 요동이 생기고 그 후 뼈가 제 위치로 돌아오면 별 문제는 없는데 이때, 뼈의 정렬 상태에서 탈락하는 뼈가 생길 수가 있다. 이렇게 되면 뼈가 전방(복부)으로 내려앉는 탈골현상이 생길 수가 있다. 이런 경우는 요추 5번이 전방으로 내려앉는 경우가 많이 생길 수가 있다. 요추 5번이 전방 쪽으로 내려앉으면 서혜부(사타구니) 쪽으로 통증이 나타날 수가 있다.

만약 내가 앞의 설명과 같이 전방전위 현상으로 통증이 온다고 판단이 되면, 내가 척추가 전방으로 휠 수 있는 어떤 동작이나 자세가 있었는지 찾아보는 것이 좋다. 어떤 경우는 몇십 년 전에 허리가 삐끗한 일이 있었는데 한참 세월이 지난 후 요통이 나타나고 디스크가 발생하는 예도 있다.

앞에서도 설명을 했지만, 신체를 앞으로 수그리면 척추는 뒤로 물러나는 운동이 일어나고, 신체를 뒤로 젖히면 척추는 전만으로 휘는 운동이 일어난다. 척추에 이러한 운동이 일어나고 있는데 어느 한 쪽으로 척추가 물러나는 운동이 오랫동안 편중되게 일어날 때 척추는 운동가동범위를 벗어나, 어느 날 갑자기 운동이 안 되는 현상이 생길 수가 있다. 예를 들어 척추가 전방 쪽으로 휘면 상체를 수그릴 때 운동이 잘 안 되고, 또 척추가 후방쪽으로 휘면 상체를 뒤로 펴는 운동이 잘 안 된다. 허리가 뒤로 휘었을 때 앉아 있다가 일어나면 허리가 잘 안 펴지고, 하는 것은 앉아 있을 때 척추가 뒤로 물러나 있었기 때문이다. 그것은 요추가 후방으로 휠 때 일어나는 현상인 것이다.

바닥에 앉아 있으면 허리가 아프고, 허리가 아파서 벽에 기대고 싶고, 오래 앉아 있다가 일어서면 허리가 금방 안 펴지고, 이런 상태는, 요추의 전위상태를 판별하는 중요한 요소가 된다, 그리고 또 쪼그리고 앉아서 머리를 감거나 쪼그리고 앉아서 일을 할 때 조금 '하고 있으면' 허리가 아프고 심하면 허리가 끊어질 것 같이 아픈 상태. 이러한 상태는 그 사람의 이때까지 허리를 써온 자세를 판별해 주는 것이다.

역체요법에서는 상체를 앞으로 수그리는 동작을 할 때와 상체를 뒤로 젖히는 동작에서 나타는 운동 상태. 이것을 가지고 많은 사람들의 요추변형 상태를 정상으로 회복시키는 교정과 운동요법을 적용시켜 많은 사람들을 고쳤다.

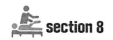

section 8

전방전위 및 좌측전위 타율교정

1. 근육이완(弛緩)

　근육을 이완(부드럽게)하는 것은 교정을 하기 전에 굳은(경결된) 근육을 풀어서 교정을 원만하게하기 위해서 교정 전에 하는 몸을 풀어주는 순서이다. 앞에서 후방전위 교정을 할 때처럼 지압으로 푸는 방법과 온열(핫팩)요법으로 하고 교정을 해도 된다. 지압요법으로 할 때는 환자를 엎드리게 한 후 요추 후방전위 교정처럼 하면 된다. 단, 엎드릴 때 환자의 복부에 부유물을 받치고 지압을 한다. 부유물은 방석을 접어서 복부에 받치는 것이 좋다. 복부에 부유물을 받치는 것은 뼈가 복부 쪽으로 휨을 당했기 때문에 엎드리게 되면 뼈가 복부 쪽으로 더 내려앉는 자세가 되어 그냥 엎드리면 좋지 않고 복부에 부유물을 고이면 허리 부위의 전만을 방지하는 자세가 되기 때문에 복부에 부유물을 받치고 엎드리게 하는 것이다.

2. 신전(伸展)

　신전의 의미는 근육을 편다는 의미이다. 교정에 들어가기 전에 앞에서 온열요법이나 지압으로 근육을 푸는 사전 순서를 했지만, 신전을 해서 근육을 늘어뜨려 놓으면 교정 시 근육의 긴장을 줄일 수 있고, 또 긴장 상태에 있는 근육에 이완을 주는 효과도 있다.

　환자를 침대에 반듯하게 눕게 한 후 양손을 머리맡의 양 침대모서리를 잡게 한다. 환자의 무릎을 세우게 하고 발의 간격은 엉덩이 넓이만큼 벌려서 무릎을 세운다. 발을 무릎 밑에 직각으로 두지 말고 조금 뻗쳐서 120도 정도 뻗쳐서 둔다. 시술자는 한 손은 무릎을 잡고 한 손은 환자의 발목 위로 잡아 무릎을 잡은 손으로 무릎 내측으로 굽혀 반대쪽의 과골(복숭아뼈) 쪽으로 무릎을 지긋하게 당겨서 환자의 옆구리가 늘어나게 당긴다. 그리고 또 반대쪽도 같은 방법으로 한다. 이때, 순서는 건측(健側)부터 해야 한다. 양측 교대로 2~3회 정도 한다.

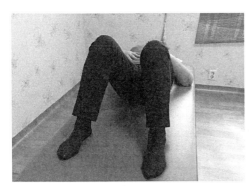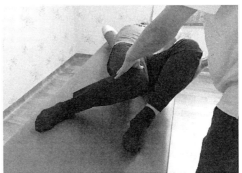
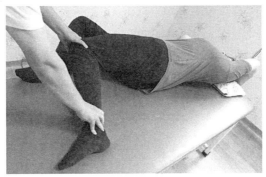

3. 견인(牽引)

견인요법은 척추나 근육을 당겨서 척추 간 간격을 늘리는 것이라고 보면 된다. 척추가 변형이 되면 대부분 척추 간의 뼈 사이도 좁아지는 현상이 생기므로 이 간격을 넓혀주면 뼈를 정체(整體)하는 데도 효과가 있고, 또 뼈 사이를 이개(弛介)시켜 뼈를 움직이게 할 때 도움이 되게 하기 위해서다.

1) 간편한 견인
환자를 반듯하게 눕게 한 후 양손을 머리맡의 침대모서리를 잡게 한다. 시술자는 환자의 발쪽에 서서 환자의 양발의 발목을 잡고 지긋하게 당겨서 환자의 허리 부위가 늘어나게 한다.

다리 쪽으로 잡고 견인을 하고, 목을 잡고 견인을 한다. 목을 잡고 견인을 할 때는 한 손으로 가슴부위에 대고 환자의 몸을 고정을 하고 한 손으로 뒷목을 잡고 지긋하게 목을 당겨 척추가 견인되게 한다.

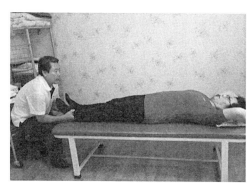
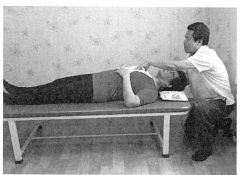
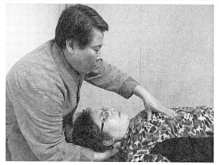

2) 강도가 센 견인

환자를 침대에 반듯하게 눕게 한 후 양 손은 머리맡의 침대모서리를 잡게 한다. 시술자는 환자의 허리 부위의 측면에 선다. 시술자는 한쪽 다리를 침대 위에 딛고 환자의 다리를 접어 환자의 오금을 무릎의 약간 위쪽 대퇴에다 놓는다. 시술자는 한 손으로 환자의 두발의 발목을 모아서 쥔다. 한 손은 손바닥을 요추의 상부 갈비뼈 바로 밑으로 댄다. 모아 쥔 발목을 당기면서 상복부에 댄 손바닥으로 몸을 위로 밀어 올린다. 그러니까 환자에게 침대를 붙들도록 하고 환자의 양다리의 오금을 시술자의 대퇴 위에 엎어 놓고 한 손으로는 환자의 양발의 발목을 잡고, 한 손으로는 손바닥으로 환자 상복부(갈비뼈)에 대고 상복부를 지긋하게 위로 밀어 올리듯이 밀어 올리면서 시술자의 대퇴위에 엎혀 있는 환자의 다리를 당겨서 허리 부위가 늘어나게 한다. 이때, 견인은 환자의 건측(健側) 쪽에 서서 견인을 한다.

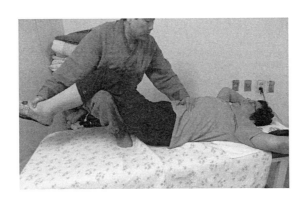

3) 맨바닥에서의 견인

환자를 침대가 아닌 맨바닥에서 견인을 할 때, 환자를 바닥에 반듯하게 눕게 하고 팔짱을 끼게 한다. 시술자는 환자의 양 무릎을 어깨넓이만큼 벌려 세우게 하고, 시술자 자신은 환자의 엉덩이 쪽으로 바짝 다가가면서 환자의 양다리를 시술자 자신의 다리위로 올려놓고 시술자는 양 발을 환자의 팔장을 끼고 있는 팔에 발을 댄다. 시술자는 다리를 뻗쳐 환자의 팔에 댄 발을 의지해서 힘을 쓰고, 시술자의 양 손은 환자의 양다리를 잡고 당긴다. 이때, 환자가 팔에 힘을 써서 팔이 흔들지 않게 하고, 시술자는 뒤로 비스듬히 기울이면서 발로 환자의 팔을 버티고 환자의 양다리를 당겨서 허리가 늘어나게 견인을 한다.

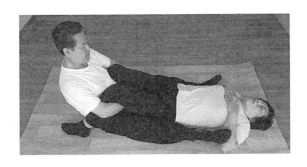

4. 교정

1) 측면교정

환자를 왼쪽 방향(새우잠 자세)으로 보고 옆으로 눕게 하고, 시술자는 환자의 왼쪽 편으로 침대 옆에 바짝 붙어 선다. 환자의 오른쪽 다리를 접어 둔다. 시술자는 오른팔을 접어 환자의 우측 어깨에 대고, 왼팔은 접어 환자의 오른쪽 엉덩이 장골부위에 댄다. 시술자는 왼팔로 환자의 장골을 앞으로 당기고 오른팔로 환자의 어깨를 민다. 이때 시술자가 힘을 쓰는 중심은 왼팔로 환자의 오른쪽 장골을 자기 앞쪽으로 당기는 교정을 한다. 즉 왼팔로 환자의 엉덩이를 당기고 오른팔로 어깨를 밀 때, 환자의 엉덩이를 당기는 데 더 중심을 두는 교정을 하라는 것이다.

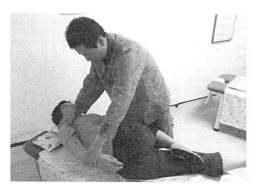 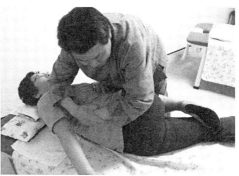

2) 옆으로 누워서 하는 측면교정이 끝나면 환자를 똑바로 눕도록 한다. 손을 위 침대모서리를 잡도록 하고, 시술자는 환자의 왼쪽에서 한 손으로는 환자의 양다리를 모아서 잡고 한 손으로는 측만이 된 골반이나 또는 휘어진 척추(요추)의 옆면에 대고, 허리에 댄 손은 밀고 다리를 잡은 손은 당겨서 휘어진 척추나 골반이 들어가게 측면교정을 한다.

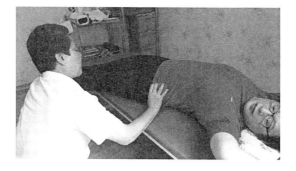

참고: 요추의 후방전위 교정 시 설명을 했지만, 환자를 옆으로 눕혀 놓고 하는 측방전위교정 시 환자의 척추의 전위(휨)된 것을 제자리로 돌아오는 교정을 해야 한다. 이 환자, 요추 전방전위 및 좌측전위상태, 이 상태는 요추가 전방(복부)으로 휨과 동시 좌측으로 휘어 있는 상태이므로 좌측으로 휜 요추를 우측으로 보내서 원래 상태로 보존을 해야 한다. 그러므로 교정 시 좌측으로 틀어져 있는 요추를 오른쪽으로 가지고 와야 하는 것이다.

이 부분은 역체요법에서 발견한 부분인데, 환자를 옆으로 눕게 하고 장골을 당기고, 어깨를 미는 측면교정을 할 때 장골(엉덩이)을 당기면 요추부분이 당기는 쪽으로 옮겨온다. 그러므로 교정 시 '휜' 부분을 되돌리는 교정을 해야 하므로, 척추가 왼쪽으로 틀어진 상황이면, 환자를 왼쪽 방향으로 보고 눕게 하고 측면교정을 해야 한다.

환자를 왼쪽 방향으로 보고 눕게 하고 오른쪽 어깨를 밀면서 오른쪽장골을 당기면 왼쪽으로 틀어진 요추가 오른쪽으로 당겨온다. 즉 왼쪽으로 틀어진 것을 오른쪽으로 돌아오게 하는 것이다.

척추의 교정, 카이로프랙틱, 추나, 활법 등 환자를 옆으로 눕혀 놓고 척추를 트는(뼈를 움직이게 해서 제자리로 찾도록 하는 교정) 교정을 할 때 중요하게 인식해야 할 부분이 있다. 앞에서도 설명을 했지만 척추, 즉 요추의 경우 요추가 척추의 정렬 상태에서 벗어난 휨 부분이 제자리로 돌아오는 교정을 해야 한다는 것이다. 사람을 옆으로 눕혀 놓고 교정을 할 때 한 손은 어깨 부분을 고정(固定)하는 역할을 하고 한 손은 엉덩이를 당기면서 순간적으로 비트는 교정시술을 한다. 그런데 이때, 엉덩이를 당길 때 엉덩이를 당기면 요추부분이 같이 당겨오므로, 만약 요추가 틀어져 있는 부분을 더 틀어지게 하는 교정을 하면, 척추의 휨을 되돌리게 되지 않는 것이다. 그러므로 현재, 요추가 왼쪽으로 틀어져 있으면 오른쪽으로 돌아오게 하는 교정을 해야 한다. 그러려면 측면교정에 있어서, 환자를 왼쪽방향으로 보고 눕게 하고 환자의 오른쪽 장골을 당겨주는 교정을 해야 하는 것이다. 사람을 왼쪽 방향으로 눕게(새우잠 자세) 하고 장골을 당기면 척추(요추)가 장골과 함께 당겨오는 움직임이 일어난다. 그러므로 요추측면교정 시 뼈가 휘어 있는 것을 제자리(원래) 쪽으로 돌아오는 교정을 해야 하지, 뼈가 휜 것을 더 휘게 하는 척추의 움직임을 주어서는 안 되는 것이다. 왼쪽으로 요추가 틀어졌으면, 틀어진 것을 제자리로 돌아오게 하는 것은 요추를 오른쪽으로 돌아오게 해야 하는 것이다. 환자를 왼쪽방향으로 눕게 하고 환자를 오른쪽 어깨를 밀면서 오른쪽엉덩이를 당기면 왼쪽으로 틀어진 요추가 오른쪽으로 돌아오는 움직임이 일어난다. 교정은, 왼쪽으로 틀어져 있는 요추를 계속 오른쪽으로 돌아오는 교정을 '지속적'으로 해야 한다. 요추가 왼쪽으로 틀어져 있는데 측면교정을 할 때 우측방향으로 보고 옆으로 눕게 하고, 왼쪽 어깨를 밀면서 왼쪽 장골을 당기는 측면교정을 하면, 현재 왼쪽으로 요추가 틀어진 상황에서 또 왼쪽으로 뼈를 가지고 오는 교정이 된다. 왼쪽 어깨를 고정(固定)하고 왼쪽엉덩이를 당기는 교정을 하면 요추가 왼쪽으로 당겨오는 움직임이 일어나는 것이다. 즉 틀어진 것을 더 틀어지게 하는 것이다. 그러므로 교정요법에서 환자를 측면을 눕게 하고 척추를 트는 교정을 할 때, 요추가 휘어 있는 것을 되돌아오게 하는 교정만 해야 하는 것이다. 일반적으로 교정을 하는 사람들이 환자를 측면으로 눕게 한 후 오른쪽 왼쪽 다 틀어주는 교정을 하는데 그렇게 하면, 틀어진 뼈가 제자리로 잘 돌아오지 않고, 이미 틀어진 상태에서 계속 머물게 되는 상황이 되는 것이다. 즉 환자를 옆으로 눕혀 놓고 하는 측면교정에 있어서 틀어진 것을 제자리로 돌아오는 방향만 해야지 양 방향 다 교정을 하면 안 된다는 것이다. 이 방법은 역체요법에서 창안한 것이며, 이런 방법을 썼을 때가 척추가 변형이 되었을 때 가장 효과적이었고, 이 방법으로, 척추변형으로 고생하는 많은 사람들을 회복시켰다.

5. 다리 V자 접기 운동 1

1) 측만 교정이 끝나면, 환자를 반듯하게(앙와위자세) 눕게 한다. 시술자는 환측(患側)의 반대쪽 다리부터 무릎을 접어서 무릎을 복부 쪽으로 접는 운동을 시킨다. 다리의 무릎을 접으면, 대퇴의 앞쪽과 복부의 각도가 V자형의 상태로 되는데 이 상태에서 무릎을 복부 쪽으로 밀어주는 운동을 시켜주는 것을 말한다.

이 교정은 요추가 좌측으로 전위된 상태를 교정하는 상태이므로 건측(아프지 않는 다리)부터 다리를 접는 운동을 시켜야 하므로 시술자는 환자의 오른쪽 다리 편에 선다. 시술자는 오른쪽 발을 환자의 오른쪽 무릎 옆에 올려, 무릎을 세운다. 시술자는 오른손으로 환자의 오른쪽 무르팍 아래 발목부분을 잡는다. 왼손은 환자의 대퇴부 무릎 약간 위쪽의 측면을 잡는다. 이때 시술자의 엄지손가락은 대퇴부 뒤쪽을 잡고 나머지 네 손가락으로 대퇴의 앞쪽으로 손가락이 돌아가게 잡는다. 시술자는 오른손과 왼손으로 잡은 환자의 무릎을, 손의 힘과 자신의 무릎을 이용하여 환자의 무릎을 복부 쪽으로 밀어준다.

이 운동은 무릎을 접어서 무릎을 복부 쪽으로 밀어주면 허리까지 운동이 미쳐 요추의 전만상태를 후방으로 나오게 하는 효과가 있다. 즉 신체를 앞으로 수그리는 운동 상태가 된다는 것이다.

요추의 전방전위란, 요추가 복부(앞) 쪽으로 밀려들어간 상태이므로 이 상태를 해소하기 위해서는 전만으로 된 상태를 후방으로 나오게 하는 교정을 해야 하므로, 신체의 운동을 앞으로 수그리는 굴신 상태의 운동을 적용해야 하는 것이다. 운동은 건측(健側)부터 시작해서 한쪽 운동 시 5~10회 정도 접는 운동을 하고 양측 1~3회 정도 운동을 시켜준다.

2) 일단 건측에서 먼저 접어주는 운동이 끝나면 시술자는 환측(왼쪽)에 서서 침대 위로 왼발을 올려 무릎을 세우고 선다. 시술자는 왼손으로 환자의 무릎 아래 발목 부분을 왼손으로 잡는다. 시술자의 오른손을 환자 무릎 약간 위쪽 대퇴부를 측면에서 잡데 엄지손가락으로는 대퇴 뒤쪽을 잡고 나머지 네 손가락으로 대퇴 앞쪽을 움켜 쥔다. 시술자는 잡은 손의 힘과 무릎을 이용 환자의 다리를 복부 쪽으로 민다. 환자의 오른쪽 다리를 접는 운동을 할 때처럼 같은 요령으로 하면 된다.

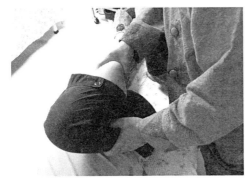
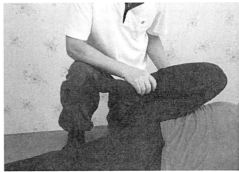

6. 다리 V자 접기 운동 2

1) 한쪽 다리씩 복부 쪽으로 접어서 굽혀주는 운동이 끝나면 양쪽 다리를 모아서 하지(下肢)를 굴신시켜주는 운동을 시켜준다. 앞에서도 설명을 했지만 신체를 굴신(앞으로 수그리는 운동)시켜는 운동은 상체를 앞으로 수그리는 자세와 다리를 들어 올려 주는 자세가 신체를 앞으로 굴신시켜는 운동이 되는 것이다. 지금의 교정은, 요추가 전만(복부 쪽)으로 기울진 것을 바로 하는 운동을 시켜는 교정이므로 앞쪽으로 기울어진 것을 바로 하려면 뒤로 밀어야 하므로, 신체의 뒤(후방)로 휘게 하는 운동은 신체를 앞으로 수그리는 운동이 있어야 하는 것이다.

2) 시술자는 환자의 환측(患側)인 왼쪽의 허리 부위에 선다. 시술자는 환자의 양측다리를 모아서 접어 오른팔로 환자의 양쪽 무릎의 약간 아랫부분을 눌러서 잡고 왼손은 환자의 엉덩이 밑으로 손을 넣어 선추부위의 골반을 잡는다. 시술자는 왼손으로 잡은 엉덩이를 들어 올리면서 오른팔로 눌러 잡은 환자의 양 무릎을 눌러서 무릎을 복부 쪽으로 붙이는 굴신을 시킨다. 즉 시술자는 환자의 무릎을 잡고 엉덩이를 들어 올려서, 전만으로 휜 허리를 뒤로 휘어준다.

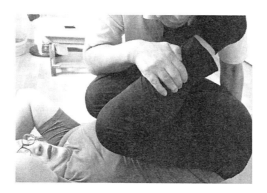

이 운동을 시키면 고관절을 포함한 골반 부위와 허리 부위가 부드러워져 전방전위 교정 시 뼈를 전방 쪽에서 후방 쪽으로 끌어내기가 한결 쉽다.

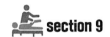

section 9

요추전만 타율교정

1. 호미자세교정

호미자세교정이란 시술자가 환자의 양쪽 다리를 호미형으로 들어 올려서 교정을 한다는 뜻이다.

1) 시술자는 환자의 환측, 그러니까 왼쪽의 허리 부위 옆에 선다.

2) 교정위치는 요추 5번 전방전위이므로, 요추 5번 위치는 환자가 반듯하게 누운(앙와위자세) 자세에서 양쪽 장골의 상극에서 2㎝(한 손가락) 넓이 아래로 측량하면 된다. 요추를 측량할 때 주로 쓰는 요령으로 양측 장골의 상극을 이용, 그 양극의 가로선으로 하여 상극의 약간 아래에서 밑으로 위치하는 뼈가 요추 5번이다. 그리고 요추 5번 뼈의 위쪽 간격의 위에 있는 돌기가 요추 4번이고 또 요추 4번 위의 간격 위의 후방돌기가 요추 3번이다. 이렇게 척추의 간격과 후방돌기를 확인하면서 뼈의 위치를 찾으면 된다.

3) 시술자는 환자의 왼쪽(환측) 편의 허리 부위 옆에 선다. 시술자, 환자의 요추 5번 부위 추체(椎體) 중심부위를 확인해 놓는다. 요추 5번의 추체의 중심은 장골을 가로선으로 해서 복부의 중심에서 3~4㎝ 아래쯤이 된다.

시술자는 왼손으로 환자의 양발을 모아 쥐고, 오른손 엄지손가락은 요추 5번 추체에 댄다. 시술자는 왼손으로 환자의 다리를 들어 올린다. 이때 요추 5번 위치의 복부에 대고 있는 시술자의 오른손 엄지는 요추 5번 추체의 위치에 압을 가할 수 있도록 복부의 근력을 이완시키면서 접근을 한다. 이때 환자가 복부의 힘을 빼주어야 복부가 가라앉으면서 시술자의 손가락이 뼈 쪽으로 가깝게 허락하게 된다.

시술자는 왼손으로 환자의 양발을 들어 올려서 환자의 얼굴 쪽으로 가지고 가면서 허리 부위가 지긋하게 뒤로 휘어지게 하면서 점점 신체가 구부려지게 하고, 이때 요추 5번에 대고 있는 엄지손가락은 요추 5번 추체를 전방에서 후방으로 밀어내면서 신체를 굽혀 들어간다. 이 상태의 자세는 서서 신체를 앞으로 굽히는 굴신자세와 같은, 신체를 앞으로 굽혀주는 것이다.

이 교정요법은 하지를 들어 올려서 허리를 뒤로 굽어지게 하면서 엄지손가락을 요추의 전방전위 부위, 위치에 대고 복부의 근력을 이완시키면서 복부 쪽으로 내려앉은 뼈를 뒤로 밀어내는 요법인 것이다. 교정을 할 때 복부에 댄 손과 다리를 들어 올려서 허리를 휘어주는 힘을 잘 맞춰야 된다. 양 발목을 손으로 잡아들어 올리면서 다리가 어느 정도 높이 올라가면 발목을 잡은 손은 발목을 잡고, 팔은 다리에 부착시켜 신체를 휘는 힘을 함께 쓰도록 해야 한다. 또 더 힘을 써야 할 때는 어깨의 힘도 이용하기도 한다. 다리를 잡고 있는 손에 어깨를 갖다 대고 같이 힘을 써서 환자의 하체를 휜다. 복부에 엄지손가락을 대고 누를 때 수건을 접어서 푹신하게 해놓고 누르면 맨살이 덜 아프고 교정하기도 용이하므로 복부에서 뼈를 뒤로 밀어내는 교정을 할 때는 수건을 접어서 복부에 받치고 엄지손가락을 대는 것이 좋다.

복부로 내려앉은 뼈를 뒤로 끌어내는 전방전위 교정, 지금 이 교정요법을 한 번하고 조금 쉬었다가 한 번 더 한다. 그리고 왼쪽으로 뼈가 틀어진 것을 가운데로 가지고 오는 측만 교정을 나무자세(환자를 세워 놓고) 교정으로 한 번 더 하고 다시 환자를 앙와위 자세로 해놓고 한 번 더 전방전위 교정을 해 준다.

요추 5번이 전방(복부)으로도 내려앉고 왼쪽으로도 틀어졌으므로 왼쪽으로 틀어진 뼈를 가운데로 가지고 오면서 교정을 해야 하는 것이다. 복부에서만 계속해서 뼈를 뒤로 밀어내면, 현재 틀어져 있는 왼쪽으로 틀어진 상태로 뒤로 빠져 나올 수가 있으므로, 그렇게 되면 측면으로 물러나 앉은 뼈가 뒤로 빠져나오면서 더 측면으로 물러날 수가 있으므로 측면으로 물러나 있는 뼈를 원래 있든 대로 보내면서 뼈를 뒤로 끌어내어야 한다. 그러므로 왼쪽으로 휘어있는 뼈를 오른쪽으로 보내는 교정을 하면서 복부 쪽으로 내려앉은 뼈를 후방을 끌어내는 교정을 해야 하는 것이다.

- 복부에서 뼈의 위치를 찾을 때, 환자를 천장을 보고 반듯하게 눕게 한다. 장골의 상극을 양손으로 위치해서 복부를 가로로 하면 가로선의 아래부위가 요추 5번이 위치하는 곳이다.

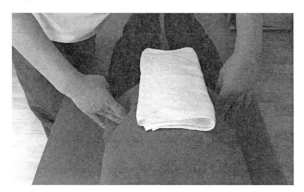

- 교정위치를 확인한다.

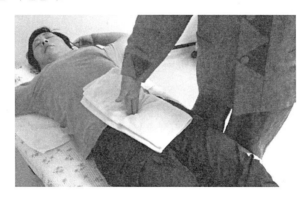

- 교정위치에 엄지손가락을 댄다.

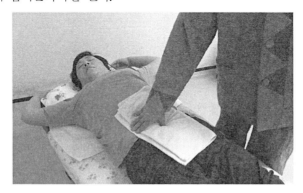

- 요추가 전방 쪽으로 심하게 전위가 되면 사진처럼 강하게 교정이 들어가야 한다.

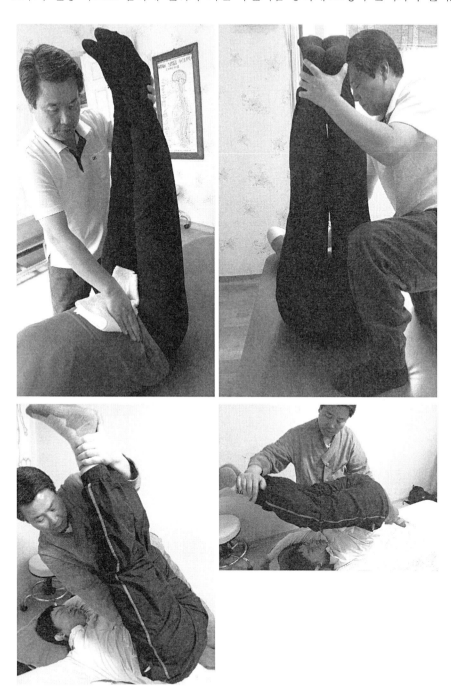

1차 전방전위 교정이 끝나면 요추나 골반이 옆으로 측만이 된 부분은 나무자세교정
(서서 옆으로 물러난 뼈를 교정하는 법)을 하고 다시 누워서 전방으로 한 번 교정을 하는 것
이 교정이 충분하게 이루어질 수 있다.

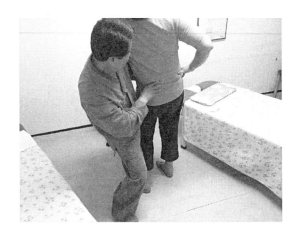

요추의 전방전위 시 호미자세교정으로 교정을 하는 것이 효과적으로 전방으로 내려
앉은 뼈를 제자리로 돌릴 수 있다. 이 교정법은 상당한 숙련이 있어야 한다.

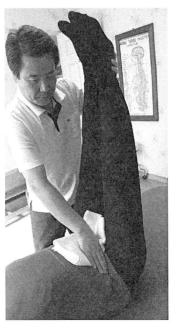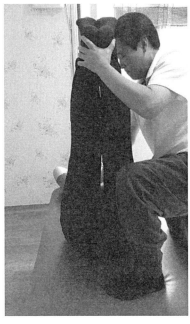

2. 측만(側彎)교정(나무자세)

1) 시술자는 환자를 일어나게 해 일단 침대에 걸터앉게 한다.

2) 시술자는 환자를 맨바닥으로 서게 하고 발을 어깨넓이보다 조금 좁게 서게 하고 발끝은 나란히(사다리꼴) 해서 서게 한다, 발끝을 약간 안으로 틀어서 서게 하는 것이 교정효과가 더 좋다. 시술자는 환자의 왼쪽 측면에 뒤쪽에 선다. 시술자는 우측발은 환자의 몸 뒤에 두고 왼쪽 발은 환자의 전면의 환자의 왼쪽 발이나 오른쪽 발의 끝을 가볍게 누르듯이 밟고 환자의 발이 움직이지 않도록 고정(固定)을 하거나, 또는 환자의 발끝에 시술자의 왼발을 붙여 놓고 환자의 발이 움직이지 않도록 자세를 갖춘다. 시술자는 왼손을 환자의 복부 쪽으로 해서 환자의 우측 옆구리나 골반의 장골부위를 잡는다. 시술자는 오른손 엄지로 환자의 왼쪽 장골의 상극(上棘) 조금 아래 장골능(腸骨陵)부위의 좌측에 댄다. 시술자는 왼손으로 환자의 오른쪽 옆구리를 당기면서 오른손 엄지로 왼쪽 장골을 지긋하게 오른쪽으로 밀어 넣는다. 시술자가 장골능을 밀어 넣을 때는 엄지손가락외 나머지 골반을 잡는 손도 장골을 잡고 민다. 이때 왼손으로 장골을 당기면서 오른손 엄지로 장골을 밀어 넣을 때는 골반이 휘는 느낌이 오도록, 골반을 휘면서 밀어 넣어야 골반이 잘 들어간다. 그래야 효과도 좋다. 골반을 밀어 넣는 교정을 한 다음 허리 하부, 요추 5번 부위, 즉 장골 위의 요부의 옆구리를 밀어 넣는 교정을 한다. 시술자는 골반교정 시처럼 환자의 복부 쪽으로 해서 왼손으로 환자의 오른쪽 장골상극이나 옆구리를 잡는다. 오른손 엄지는 환자의 요부(腰部), 골반과 함께 옆으로 튀어나온 부분에 손을 댄다. 엄지손가락을 대는 위치는 장골의 상극(上棘) 바로 위, 요추 5번 뼈의 상극(上棘)의 위, 양쪽 장골을 가로로 하는 가로선 위쯤에 댄다. 시술자는 왼손으로 환자의 옆구리를 당겨서 환자의 옆구리를 휘면서 오른손 엄지로 환자의 왼쪽 옆구리를 오른쪽으로 민다. 이때, 시술자가 왼손으로 환자의 오른쪽 옆구리를 당겨서 휘어주면서 왼손 엄지로 지긋하게 밀어 환자의 몸통(허리 하부)이 휘면서 왼쪽에서 오른쪽으로 밀려가게 해야 한다. 시술자가 왼손으로 몸통을 당기면서 오른손으로 밀면 신체(요부하부)가 휜다. 허리 부위를 휘면서 밀어 넣어야 뼈가 잘 밀려들어간다.

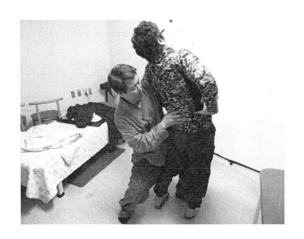

3) 척추(요추 5번)가 전방(복부) 쪽으로 내려앉고 왼쪽으로 틀어져서 왼쪽으로 통증이
오는 상황은 요추가 왼쪽으로 물러나(휨) 있기 때문에 왼쪽으로 통증이 오는 것이
다. 요추가 왼쪽으로 물러나면, 왼쪽 장골을 외측으로 밀어내어 장골이 측만이
된다. 그리고 장골은 골반을 구성하고 있기 때문에 골반이 왼쪽으로 튀어나온 것
으로 시진(視診)이 된다. 골반이 옆으로 튀어나오지 않고 척추만 왼쪽으로 휘어 왼
쪽으로 통증이 내려오기도 하지만, 요추의 정렬 상태가 옆으로 많이 휘면 골반이
같이 옆으로 휘는 경우가 대부분이다. 그러므로 측만 교정을 할 때 튀어나온 골반
을 복귀시켜는 교정도 하면서 옆으로 물러나 있는 척추도 교정을 한다. 역체요법
에서는 측만 교정 시 골반교정을 먼저 하고, 그 다음 옆으로 휜 척추의 교정을 하
는 순서로 한다. 골반이 옆으로 뒤틀어지지 않는 경우도 요추 5번 뼈는 장골상극
보다 약간 아래 위치하고 있기 때문에 요추 5번이 왼쪽으로 물러나는(휘는) 현상에
있으면 요추 5번과 장골(腸骨) 간의 간격에 요추 5번이 쏠리는 압박을 주고 있을 수
있으므로 왼쪽 장골을 오른쪽으로 밀어주는 교정을 해 주면서 요추의 교정을 하
는 것이 효과가 좋다.

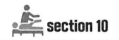

요추 전방전위 및 우측전위 교정

1. 전방전위교정

요추가 전만으로 휘고 우측으로 전위(휨)가 되면, 전방전위 교정은 앞에서 설명을 한 순서대로 하면 된다. 그리고 전방전위 교정 시 시술자가 침대 옆으로 서서 교정하는 위치는, 손에 힘을 잘 쓸 수 있는 쪽에 서면 된다. 대개 오른손 엄지로 복부에 대고 왼 손으로 다리를 들어 올리는 역할을 하는 편이 교정을 용이하게 한다.

2. 우측측만교정

1) 환자를 맨바닥에 서게 한다. 양발은 어깨넓이만큼 벌리고 사다리꼴로 서게 하고 발 끝을 약간 안쪽으로 틀어서 서게 한다. 시술자는 환자의 우측에서 약간 뒤쪽에 선 다. 시술자의 왼발은 환자의 뒤편에 두고 오른발은 환자의 오른발끝을 살짝 밟거나 발끝에 맞댄다. 시술자가 교정 시 힘을 용이하게 쓸 수 있는 자세에 따라서 시술자의 오른발을 환자의 왼발까지 가서 왼발의 고정(固定)대 역할을 할 수도 있다.
시술자는 오른손으로 환자의 복부 앞으로 해서 환자의 왼쪽 장골을 잡는다. 왼손 엄지는 환자의 우측 장골능의 측면에 댄다. 오른손으로 환자의 왼쪽 장골(골반)을 당기면서 왼손 엄지로 환자의 우측 장골능의 측면을 민다. 이때, 앞에서도 설명을 했지만 시술자가 오른손으로 환자의 장골을 당기면서 왼손 엄지로 우측 장골을 밀 때 골반이 휘면서 밀려가야 한다. 시술자가 오른손으로 왼쪽 장골을 당기면서 왼손 엄지로 오른쪽 장골을 밀면 튀어나온 장골(골반)이 휘면서 밀려들어가는 느낌이 왼손 엄지손가락에 느껴진다. 교정은, 이렇게 신체를 휘어주면서 튀어나온 뼈가 밀려들어가게 해야 한다. 그래야만 뻣뻣한 신체와 딱딱한 뼈가 잘 움직인다.

2) 골반을 밀어 넣는 교정을 하고, 그 자세에서 요부측면(옆구리)도 밀어 넣는 교정을 한다. 골반을 밀어 넣을 때처럼, 시술자는 오른손을 환자의 복부로 해서 왼쪽 옆구리를 잡고 왼손 엄지는 요부 하부(장골의 상극 위)에 엄지손가락을 대고 오른손으로 환자의 옆구리를 휘면서 왼손 엄지로 요부 하부의 측면을 민다. 이때, 오른손으로 환자의 왼쪽옆구리를 당겨서 휘게 하면서 왼손 엄지손가락으로 밀어 환자의 왼쪽허리 하부가 좌측 '옆'으로 휘어지게 하면서 오른쪽으로 휜 부분이 왼쪽으로 밀려가게 해야 교정이 잘 된다.

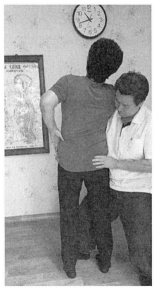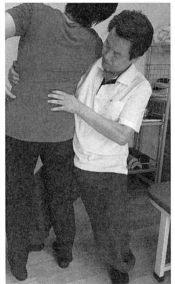

3. 전방전위교정

서서(나무자세) 하는 측만 교정이 끝나면, 환자를 침대에 천장을 보고 눕게(앙와위자세) 하고 앞에서 설명한 전방전위 교정을 1~3회 정도 한다. 그리고 그날의 교정 만족 상태에 따라서 교정을 더 하고 전방전위에 대한 당일 교정을 끝낸다.

4. 전방전위에 대한 추가교정

1) 호미자세운동

이 운동요법은 요추가 전방(복부)으로 내려앉은 상태를 뒤(후방)로 빼내는 운동요법 인데, 전방전위 교정을 한 다음 보충으로 이 운동을 시켜주면 복부로 내려앉은 뼈를 뒤로 빼내는데 도움이 된다. 운동은, 복부에서 뼈를 뒤로 밀어내는 전방전위 교정을 2~3회 정도 하고, 환자의 몸 상태(다리를 치켜 들 수 있을 때)가 부드러워지면 이 운동을 30~40회 정도 하고, 다시 전방전위 교정을 하면 몸의 상태가 한결 부드러워져 교정이 더 용이하게 된다.

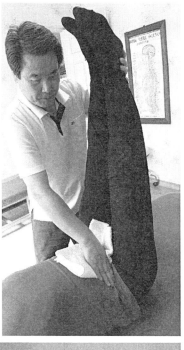
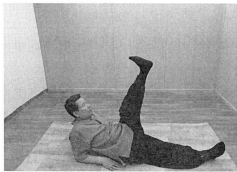
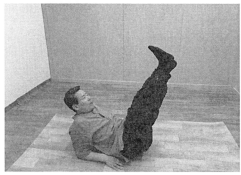
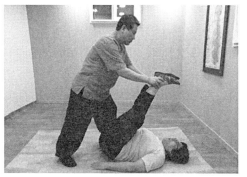

2) 전방전위 교정(한 손으로 다리를 들고 한 손 엄지는 복부에 대고 척추를 뒤로 빼내는 교정)을 2~3회 정도 하고, 이 운동을 시켜주고 다시 전방전위 교정을 하면 전방으로 내려앉은 뼈를 빠른 시일 내 뒤로 빼낼 수가 있다. 시술자는 전방전위 교정이 끝나면 그 자세(앙와위)에서 두 손으로 환자의 발을 모아 쥐고 침대 위로 올라선다. 시술자는 환자의 모아 쥔 양발을 들어 올려서 다리를 높이 든다. 이때 들어 올려 진 환자의 다리를 호미자세로 들어 올려, 환자의 다리를 환자의 얼굴 쪽으로 밀어준다. 즉 노를 젓듯 환자의 다리를 얼굴 쪽으로 밀었다가 호미자세로 돌아오는 운동을 반복해서 시키는 것이다. 이 운동은 환자의 다리를 들고 다리를 상체(얼굴) 쪽으로 밀면 요부(腰部)가 뒤(후방)로 휘는 운동이 일어난다. 한 번 운동할 때 20~30회 정도 한다.

요추의 전방전위상태는 요추가 복부 안으로 내려앉은 상태이므로 이 내려앉은 상태의 척추를 후방으로 끌어내야 요추가 원래 있던 자리로 돌아와 요추의 후방돌기가 정상적인 정렬 상태를 유지하게 되고, 이렇게 전방으로 내려앉은 뼈가 후방으로 돌아오면 그동안 신체를 앞으로 굴신할 때 잘 안 굽혀지던 운동 상태가 정상적으로 회복이 되어 그동안 앞으로 굴신운동이 잘 안 되던 것이 정상적으로 되게 된다. 요추의 전방전위 교정 시 처음 전방(복부)으로 전위된 뼈를 후방으로 나오게 하는 교정을 2~3회 하고 이 호미자세의 운동요법을 시켜주면, 전방으로 내려앉은 뼈를 후방으로 끄집어내는 데 효과가 좋다.

3) 지금 요추가 전방으로 전위(휘어짐)가 되어 신체를 앞으로 수그릴 때 운동이 안 된다든지, 또 전방전위상태로 기침을 하면 허리가 울리고 뜨끔거려 기침도 제대로 못 하는 상태라면, 스스로 전방전위운동(전방전위운동, 자율교정운동 편 참조)을 하면 통증이 조금씩 나아지고 옆으로 돌아눕지도 못하던 허리가 편해지는 효과를 볼 수 있다.

만약 척추(요추)가 전만으로 변형이 되어 요통이오거나 신체를 굽히는 운동에 장애가 온다면, 뼈가 복부(전방)로 내려앉아서 이상이 오는 상태이므로, 타인의 힘을 빌리거나 스스로 운동을 하거나 복부 쪽으로 휜 뼈를 후방(허리 뒤쪽)으로 나오게 해야 하므로, 전만(복부)으로 휜 뼈를 후만으로 나오게 하는 운동을 해야 하는 것이다. 전만으로 휜 뼈를 후만으로 나오게 하는 운동은 신체를 앞으로 수그리는 운동 상태일 때 척추는 뒤로 물러나는 운동이 일어나므로, 이런 운동 자세는 반듯하게 누워서 다리를 치켜들 때와 서거나 앉아서 상체를 앞으로 수그리는 운동을 할 때 척추는 후만으로 물러나는 운동이 일어난다. 다만, 척추의 변형이 심하면 바로 앉아서 하면 척추의 간격이 좁아진 상태에서 운동을 하게 되어 무리가 따를 수 있으므로 누워서 운동을 해 주는 것이 이상적이다. 요추 전방전위 운동요법은 자율교정운동 편에 자세하게 설명이 되어 있으므로 요추 전방전위 운동순서에 따라서 운동을 해야 효과적이고, 변형된 척추를 효과적으로 바로잡을 수 있다. 그리고 내가 요추가 전방전위가 되었다고 판단을 할 수 있는, 역체요법의 판별법을 참조하여 내가 요추가 전방으로 전위가 되었다고 판단되면 요추 전방전위 자율교정운동법을 순서에 따라서 하면 된다.

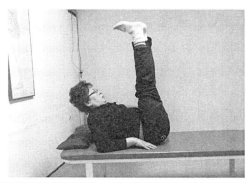

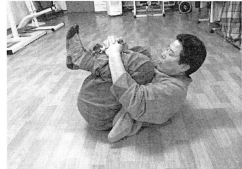
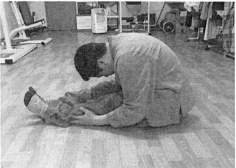

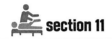

쉽게 판단할 수 있는 요추전방전위의 예

요추(척추)가 전방으로 전위가 되면 특이한 현상이 나타나기도 하는데, 지금 내가 이 러한 상태라면 주저하지 말고, 역체요법에서 설명한 요추 전방전위 판별법을 확인하고, 스스로 자율적인 전방전위운동요법을 해 보시기 바란다. 병이 발병한 지 오래되었더라 도 성급하게 효과를 보려고 생각하지 말고 꾸준히 전방전위에 대한 운동을 실시한다. 그러면 반드시 효과가 있다. 그리고 혼자서 운동을 하기가 힘들면 가족에게 시켜달라 고 부탁하거나 교정원에서 전방전위에 대한 교정을 받으면 효과를 볼 수 있다.

요추가 전방전위가 되었다고 확정적으로 쉽게 판단할 수 있는 몇 가지 예를 알아보 자. 여기서 설명하는 예는 요추가 전방으로 전위가 되면 나타나는 현상이므로 이런 현 상을 겪고 있는 사람은 의심의 여지없이 전방전위 교정을 받거나 전방전위자율교정운 동을 하면 된다.

1) 서혜부(사타구니)에 통증이 오는 경우가 있다. 이런 경우는 대개 산후(産後)에 나타 나는 경우가 많은데, 출산 전에 허리가 가끔 아프다가 어느 날 사타구니에 통증이 나타나기 시작하더니 출산 후에도 계속 사타구니에 통증이 나타나고, 어떤 경우 는 반듯하게 누운 자세에서 아픈 쪽 다리를 치켜들면 다리가 잘 안 올라가거나 고 관절에서 근육이 부딪치는 소리 같은 것이 나는 경우가 있다. 이런 상태는 요추 3, 4, 5번 등이 전방(복부 속)으로 전위가 되었을 때 나타는 현상이다.

2) 계단이나 비탈길을 '올라갈 때'는 별 이상이 없고 오히려 걸음걸이가 편한데, 계단 이나 산에서 '내려올 때만' 허리통증이 생기고 걸음걸이가 중심이 안 잡히고 벌벌

떨거나 계단을 내려올 때는 한 계단씩 정상적인 보행을 못하고 한 계단에 두 발을 놓고 옆으로 겨우겨우 내려오는 경우이다. 또 디스크나 척추관협착증을 앓고 있는 사람이 계단이나 산의 내리막길을 내려올 때 엉덩이가 더 심하게 뼈가 부딪치는 통증이 나타나거나 다리에 통증이 더 심해져, 산을 올라갈 때보다 내려올 때가 더 힘들다.

3) 고환부위이나 음부에 통증이 나타나거나, 허리 통증 때문에 '복부 속'이 아프거나 무게감이 느껴진다. 그리고 변을 볼 때 허리가 아프거나 배변장애를 느끼기도 한다.

4) 신발굽이 '높은' 것만 신으면 허리가 아프거나 서혜부(사타구니)에 통증이 나타나고, 다리(다리 V자) 접기가 잘 안 된다. 아래 사진처럼 반듯하게 누워서 무릎을 굽혀 다리를 복부 쪽으로 접으려고 하면 막대기처럼 딱딱하고 접혀지지 않는다.

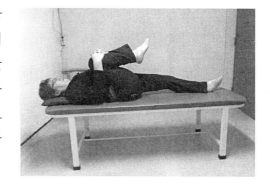

5) 요추가 전방전위가 되면 아래의 사진처럼 다리를 치켜드는 운동을 할 때 다리가 잘 올라가지 않는다. 다리를 치켜들면 엉덩이, 대퇴가 땅기기도 하고, 상태가 심한 경우는 다리가 바닥에서 20~30㎝도 안 올라가는 경우도 있다.

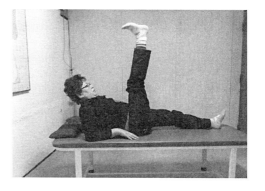

6) 아래 사진들은 전방전위 교정요법인데, 전방전위가 되면 아래와 같이 다리를 접는 운동을 시킬 때 운동이 안 되거나 통증이 나타나는 등 저항이 오는 경우가 많다.

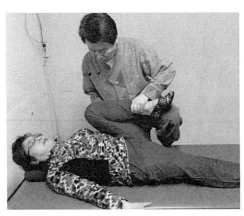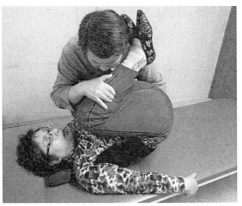

7) 평소에는 손이 바닥에까지 닿았는데 어느 날부터 상체를 굽히면 굽혀지지 않고, 상체를 굽히면 '허리'가 땅기면서 통증이 오고 뻣뻣하면서 상체가 안 굽혀진다. 그리고 누워서 아픈 쪽 다리를 들어 올리면 발이 바닥에서 2~30㎝도 안 올라가고 아픈 쪽 다리의 아킬레스부터 대퇴까지 전체가 땅기거나 경직이 되어 다리를 못 들어 올린다.

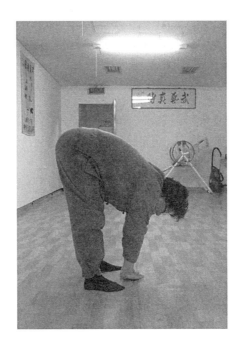

척주(脊柱)의 무게중심변형시점과 시소현상

앞에서 지금 판별한 상태는 전방전위상태일 때 나타나는 현상이다. 척추의 전방전위란 척추의 무게중심이 전만(신체의 앞)으로 뼈가 탈골되거나 휜 경우이다.

척추의 무게중심변형은 한마디로 말하면 시소 현상과 같다. 시소 현상의 의미는 한쪽이 무거우면 한쪽은 끝은 들려 올라가서 안 내려가는 상태이다.

척추, 특히 요추, 경추는 만곡이 전만(신체의 앞)으로 만곡이 형성되어 있고, 이런 관계로 뼈 사이의 간격이 사다리꼴보다는 전방(앞쪽)으로 조금 넓어 있다. 즉 전방 쪽으로 입이 크게 벌어져 있다는 것이다. 그 이유는 척주(脊柱) 기둥의 만곡 때문이다. 척추의 만곡은 신체 앞, 뒤의 무게를 균형 있게 중심을 잡아주어 사람이 서서 보행을 할 수 있도록, 즉 사람이 서 있을 때 쓰러지지 않도록 신체의 무게를 앞뒤로 좌우로 나누어주는 역할을 하기 위해서다. 그러므로 목(경추)의 만곡이 전만이 되고, 등의 만곡이 후만이 되고, 요추 부위의 만곡이 전만이 되는 시기는 사람이 태어나서 일어서고 걸을 때쯤 형성된다고 한다. 즉 쉽게 말해서 척추의 만곡은 사람이 설 때 앞으로도 쓰러지지 않고 뒤로도 넘어지지 않도록 저울추 역할을 한다고 보면 된다. 그런데 척추(뼈)는 긴 뼈 하나가 뒤로 굽어지고 앞으로 굽어진 것이 아니고 여러 개의 뼈마디가 잇대어서 기둥역할을 하면서 뒤로 굽은 부분의 만곡이 있고 신체의 앞으로 굽은 만곡이 있다. 그런 이유로 뼈 간의 사이를 유지하게 되고, 만곡에 따라서 뼈 사이의 간격이 한쪽은 조금 넓게(시소 형태) 형성될 수가 있고 또 한쪽은 조금 좁게 형성될 수 있는 것이다. 또한 그래서 신체의 앞뒤의 무게를 나누어서 중심이 잡힐 수 있는 것이고, 그리고 이러한 정상적인 관계에서는 신체가 앞으로 수그려도 운동제한을 받지 않고 뒤로 젖혀도 운동제한을 받지 않는다. 즉 만곡이 있더라도 뼈를 잇대어 있는 관절화가 정렬(整列) 상태를 이루고 있기 때문에 신체를 앞뒤로 수그리고 젖히는 운동가동에는 별 이상이 없다는 것이다. 다만, 문제는 척추의 추골이 이 정렬상태를 벗어나는 경우가 있는데 그것이 문제[척추변형]인 것이다. 이때, 요추(허리)부위 같은 경우 원래의 만곡이 전만(복부 쪽)으로 되어 있기 때문에(여러분이 손으로 만져보면 허리가 안으로 오목한 형상을 말함) 이 오목한 것이 더 심화되어 안으로 더 들어가거나 추체(뼈의 한 마디)하나가 정렬상태를 이탈을 해서 전방(복부) 쪽으로 더 들어가 버리면 시소 현상이 생기는 경우가 있다. 이렇게 되면 전만 쪽은 뼈 사이가 굉장히 넓어지고 뒤쪽은 뼈가 아주 좁아지는 시소 현상이 생기는 것이다. 이때 척추의 무게중심이 앞쪽으로 쏠리기 때문에 뼈가 전방으로 내려앉아 뼈 간격이 전방쪽이 입이 크게 벌어지고 뒤(후방) 쪽은 좁아져 시소 같은 꼴이 되어 넓어져(입이 벌어진 쪽) 있어 넓어져 있는 쪽을 좁히려 하면 운동장애가 생기는 것이다. 그러니까 요부(허리), 경부(경추)의 경우 전방으로 내려앉으면 전방 쪽으로 뼈 간격이 입이 크게 벌어져 벌어진 쪽을 좁히는 운동을 하면 운동이 잘 안 되는 현상이 온다는 것이다. 입이 벌어진 쪽을 좁히는 운동이 요부의 경우, 상체를 앞으로 수그리는 것이다. 상체를 앞으로 굽히는 것이, 뼈의 간격, 즉 입이 크게 벌어진 쪽이 되는데, 이렇게 전방으로 전위가 되면 벌어진 쪽을 좁혀주는 운동이 신체를 앞으로 굴신(굽히는 것)하는 운동인데 이 운동이 잘 안 된다는 것이다. 그리고 밤새도록 신체의 운동이 없어, 신체가 수축되어 있는 아침이 떠 뻣뻣하면서 신체를 굽히는 운동이 더 잘 안 된다는 것이다. 그리고 일어나서 조금 움직이고 나면 통증이 덜 하는 경우도 있고, 이런 경우는 실제로 많은 사람들이 경험을 하고 있는 상황이다. 그리고 척추의 전방전위상태는 대개 아침이 더 심한편이지만 그 반대인 후방전위상태는 몸을 많이 쓴 오후, 즉 일을 좀 하고 나면 허리나 다리가 더 아픈 경우, 이런 경우는 척추가 후방으로 전위가 되면 주로 나타나는 현상이다.

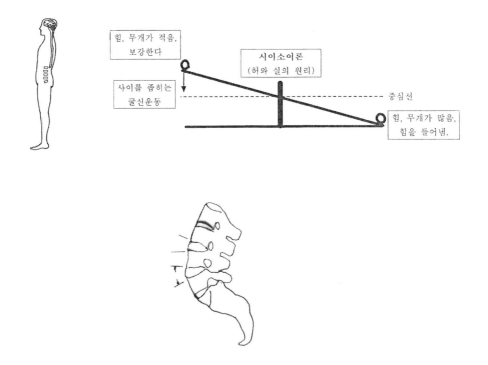

참고(사진 설명):요추 부위를 측면에서 판별하면 위와 같은 그림이다. 여기서 위 그림처럼 요추의 추체가 복부 쪽(전방)으로 심하게 들어가면 뼈의 간격에 있어서 신체의 앞(전방) 쪽은 지나치게 넓어지고 신체의 뒤쪽은 좁혀진다. 이렇게 되면 시소 그림처럼 한쪽이 들려있는 형태이기 때문에 운동 시 저항이 오는 것이다. 즉 들려있는 쪽을 내리는 것이, 신체에 있어서는 신체를 앞으로 수그리는 자세가 되는데 이때 수그리는 운동이 잘 안 되고 허리, 엉덩이, 다리가 땅기는 통증이나 운동저항이 온다.

덧붙여서 이 요법을 창안한 역체요법으로 다시 한 번 더 척추의 전위상태에 대한 부분을 부연 설명을 하겠다.

역체요법에서 판단한 이 현상의 원인은 척추의 무게중심이 전만으로 쏠려서 나타나는 현상으로 판별하고 있다. 그러면 무게중심은 무엇인가. 이것은 흔히들 말하는 '척추가 인체의 기둥이다'라는 말의 기둥역할에서, 기둥이 기울어졌음을 의미하는 것이다. 인체에서 척추는 우리 몸의 상체를 짊어지고 있는 역할이다. 즉 '상체의 체중을 떠받치고 있다'라고 말할 수 있는 것이다.

그런데 척추(뼈)는 긴 뼈 하나로 되어 있어 뼈 하나가 상체의 무게를 지탱하는 것이 아니고, 여러 뼈마디가 '관절화'라는 연결고리로 해서 기둥을 이루고 있다. 그리고 이 관절화로 인하여 척주(脊柱) 역할을 하며, 신체(상체)의 만곡에 따라서 뼈마디가 나란하게 정렬(整列)상태를 이루고 있다. 그리고 이 정렬상태에 의해서 인체의 상체를 짊어질 수 있는 기둥역할을 할 수 있는 것이다. 그런데 이 정렬상태가 어긋나면(탈골) 척추의 변형이 발병된다.

자, 그러면 여기서 한 번 생각을 해 보자. 우리가 요통이 오고 목이 아픈 것이 언제부터 통증이 나타났는지, 어떤 자세나 동작, 그리고 습관적인 자세나 편중된 자세를 취했더라도 처음부터 요통이 오고 목이 아프고 했던 것은 아니지 않은가? 분명히 어느 시점부터 통증이 오기 시작했을 것이 아닌가? 그러니까 그 전에 멀쩡했던 것 아닌가. 깊이생각하면 요통이나 목이 아픈 사람, 즉 척추가 언제인가부터 통증이 나타나기 시작했지, 처음부터 허리가 아프고 목이 아픈 것은 아니었던 것이다. 앞에서도 설명을 했지만, 척추가 바르게 있을 때는 허리나 목이 아프지 않았던 것이다. 어느 날, 허리가 아프면 우리는 병원에 간다. 병원에 가면 무엇부터하든가, 척추에 X-ray부터 찍지 않던가. X-ray를 찍는 것은 무엇을 의미하는가. 그것이 바로 척추가 틀어졌거나 휜(부정렬)

상태를 찾으려고 하는 것 아닌가. 즉 정렬상태의 척추가 휘거나 탈골이 되었나를 확인해서 허리나 목의 통증이 나타나는 부위를 찾아내려고 하는 것 아닌가. 즉 '허리나 목의 통증의 원인을 척추를 의심한다'라고 보는 것이다. 그리고 그것은 척추(뼈)마디 하나하나가 벽돌처럼 쌓여서 기둥 같은 역할을 하면서 신체(상체)를 떠받치고 있는데 이 기둥이 짊어지고 있는 신체(체중)를 한 가운데에서 무게를 짊어질 때(저울추의 역할)는 이상이 없었다. 신체의 무게를 받치는 척추의 중심부가 중심에서 무게를 떠받칠 때는 신체의 무게가 어느 한쪽으로 쏠리지 않기 때문에 뼈가 휘거나 탈골이 되지 않는다. 그러면 목이 아프거나 허리가 아프거나 어깨나 다리가 저리고 마비가 오고 하지 않는다. 실제 우리가 그런 경험을 하고 있지 않는가? 목이나 허리가 아프고 그로 해서 어깨, 팔, 손, 엉덩이, 다리, 발이 아프고 저리고 마비가 오는 것이지 그 전에는 멀쩡했던 것 아닌가. 그러니까 그전에는 뼈도 휘지도 않고 자세도 좋고 습관적인 자세나 편중된 자세도 없었고 다친 일도 없었던 것 아닌가. 어느 날 골반이 옆으로 툭 튀어나오고, 허리가 구부정하고, 목고개가 옆으로 안 돌아가고, 오래 앉아 있으면 허리가 아파서 벽에 기대고 싶고 그래서 일어서려고 하면 허리가 엉거주춤하면서 허리를 금방 못 펴고, 또 상체를 수그리는데 허리가 뻣뻣하거나 뜨끔거리면서 허리를 수그리는 동작이 안 되고 허리를 수그리려면 불안하고, 기침도 제대로 못 하고, 또 갑자기 목고개 옆으로 안 돌아가고, 그러니까 '이 모든 것이 처음부터 그랬던 것은 아니다'라는 것이다. 직업에 따라서 오랫동안 앉아서 일을 해 왔다거나, 임신을 해서 배가 나오면서 허리가 아프기 시작했다거나, 자세가 구부정해서 허리가 굽었다거나, 배를 깔고 엎드려서 잠을 자는 습관을 가지고 있거나 또는 책을 본다거나, 엎드려서 컴퓨터를 하고부터 목이 아팠거나, 편중된 자세의 스포츠 활동을 한다거나, 물건을 들다가 허리를 삔 일이 있다거나 다친 일이 있거나. 이런 일 이후 대개 목이 아프거나 허리가 아픈 일이 생기는 것이다.

그러면, 이렇게 아픈 통증을 갖게 될 때 척추에는 어떤 일(운동)이 일어났던가?

우리 신체에서 척추는 크게는 두 가지의 운동에 영향을 받는다. 먼저, 우리의 신체는 앞으로 굽히는 자세가 있고 또 뒤로 젖히는 동작이 있다. 그리고 허리를 돌리거나 세분하면 손목, 어깨, 고관절, 발목 등 척추 외, 작은 부분의 뼈들도 회전 및 굴신이나 배굴(운동)을 한다. 그리고 운동이 일어나는 부분은 다 관절화로 잇대어 있다. 즉 뼈가 분리(탈골)될 수가 있다는 의미이다.

그러나 여기서 본질은 척추질환에 관한 것이므로, 척추에 일어나는 운동을 함께 생각해 보자. 실제 척추질환은 공교롭게도 다 척추의 운동(움직임)에 의해서 일어나는 것이다. 그리고 그 움직임이 편중되면서 일어나는 것이고, 그리고 저가 왜 이렇게 지겹도록 수식을 하느냐 하는 것은, 척추의 변형을 너무나 복잡한 생각을 가지고 일을 처리하는 것 같아서 하는 말이다. 많은 의사들이 척추질환을, 운동을 하면 해결된다고 한다. 그러면서 이것저것 일은 복잡하게 진행한다. 그리고 운동을 하라고 하면서, 척추에 일어난 일(뼈가 휜 방향)을 알고 있으면서, 뼈가 휜 것이 제자리로 돌아올 수 있는 구체적인 운동(뼈가 제자리로 돌아오는 방향의 운동)은 지도하지 못하는 것 같다. 정말 그 구체적인 운동을 파악을 못하는 건지, 왜냐하면 수술 외 병원에서 물리치료나 운동으로 척추디스크를 고친 사람을 많이 보지 못했다.

신체에서 일어나는 운동 방향, 즉 척추에서 일어나는 운동방향은 우리의 몸(상체)의 움직이는 상태를 확인하면 금방 알 수 있는 일이다. 앞에서도 설명을 했듯이 우리의 신체(상체)는 크게 두 가지 운동이 일어난다. 그리고 그 두 가지 운동이 일어나는 방향에 따라서 척추의 변형을 가지고 오고, 그것이 척추가 정렬상태를 벗어나는 원인이 되고, 그 정렬상태를 벗어나는 방향이 주로 신체의 뒤(후방)와 신체의 앞(전방) 쪽이 되는 척추후방전위와 척추전방전위이다. 척추는 주로 이 두 가지 방향의 전위에 따라서 질병이 되는 것이다. 그리고 이 두 가지 방향의 척추에서 일어나는 움직임에 의해서 뼈가 탈골이 되거나 척주(脊柱)가 휘게 되고 또 그런 연유로 해서 뼈 사이에 문제가 생기는 것이다.

그러면, 우리의 신체가 앞으로 굽히는 굴신운동과 뒤로 젖히는 배굴 운동이 일어날 때 척추는 어떤 운동이 일어나는가?

이 부분은, 여기서 우리 모두가 한번 관찰해 보자. 신체를 앞으로 굽히는 굴신운동을 할 때 척추는 어떤 움직임이 있는지, 허리에 손을 대고 상체를 앞으로 수그려 보자. 또 목에 손을 대고 고개를 수그려 보자. 이때 척추는 뒤로 물러나는(휘는)운동이 일어나는 것을 알 수 있다. 또 허리에 손을 대고, 목에다 손을 대고 허리를 뒤로 젖혀 본다. 목도 뒤로 젖혀 본다. 이때 척추는 신체의 앞 방향(전방)으로 물러나는(휨) 운동이 일어나는 것을 알 수 있다. 그러면 척추의 후방전위증이란 척추가 뒤로 탈골이나 휨을 말하는 것이다. 그러니까 신체(상체)를 앞으로 많이 수그려서 척추는 뒤로 물러난 것인 것이다. 또 전방전위증이란 신체가 뒤로 젖혀졌을 때 척추가 신체 앞쪽 방향(전방)으로 물러난(휨) 것이다. 즉 이렇게 뒤로 물러나는 운동이 누적 된 것이 후방전위가 된 것이고, 또 앞쪽으로 물러나는 운동이 편중된 것이 나중에는 뼈를 전방으로 내려앉게 하는 것이다. 그러므로 결국 이 두 가지 방향에서 척추질환이 일어나는 시초가 되는 것이다.

그러면 이 두 가지 방향으로 척추가 움직이게 하는 우리 몸의 쓰임은 어떤 것이 있을까? 이것을 찾으면 척추질환의 대부분은 회복할 수 있다. 한 가지 예로, 우리가 자세가 구부정하게 앉거나 허리가 굽으면 요통이 올 수 있다. 그러면, 구부정하게 자세를 취하면 척추는 어떤 움직임이 일어나나? 물론 척추는 뒤로 물러나는 움직임이 일어난다. 이 자세를 돌이키지 않으면 요통은 계속된다. 즉 자세를 구부정하게 해서 척추가 뒤쪽(후방)으로만 계속 물러나는 자세를 오랫동안 가지면 척추는 제자리로 돌아오지 못하고 뒤로 물러나는(휘는) 것이다. 자세가 구부정하고 구부정하게 앉아 있으면 허리가 아프다, 허리가 아파서 벽에 기대고 싶다. 벽에 기대면 좀 났다. 그리고 벽에 기대고 싶다는 마음은 허리를 바로 펴고 싶은 것이다. 구부정한 자세일 때 척추는 뒤로 물러나 있다. 이때 요통은 온다. 그런데 벽에 기대면 허리가 좀 펴진다. 덩달아 척추도 뒤로 물러났던 것이 제자리로 좀 돌아온다. 요통이 좀 가신다. 자세를 바로 하니까, 척추가 바르게 되면서 통증이 약해지는 것이다. 그것은 굽은 척추가 바르게 된다는 뜻인 것이다.

앉을 때 자세가 구부정한 것이나 직업적으로 앉아서 자세를 앞으로 수그려서 오랫동안 일을 하면 척추는 뒤는 물러나 휜다. 쪼그려 앉아서 빨래를 하거나 머리를 감을 때 허리가 아프다. 쪼그려 앉아서 상체를 앞으로 수그리면 척추는 뒤로 물러나는 움직임이 일어난다. 구부정하게 앉는 자세나 똑같은 자세다. 이렇게 쪼그려 앉아서 머리를 감을 때 허리가 아픈 것은, 이미 직업적이거나 습관적이었거나 허리의 척추를 뒤로 휘게 만들어 놓은 것이다. 쪼그려 앉아서 머리를 감거나 쪼그려 앉아서 일을 좀 하고 있으면 허리가 아프고 심하면 허리가 끊어질 것 같이 아프고, 그래서 일어서면 엉거주춤하면서 허리를 금방 못 펴는 것은 이미 허리뼈가 뒤로 굽어서 통증이 오게 되는 것이고, 굽어진 것을 되펴려고 하니까 금방 허리가 안 펴지는 것이다. 그리고 이렇게 구부정한 자세를 하거나 쪼그려 앉아서 일을 하면 허리가 아픈 것이 반복되면서, 어느 날부터 엉덩이나 다리로 통증이 내려가는 통증의 방산현상이 시작하는 것이다. 그것은 추골의 탈골, 뒤틀림, 유착 등 추골의 변형이 심하게 된 것임을 말하는 것이다. 그러니까, 시작은 신체가 앞으로 수그려지는 운동이 일어날 때 뒤로 물러나는 척추의 움직임에 의해서, 즉 척추가 지나치게 뒤로 물러나는 움직임이 일어나다가 뼈가 탈골을 일으키거나 휘거나 한 것이다. 그러므로 문제는 뼈가 뒤로 물러나게 한 자세나 동작에 의해서 뼈가 뒤로 물러난 것이고, 이것이 원인인 것이다.

그러면 뼈가 뒤로 물러나게 한 자세, 그리고 뼈가 뒤(후방)로 휜 그 반대의 자세, 그리고 물러난 뼈가 돌아오는 자세, 그 자세는 무엇인가? 그 자세나 운동을 찾으면, 물러난 뼈, 즉 뒤(후방)로 물러난 뼈를 제자리로 돌아오게 할 수 있는 것 아닌가.

사실 지금까지 뼈가 어느 방향으로 휘었는지 그것을 못 찾아서 척추질환을 고치는 데 최종적으로 가서 수술을 한 것이 아니다. 틀어진 방향은 알고 있었고, 물론 뼈의 변형을 명확하게 판별 못한 경우도 많지만, 문제는 뼈가 휘어간 방향에서 제자리로 돌아오게 하는 보존시키는 방법을 제대로 알지 못했던 것이다.

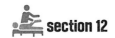

척추(뼈)가 후방(뒤)으로 물러났을 때(휨) 나타나는 예

앞부분에서도 계속 설명을 해 오고 있지만, 척추가 후방으로 전위됐을 때 신체에 나타나는 운동 상태나 증상들을 몇 가지 예를 들어보도록 하자. 이것은 역체요법에서 판별한 것이다. 여기서 설명하는 이러한 부분은 누구나 겪을 수 있고, 또 많은 사람들이 겪은 현상들이다.

1) 맨바닥이나 의자, 그리고 '오랫동안' 앉아서 운전을 할 때 요통이 오고 요통이 와서 일어서려고 하면 허리가 뻐근하게 아프면서 금방 허리를 못 펴고, 또 차에서 내려서도 금방 허리를 못 펴고 이리저리 움직여서 천천히 펴야 한다.

이 부분은 앞에서도 설명을 했지만, 맨바닥에 앉으면 자세가 바르지를 못하고 구부정해진다. 또 의자에 기대앉아도 자세가 구부정한 상태가 된다. 차에서도 많은 사람들이 이러한 자세로 운전을 한다. 자세가 구부정하면, 상체를 앞으로 수그리는 자세와 같은 것이다. 상체를 앞으로 수그리면 척추는 뒤로 물러나는 운동이 일어난다. 이런 자세로 오랫동안 앉아 있으면 허리가 아플 수가 있다. 이런 사람들은 이미 자세가 뒤로 굽어 있어 척추가 뒤로 물러나 있는 상태라고 보면 된다. 이런 사람들은 맨바닥에 앉아 있으면 허리가 아프고 그래서 드러눕고 싶거나 벽에 기대고 싶다. 또 청소기를 미는 자세나 싱크대 앞에 서서 약간 굽혀서 일을 하면 요통이 오고, 쪼그리고 앉아서 일을 하고 조금 있으면 요통이 온다. 이와 같이 허리를 굽혀서 하는 일을 '조금 하고 있으면' 통증이 오는 사람은 요추가 뒤로 휘거나 탈골한 사람들이다.

2) 목뼈의 후방 탈골이나 휜 경우, 목고개를 수그려서 책을 '읽고 있으면' 목이 무겁

고 통증이 와서 목고개를 수그려서 오래 있지를 못하고 그래서 목을 들면 목이 뻐근하면서 뒤로 펼 때 장애가 오거나, 그런 상태에서 목을 뒤로 젖히면 어깨 쪽으로 통증이 뻗치거나, 목을 '앞으로 수그릴 때'는 장애가 없는데 '뒤로 젖힐 때' 목고개가 뒤로 잘 안 젖혀지는 운동장애가 오는 사람들은 목뼈가 후방으로 휘었거나 탈골된 사람들이다. 단, 더 확실하게 목뼈가 후방으로 전위(휨)되었다고 판별할 수 있는 것은 목고개를 앞으로 수그릴 때는 운동장애가 전혀 없고, 목고개를 '뒤로 젖힐 때'만 목을 뒤로 젖히면 뼈가 맞닿는 느낌이나 뻣뻣하면서 뒤로 목고개가 안 넘어가는 운동장애가 오고 여기에다 목고개를 '바르게' 하고 있을 때는 통증이 없는데 목고개를 수그려서 조금 있으면 통증이 나타나는 경우는 목뼈가 후방으로 전위된 것이다. 앞에서 설명을 했지만 분명히 '목고개를 수그려서 조금 있으면' 통증이 나타나는 경우이다. 이러한 경우를 왜 계속 강조하느냐 하면, 목뼈가 전방(목속)으로 전위가 되었을 때도 목고개를 수그리면 목이 아픈데, 이 경우는 목고개를 수그리는 '순간에' 목줄기가 땅기거나 목이 아파서 목고개를 수그리기가 힘든 그러한 차이가 있다. 그러므로 목을 교정할 때나 목 운동을 할 때 이 부분을 정확하게 알고 운동을 해야 하는 것이다. 만약 목뼈가 뒤로 튀어나와 목고개를 수그리고 조금 있으면 목이 무겁거나 통증이 오는 사람의 경우 목을 앞으로 수그리는 운동을 하면 안 되는 것이다. 이 사람들은 이미 목을 수그리는 자세나 동작을 너무 많이 해서 목뼈가 뒤로 튀어나와 있는데 거기에다 목고개를 앞으로 수그리는 자세를 계속 취하면 목뼈가 더 뒤로 튀어나오는 상황이 되는 것이기 때문이다. 또 목고개를 '수그리는 순간'에 목줄기가 땅기거나 목이 잘 수그려지지 않고 목이 아픈 사람의 경우는 목고개를 뒤로 젖히는 운동을 하면 안 된다. 이 사람들은 이미 목뼈가 전방으로 휘거나 탈골을 해서 목뼈의 어느 한두 개가 목의 앞쪽으로 쏠려 있기 때문에 목고개를 뒤로 젖히는 운동이나 자세를 취하면 목뼈의 전만 현상이 더 심화되는 현상을 초래하는 것이다. 목뼈가 전방으로 전위가 되면 어깨의 후방쪽으로 통증이 오기도 하지만 대개는 어깨 앞쪽으로 통증이 오거나 목의 앞쪽 쇄골부위나 겨드랑이를 돌아서 앞가슴쪽으로 통증이 나타나기도 한다.

3) 목뼈의 무게중심이 앞(전방) 쪽으로 전위가 되면 팔이나 손이 저림 현상이 많고, 손바닥에 감각이 둔한(손바닥에 무엇이 붙은 것 같은) 현상이 나타기도 한다. 그리고

목과 어깨 부분의 접합선(ㄴ자선)에서 앞쪽으로, 즉 목줄기에서 앞쪽 쇄골 쪽으로 명현반응이 나타나 그쪽에 손을 대면 심한 통증이 나타나는 현상을 알 수가 있다. 그러니까 교정할 때 국소부위(앞가슴쪽 돌출한 쇄골두)에 손을 대고 후방으로 밀면 격심한 통증이 나타난다. 그리고 목의 상부, 경추 1, 2번(환추)가 앞(전방) 쪽으로 전위가 되도 목의 측면이나 측면에서 앞, 즉 목뼈측면의 앞쪽에 손을 대면 격심한 통증이 나타난다. 이러한 현상은 목뼈가 전방 쪽으로 쏠렸다는 것을 증명하는 것이다. 그리고 이러한 현상이 있는 사람은 목뼈의 상위(윗부분) 같은 경우, 즉 경추 1, 2번의 위치에 손을 대 보면 목뼈의 후방돌기가 목 속으로 함몰되어 있는 것을 볼 수 있다.

4) 계단이나 비탈길을 올라갈 때 통증이 심하게 나타나는 사람들이 있다. 특히, 등산을 할 때 평지를 걸을 때나 산에서 내려올 때는 별 이상이 없고, 가파른 비탈길을 올라갈 때 허리가 심하게 아픈 사람들이 있다. 비탈길을 올라가면 엉덩이가 무겁고 허리가 앞으로 굽어지면서 허리가 아파서 허리를 뒤로 젖혀주면서 올라가야 하는 그러한 사람들이 있다. 그런데 산을 내려올 때는 별 통증이 없고 걸음걸이도 편한, 그러한 현상이 있는 사람이 있다. 이 사람들은 허리(요추)가 후방으로 전위(휨) 사람들의 경우 그러한 현상이 나타난다. 왜 이러한 현상이 생기나 하면, 이 사람들은 허리(요추)가 이미 후방으로 물러나(탈골, 휨) 있는 사람들이다. 뼈가 뒤(후방)로 물러나 있는데 비탈길을 올라가면 신체가, 보행의 중심을 잡기 위해서 상체가 약간 앞으로 수그려지게 된다. 그러므로 이미 뼈가 뒤로 튀어나와 있는데다 상체가 수그려지니까 뒤로 튀어나온 뼈가 더 뒤로 튀어나오는 자세가 되어 통증이 오게 되는 것이다. 즉 척추(요추)가 후방으로 전위가 되어 있는데 상체를 앞으로 수그리니까 요추가 더 후방으로 전위가 되는 상태인 것이다. 그것을 증명하는 것은, 평지를 걸을 때는 신체가 앞으로 수그려지게 할 필요가 없다. 또 산에서 내려올 때는, 그 반대 현상이 생긴다. 즉 척추의 무게중심이 앞(전방) 쪽으로 쏠리게 된다. 그러니까 허리 부위의 무게중심이 전만(복부) 쪽으로 쏠리게 되므로 뒤로 튀어나와 있는 뼈가 오히려 들어가는 자세가 되어 내려올 때는 통증이 안 나타나기도 한다. 그리고 비탈길을 내려올 때 보행은 상체를 앞으로 수그리면 몸이 앞으로 추락을 할 수 있기 때문에 자세를 바로하거나 상체의 무게중심을 뒤쪽으로 두고 보행을

하기 때문에, 요추 부위는 전방 쪽으로 무게가 쏠려 뒤로 튀어나온 뼈를 들어가게 하는 자세가 되는 것이다. 이러한 현상은, 실제 많은 사람들이 경험을 하고 있는 현상이다. 역체요법에서, 이러한 현상으로 척추의 전위현상을 판별하고 또 요추 후방전위 교정이나 후방전위 자율운동요법으로 척추를 원래대로 보존시켜 회복을 시키고 있다.

5) 척추(요추)의 탈골이나 휨으로 인하여 허리가 아프다가 점점 시간이 지나면서 허리디스크나 협착으로 변형이 되어 엉덩이나 하지로 통증이나 저림, 마비 현상이 내려가는 현상이 온다. 원인은 앞에서도 말했지만, 요추의 변형으로 시작되는 것이다. 부정한 자세나 편중된 자세, 또 충격 등으로 요추의 탈골이나 휘어짐이 발생하여, 척추의 추체가 심하게 부정렬(어긋남)이 되면서 시작되는 것이다. 그러니까 척추디스크의 경우도, 소위 말하는 물렁뼈(연골)가 먼저 변형이 되는 것이 아니고, 연골을 보호하고 있는 척추(뼈)가 먼저 변형이 되면서 연골 변형이 오는 것이다. 우리가 다 경험하고 있는 일이지만, 대개의 경우 허리가 먼저 아프다가 또 어떤 때는 괜찮다가 하면서 허리 아픈 것이 누적이 되면서 어느 날 엉덩이나 다리로 통증이 내려가는 경험을 하게 되는 경우가 많다. 어떤 경우는 간혹, 그간에 허리 아픈 경험이 전혀 없이 하지로 통증이 내려가 원인을 찾아 나서면 허리에서 문제를 찾아내는 경우도 있다만 허리가 아프고 나서 엉덩이나 다리로 통증이 내려가는 경우, 이때 요추의 후방전 위와 전방전위상태에 따라서, 신체의 운동 시 통증이 달리 나타나는데 이때 요추의 전위상태를 판별할 수가 있다. 어떤 경우냐 하면, 이런 상태가 있다. 신체를 뒤로 젖혔을 때 현재 아픈 상태에 심하게 방산통이 내려가는 경우가 있다. 즉 걸음을 걷거나 누워 있을 때나 엉덩이 다리 등에 나타나는 통증이 있는데, 상체를 뒤로 젖혔을 때 더 심하게 나타나거나 상체를 뒤로 젖혔을 때만 현재 아프고 있는 상태로 통증이 나타나는 경우이다. 이런 상태의 시작은 대개 어떤 경우로 진행이 되어 가느냐 하면, 처음에 맨바닥이나 자세를 구부정하게 앉거나 하면 허리가 아파서 벽에 기대고 싶고 또 쪼그리고 앉아서 머리를 감고 있거나 하면 허리가 끊어질 것 같이 아프고 또 청소기를 미는 자세, 싱크대에서 약간만 허리를 굽혀서 일을 해도 허리가 아파서 허리를 펴 주어야 하는 상태의 요추 후방전위상태에서 진행이 되는 것이다. 처음에는 허리를 굽혀서 일을 하거나 쪼그리고 앉아

서 일을 하고 있으면 요통이 오고 하다가 또 그 자세에서 벗어나면 통증이 사라지는 상태였다가, 이런 상태가 오랫동안 반복되면서 어느 날 엉덩이나 다리로 통증이 내려가는 경우이다. 그러므로 이 상태는 척추(요추)가 후방으로 전위가 된 상태. 즉 요추의 후방전위상태에서 증상이 심화되어 뼈가 탈골이 되었거나 휨이 심해져 뼈의 사이까지 변형을 초래 연골이 압박을 받거나 뼈의 간격이 변형이 된 것이다. 그러나 요추 자체는 후방으로 전위가 되어 있는 상태 그대로 인 것이다. 이렇게 요추가 후방으로 휘어가지고 허리가 아프다가 어느 날부터 엉덩이나 하지로 통증이나 마비, 저림 등이 나타나는 통증의 방산 현상이 나타나는 것이다.

이렇게 요추가 후방으로 전위가 되었을 때 신체를 뒤로 젖히는 운동을 하면 통증이 하지로 확산되는 방산통이 나타난다. 즉 척추(요추)의 변형일 때 신체(상체)를 뒤로 젖히는 운동을 할 때 엉덩이나 하지로 통증이 나타나는 상태는 요추가 후방으로 전위가 되었을 때 나타나는 현상인 것이다. 그리고 이 판별의 근거가 되는 것이, 앞에서 설명했던 쪼그리고 앉아서 머리를 감고 있거나 또는 쪼그리고 앉아서 일을 하고 조금 있으면 슬슬 통증이 나타나는 현상 그리고 허리를 굽혀서 일을 하고 있으면 허리가 아파서 허리를 세워주어야 하는 또 청소기를 미는 자세 등 약간만 허리를 굽혀서 일을 하고 있으면 통증이 나타나서 허리를 펴야 하는 상태 그리고 이런 상태에서, 즉 허리를 굽혀서 일을 하고 있는데 허리가 아파서 허리를 세우려고 하면 금방 허리를 못 펴는 경우 이러한 상태였던 사람들이 어느 날 통증이 다리로 내려갔는데, 허리(상체)를 뒤로 젖히면 하지로 통증이 확산되는 경우는 요추가 후방으로 전위가 된 상태이다.

그리고 이런 상태인 사람들은 상체를 앞으로 수그리는 즉 그 반대의 운동을 할 때는 통증이 하지로 방산되는 현상이 별로 안 나타나거나 거의 통증이 없는 경우가 많다. 즉 허리를 뒤로 젖히면 엉덩이가 받치거나 종아리가 땅기거나 하지로 전기현상이 내려가던 것이, 앞으로 수그릴 때는 그러한 통증이 안 나타난다는 것이다. 실제로 많은 사람들이 척추(요추)가 뒤(후방)로 튀어나오면 앉아 있다가 일어서기만 해도 엉덩이가 받치거나 대퇴, 종아리 측면에 통증이 나타나는 경험을 하고 있다.

앉아 있을 때는 자세가, 척추가 뒤로 물러나 있는 상태 즉 상체가 앞으로 수그려지면 척추는 뒤로 물러나는 운동이 일어나는데, 이런 상태에서 이미 허리가 뒤로 휘어 길항력을 벗어나 있는 상태인 경우, 약간만 상체를 뒤로 젖히는 운동이 일어나도 척추에 자극이 가서 신경이 뻗절리는 상태가 되는 것이다. 그것은 휜 물체를 되펴는 상태의 현상과 같은 것이다. 굽어 있는 것을 되펴려고 하면 저항을 받는 것인 것과 같은 상태이다. 그러나 휘어 있는 것을 더 휘게 하는 것은 저항은 덜 받게 되는 것이다. 사람의 신체도, 특히 요가 등 신체를 스트래칭 할 때 어느 방향으로 계속 운동을 가하면 그쪽은 유연해져 운동 저항을 안 받는 것과 같다는 것이다.

요가할 때 무릎을 펴고 앉아서 이마를 무릎에 붙이는 운동을 할 때 처음에는 뻣뻣해서 잘 안 되더라도 계속 하면 나중에는 부드럽게 되듯이 또 다리 찢기 운동을 할 때 처음에는 안 되어도 계속하면 부드러워지고 짝 펴지듯이. 그러니까 어떤 방향으로 계속 운동을 하면 질이 나서 운동이 잘 되는데 그 반대는 운동이 안 되고 저항이 오는 현상.

척추의 운동에 있어서, 신체를 앞으로 수그리는 운동을 하면 척추(뼈)는 뒤로 물러나는 운동이 일어난다. 그것은 앞에서도 설명을 했지만 여러분들이 손을 허리나 목에 대고 상체를 앞으로 수그리거나 목을 수그려 보면 알 수 있는 일이다. 자세를 구부정하게 앉거나 쪼그리고 앉거나 상체를 굽히는 것은 다 상체를 앞으로 굴신하는 운동과 같은 것이다. 즉 척추가 뒤로 물러나는 운동이 일어나게 하는 자세인 것이다.

이런 상태가 습관이나 편중이 되었다면, 상체를 앞으로 굴신하는 운동을 계속 해온 것이나 다름이 없는 것이다. 즉 신체의 운동 상태에서는 앞으로는 계속 수그리는 굴신운동을 해 오고 있는 상황이었던 것이다. 그러므로 상체를 앞으로 수그리는 신체질서는 질(길)이 나 있는 상태인 것이다. 그러므로 상체를 앞으로 수그리는 운동은 잘 되게 된다. 그러나 그 반대인 신체를 뒤로 젖히는 운동은, 신체를 앞으로만 굽히는 습관이나 운동에 의해 뼈도 뒤로 물러나 있고 운동도 앞으로 굽히는 운동의 상태가 반복되어 유연성이 확보되어 있으나 뒤(후방)는 그러지 못하기 때문에, 상체를 뒤로 젖히는 운동은 질이 나 있지도 않고 뻣뻣하고 운동이 안 되는 저항이 오는 것이다. 거기다가 이미 신체가 앞(전방)으로 수그리는 운동에 편중되어 척추가 뒤로 휘어 있어, 척추변형에 의해 디스크나 협착 등 병증 상태이면 더욱더 상체를 뒤로 젖히는 운동에 저항을 받고, 뒤로 굽은 척추가 되펴지는 상황이므로 저항을 심하게 받을 뿐만 아니라 통증이 유발되어 있는 상태라면 상체를 뒤로 젖히면 통증이나 전기현상이 더 심하게 확산되는 것이다. 그러므로 허리를 뒤로 젖힐 때 통증이나 전기현상이 심하게 하지로 내려가면 척추(요추)의 후방으로 전위가 되었을 때 일어나는 현상인 것이다.

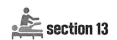

section 13

촉지(觸指)로 척추의 요철(凹凸)상태를 확인

앞에서 운동 상태로 척추의 전위상태를 판별하는 것을 설명했다. 척추가 나란히 곧게 관절로 잇대어 있는 정렬 상태에서 탈골을 하거나 척주(脊柱)가 휘거나 또는 뼈 사이의 간격의 변형이 오면, 물론 신체의 운동장애가 오는 것은 분명한 사실이다.

허리가 아픈데, 어떤 분은 상체를 앞으로 수그릴 때 뻣뻣하면서 잘 수그러지지 않는 사람이 있고 또 어떤 분은 신체(상체)를 앞으로 수그릴 때는 아무런 이상이 없는데 뒤로 젖히면 엉거주춤하면서 허리를 뒤로 젖히기가 힘들고 심하면 엉덩이나 다리로 통증이 확산되는 경우를 경험하게 된다. 그리고 기침을 해도, 자세를 바꾸어도 뜨끔거리거나 통증이 다리로 뻗쳐서 동작을 마음 놓고 못하는 그러한 경험을 하게 된다.

이렇게 신체가 움직일 때 통증이 오거나 어떤 동작이나 자세를 취하려고 하면 동작이나 자세가 안 되는 것은 척추의 부정렬(탈골, 휨)에서 오는 현상이다. 척추가 정상적으로 관절이 잇대어 있는 정렬(整列)상태에서는 그러한 장애가 안 온다. 앞에서는 운동 상태로 척추의 탈골이나 휨 등의 변형을 판별하는 것을 설명해 왔다.

이제, 촉지로 뼈의 요철(凹凸)상태를 판별하는 것을 설명하도록 하겠다. 뼈의 요철이라는 것은, 정렬 상태의 척추가 튀어나오거나(후방전위) 또는 함몰(전방전위)되는 것을 말한다. 앞에서도 계속 설명했지만 척추의 후방(뒤)전위와 전방(앞)전위현상은, 곧 정렬 상태의 척추가 볼록하게 튀어나오거나 오목하게 들어가는 것을 말한다. 즉 이 요철상태라는 것은 환자가 엎드렸을 때 척추의 후방돌기가 튀어나오거나 내려앉아 있는 것을 말하는 것이다. 이것이 척추가 탈골한 것이다. 척추는 이 탈골로 인하여 뼈 사이가 좁아지는 협착이나 뼈 사이에서 완충역할을 하는 연골이 이탈하게 하는 변형을 겪게 되는 원인이 된다.

물론, 환자가 허리가 아프거나 목이 아프면 병원에 가서 X-ray를 찍어 보고 하겠지만, X-ray를 찍어도 잘 판별이 안 되는 경우도 있고, 특히 주의 깊게 관찰해야 할 부분은 사진상에서 판별된 대로 운동을 하거나 교정을 해도, 실제 그 사람이 써 왔던 몸의 상태는 사진에는 들어가지 않은 경우가 많으므로 단순이 사진으로만 판별된 상태로 교정을 하면 교정이 실패하는 경우도 많다.

앞에서도 설명을 했지만 대개는 그 사람이 오랫동안 써 왔던 신체의 상태(습관, 직업적인 자세)에서 뼈가 움직여, 그 반복되는 자세로 인하여 뼈가 탈골을 일으키는 경우가 많으므로, 뼈의 요철에 앞서 신체에서 일어나는 운동 상태로 뼈가 어느 방향으로 가게 했는지 판별을 하는 것이 중요하다. 그리고 그것이 습관적으로 또 직업적으로 인하여 반복적으로 뼈에 편중해서 움직임이 들어간 것이다. 그리고 반복적으로 움직임이 들어간 것이 뼈를 정렬 상태에서 이탈하게 한 것이고, 이 이탈한 방향에서 역(원래 상태)으로 가게 하는 운동 즉 허리가 뒤로 굽게 되면 허리를 뒤로 젖히는 운동이 잘 안 되고, 반대로 허리가 전방(앞)으로 전위가 되면, 이 뼈를 뒤로 제자리로 돌아가게 하는 역 방향의 운동은 잘 안 되는 것이다. 그러므로 환자에게 이렇게 오랫동안 몸의 편중해서 써 온 방향이 있으면 이 상태를 확인하지 않고 요철상태로만 가지고 교정을 하면 교정이 실패할 수가 있다. 물론, 요철상태가 크고 분명하면, 요철상태는 그 사람의 몸의 쓰임이기 때문에 정확한 판별이 될 수 있지만, 사진 상에 요철상태가 크지 않을 때는 이때 까지 그 사람이 몸을 써 왔던 편중된 자세가 나타나지 않을 수가 있다. 그리고 또 한 가지 중요한 것은 척추가 정렬상태로 되는 자세, 즉 똑바로 서서 찍거나 반듯하게 누워서만 X-ray 사진을 찍었을 때는 뼈의 요철상태가 드러나지 않을 수가 있다. 척추마디(추체) 한 두 개가 이탈을 하는 상태는 신체를 굴곡을 시켰을 때, 즉 척주(脊柱)를 휘게 했을 때 '분절(分節)'이 있는 부분은 분명하게 나타난다. 이 상황은 굉장히 중요한 상황이다. 신체가 반듯하게 서 있을 때나 반듯하게 누워 있을 때는 이탈한 척추마디가 같은 정렬상태로 숨어 버리기 쉽다. 뼈마디가 완전히 탈출한 상태가 아닐 때는 척추전체가 정렬상태로 되는 자세에서는 힘줄이 탈골한 뼈를 제자리로 당겨서 감출 수도 있다. 그러나 척추를 굴곡시키면, 즉 척주를 굽게 하면, 이미 뼈를 잡고 있던 힘줄이 무력해진 상태에 있는 뼈마디는 그것을 놓아 버린다. 그래서 신체를 굴곡시키면 뼈의 요철상태를 확인할 수 있는 것이다. 즉 뼈마디가 이미 힘줄이 잡고 있는 역할을 못하는 뼈는 신체를 구부리면 척추가 굽어지면서 뒤로 탈골한 뼈는 뒤로 확연하게 튀어나오고 또 뼈가 함몰된 뼈마디는 신체를 굽혔을 때 함몰된 상태에서 뒤로 따라 나오지 않으므로 함몰된 상태를 확인할 수 있는 것이다.

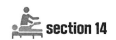

요추(허리) 부위의 요철 확인

신체를 앞으로 굽히면 척추는 뒤로 물러나는 운동이 일어난다. 그러므로 신체를 굽히면 척추의 정렬 상태의 변화를 알 수 있다. 그러나 반듯하게 서서 신체를 굽혔을 때는 상체의 전체가 앞으로 수그려지는 상태이므로 척추의 부분적 마디(돌기)가 돌출한 상태가 확연하게 돌출하지 않는다. 또한 척추의 정렬 상태의 변형으로 앞으로 수그리거나 뒤로 젖히는 운동이 잘 안 될 수도 있고 설령 앞으로 수그려지더라도 신체가 공처럼 둥글게 완전하게 휘어지지 않기 때문에 탈골한 마디가 확연하게 튀어나올 수 있도록 신체가 잘 굽혀지지 않는다. 그리고 요추 부위는 복부 쪽으로 오목하게 들어간 만곡이 형성되어 있어, 선 상태에서 신체를 앞으로 수그려서는 후방으로 탈골한 뼈마디가 있더라도 확연하게 잘 드러나지 않는 경우가 있다. 그러나 요추의 전위상태. 즉 뼈가 후방으로 돌출했는지 전방(복부 쪽)으로 함몰했는지 등의 운동 상태를 확인할 때는 상체를 앞으로 수그려보게 해서 운동 상태를 확인해야 한다. 그러나 요추 부위하고 달리 목(경추)은 목고개를 수그리면, 만약 목뼈가 후방으로 돌출했다면 목뼈의 정렬 상태의 차이가 확연하게 나타나는 경우가 있으므로 목(경추)의 정렬 상태를 확인할 때는 환자를 앉게 하고 목고개를 수그려 보게 해서 목뼈의 정렬 상태를 판별해야 한다.

요추 부위는 앞에서도 설명을 했지만, 요추(허리)부위가 전방만곡이 형성되어 있으므로 이 부분을 뒤로 나오게 해야 한다. 그렇게 하려면 환자를 엎드리게 해서 복부를 들어 올려 요추 부위를 굽게(휘게) 만들어 주어야 한다. 요추 부위를 들어 올리면 요추 부위의 어느 뼈마디가 요철 된 상태가 있다면, 요추 부위를 들어 올리면 확연하게 드러나는 경우가 있다.

지압, 교정, 추나요법 등 수기(手技)요법은 반드시 뼈의 전위(요철)상태를 확인하고 시술을 해야 한다. 만약 요철상태를 확인하지 않고 지압으로 등에서부터 꾹꾹 눌러내려올 경우, 요추가 후방으로 튀어나와서 병증이 되었다면 괜찮겠지만, 요추가 전방으로 전위가 되었다면, 즉 복부 쪽으로 내려앉은 뼈를 뒤에서 지압으로 누르면 전방 쪽으로 내려앉은 뼈가 더 내려앉게 되는 경우가 되므로, 척추의 수기치료에서는 뼈의 전위상태를 정확하게 판별해 가면서 시술을 해야 한다. 환자가 내원을 했을 때 시술자가 환자를 판별하는 것은, X-ray 사진을 찍는 진단이 아니다. 문진(問診)으로 아픈 상태를 확인하고, 신체의 운동 상태를 확인해서 운동 작동여부로 뼈의 전위(轉位) 상태를 어느 정도는 판별을 해야 한다. 그리고 척추의 이상은 다 몸을 써왔던 동작이나 자세에서 척추가 전위되기 때문에 운동 상태를 확인하면 그 사람이 이때까지 몸을 써 왔던 것이 운동 상태에서 나타난다. 그리고 신체가 운동이 제대로 작동이 되고, 또 운동 불능 여부의 상태에 따라서 척추의 전위(탈골, 휨)상태를 판별할 수 있다. 이러한 것은 문진과 환자에게 운동을 시켜봄으로서 확인할 수 있는 것이다. 이러한 절차를 진행한 후 촉진(觸診)으로 뼈가 튀어나왔는지 뼈가 함몰되었는지 확인을 하면 된다. 그리고 시술을 하면서 초기에는 계속해서 뼈의 전위상태를 확인하면서 시술을 해야 하는 것이고, 그리고 며칠 시술을 하면서 뼈의 전위상태가 완전하게 판별이 되면, 그 뼈가 제자리로 돌아올 수 있도록 지속적으로 교정을 해야 한다. 판별이 정확하게 되었다면 시술 도중에 다소 증상의 부침이 있더라도 끝까지 밀고 나가야 병을 고칠 수가 있다. 만약 시술 도중에 뼈의 전위상태가 분명한 방향이 확인되고 시술을 하는데 환자가 좀 더 통증이 더하는 현상이 오는 순간이 있다고 해서 시술방향을 바꾸면, 병을 고치는데 실패한다.

1. 요추 부위를 들어 올리는 요법

요추 부위를 들어 올리는 요법은 환자를 엎드리게 하고 복부에 부유물을 고이면 된다. 또 치료침대가 요추를 들 수 있도록 돼 있는 침대도 있다.

요추 부위에 부유물을 고이면 요추 부위가 굽어지기 때문에 요추의 정렬상태의 변화가 온다. 단, 요추 부위가 뒤로 튀어나온 탈골이나 요추 부위가 전방(복부)으로 내려앉은 경우에 요추의 정렬상태의 변형을 볼 수 있다. 그러나 요추 부위의 정렬상태에 이상이 없다면 요추후방돌기가 요철이 되는 변형은 일어나지 않는다.

1) 복부에 부유물을 괴는 방법

복부에 부유물을 고이는 높이는 13~16㎝ 정도의 높이를 복부에 괴면 복부가 들려 요추 부위가 굽어지는 상태가 된다. 물론 사람에 따라서 차이가 있지만, 이 정도의 높이로 해서 복부에 괼 때 조정을 해서 뼈의 요철상태가 잘 드러나도록 하면 된다.

고이는 물체는 오동나무 목베개 2개를 겹쳐놓고 그 위에 방석을 올려놓고 환자를 엎드리게 하면 된다. 집에서 확인을 해 보려면 베개 같은 것을 복부에 받쳐서 확인을 해 보면 된다.

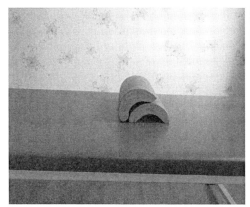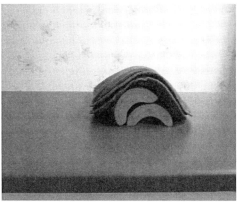

복부에 괴는 부유물: 오동나무로 만든 목베개

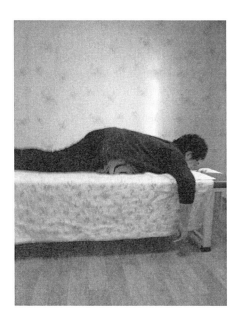

2. 뼈(요추)의 위치를 확인하는 요령

환자의 복부에 부유물을 고이면 요추 부위가 들어 올려진다. 요추 부위가 들어 올려지면, 요추 부위가 굽어지게 되고 그렇게 되면 요추의 정렬 상태에 변형이 있으면 차이(差異)를 드러낸다.

그리고 이때 요추후방돌기들이 도드라진다. 이 도드라진 돌기들을 촉지(觸指)를 해서 요철(凹凸)부위를 확인하면 된다.

요추(뼈)의 '위치'를 확인하는 방법은, 양쪽 장골의 상극의 가로선을 축으로 하고, 장골상극에서 반횡지(反橫指) 약 1㎝ 밑으로 요추 5번이 위치하고 있으므로 거기를 판별의 기준점으로 하여 위아래로, 요추의 후방돌기를 하나하나 촉지를 해서 튀어나왔는지 함몰(복부 쪽으로 내려앉음)되었는지 확인을 해가면 된다.

이렇게 복부에 부유물을 괴어 허리 부위를 들어 올리면, 요추변형으로 인하여 뒤(후방)로 탈골한 뼈는 솟아 나오고, 앞(전방)으로 들어간 뼈는 내려앉아 있는데, 이때 변형된 뼈의 위치를 찾는 것은 장골의 가로선을 축으로 해서 손으로 요추의 후방돌기 하나하나 짚어서 확인을 하고, 만약 요추 5번이 이상이 있는 상태이면 양쪽장골의 가로선 밑으로 위치를 정하면 되고, 장골상극에서 좀 떨어진 부위(요추 3~1) 같은 곳에 이상이 생겼을 경우는 손가락으로 뼘을 재듯 위치를 정하면 된다. 즉 이상부위를 점을 찍어 확인을 해 놓고 할 수도 있겠지만, 일일이 그렇게 하는 것보다는, 엄지와 집게손가락으로 해서 장골의 상극을 기준으로 해서 이상이 있는 부위를 엄지와 집게손가락의 폭으로 위치를 정(定)하면, 수시로 변형된 부위를 손으로 확인 하면서 지압이나 교정을 시술하면 된다.

만약 판별결과 전방(복부 쪽)으로 내려앉은 뼈가 있다면 하늘을 보고 누운(仰臥位)자세에서 장골의 상극을 찾아서, 양쪽 장골의 가로선을 기준으로 삼아 거기서부터 뼈의 위치를 엄지와 집게손가락 폭으로 변형된 뼈의 위치를 확인해 놓고 교정을 하면 된다.

실제 허리가 아픈 사람은 스스로 복부에 베개 같은 것을 괴고 스스로 뼈의 요철상태를 확인 해 보는 것이다. 그래서 뼈가 튀어나왔다면 뼈가 들어갈 수 있는 운동과 더 이상 뼈가 튀어나오지 않도록 자세를 바로하고 스스로 예방을 해야 한다.

습관이 있는 곳으로 뼈는 옮겨간다. 일상적으로 취하는 자세나 직업적인 자세, 이

중에서 사람은 누구든지 어떤 자세를 지속적으로 하게 되거나 또는 반복하게 되는 경우가 많다. 직업에서 작업하는 자세가 어떤 자세로 계속해야 하는 경우도 있고, 또 자신도 모르게 버릇처럼 어떤 자세를 지속적으로 취하게 되는 자세가 있다. 또 어떤 특수한 상황이, 어떤 자세를 취하게 만들기도 한다.

이런 편중된 자세가 뼈를 옮겨가게 하는 경우가 있다. 앞에서도 계속 설명해오고 있지만, 뼈는 신체가 취하는 자세에 따라서 뼈도 움직이게 된다. 그리고 뼈의 변형은 신체가 어떤 자세를 지속적으로 취하거나 편중되게 동작이나 자세를 취할 때 일어나는 것이다. 그리고 뼈가 변형을 가지고 오면 신체는 동작이나 자세를 제한 받게 된다.

어떤 사람은 잠을 잘 때 꼭 새우잠을 자야 잠이 든다고 한다. 그것도 꼭 어느 한쪽 방향으로만. 즉 잠을 잘 때 오른쪽, 아니면 왼쪽 중 꼭 어느 한쪽 방향으로만 눕지 않으면 잠이 들지를 않는다고 한다. 어떤 사람은 수 년간, 또 어떤 사람은 수십 년간 그렇게 해왔다고 말한다.

요통환자를 문진(問診)할 때, 꼭 찾아내어야 하는 것이 환자가 취하는 동작이나 자세를 찾아내고, 그 자세 중에서 습관적으로 취하는 자세를 찾아내어야 한다. 그것이 직업적이든 일상생활에서 취하는 자세든, 물론 동작도 포함해서 반복적으로 이루어지거나 뼈가 변형을 가지고 올 수 있는 특수한 자세 같은 것을 파악해야 한다.

동작 중에는 배드민턴 같은 것을 칠 때, 뛰어오르면서 상체를 뒤로 젖히면서 날아오는 공을 받게 되는데, 이때 배(복부)를 앞으로 내밀게 되는 동작이 될 수 있는 것. 신체의 운동에서 상체를 뒤로 젖히면 척추는 전면(앞)으로 움직이는 운동이 일어난다. 특히 요추 부위는 척주(脊柱)의 만곡이 전만으로 되어 있어, 상체를 뒤로 젖히는 순간 요추의 만곡이 더 전만(복부 쪽)으로 쏠리게 된다. 즉 뛰어 오르면서 상체를 뒤로 젖히면서 공을 받는 순간 강한 허리 젖힘이 들어가고 그럴 때 허리(요추)는 뒤로 꺾어지면서 척추가 복부 쪽으로 휘는 압력을 받는다는 것이다. 그러므로 이런 운동은 요추가 전방으로 전위가 될 수 있는 동작이 되는 것이다.

상체를 뒤로 젖힐 때 척추가 앞쪽 휘는 운동이 일어나는 것을, 예방이 되는 운동은 상체를 앞으로 수그리는 운동이 된다. 물론 어떤 운동(스포츠)이나 신체의 움직임은 수그리는 움직임도 있고 또 뒤로 젖히는 운동이 썩혀 있다. 그렇지만 만약 환자의 상태가 전방전위상태, 신체를 앞으로 수그리는데 운동장애가 오는 전방전위상태이고 배드민턴를 오랫동안 해 왔다면 그 운동이 요추를 전방 쪽으로 쏠리게 한 원인에 포함해야 한다.

이렇게 동작에서도 뼈를 옮겨가는 운동이 일어나지만 자세에서도 뼈를 옮겨가는 운동이 일어난다.

이 책에서 계속 설명되고 있지만 부정한 자세, 흔히 우리가 말하는 구부정하게 앉는 자세도 척추를 뒤로 옮겨가게 하는 자세이다. 구부정한자세는 상체가 앞으로 기울어지는 자세이다. 즉 상체를 앞으로 수그리는 운동과 같은 것이다. 상체를 앞으로 수그리면 척추(뼈)는 뒤로 물러나는 운동이 일어난다. 이 말은 앞에서 계속해온 말이다. 구부정하게 앉으면 척추가 뒤로 굽게 된다고, 그리고 이 내용은 우리가 다 알고 있는 사실이고, 그리고 이렇게 구부정하게 자세를 취하는 사람들은 이런 자세가 습관이 되어 오래되면, 앉아 오래 있으면 요통이 오고, 허리가 아파서 일어서려고 하면 금방 허리를 못 펴는 경향을 본다. 그것은 구부정하게 앉아 있는 동안 척추가 후방(뒤)으로 물러나 있기 때문에 요통이 오고 물러난 척추를 되펴려고 하니 압박을 받는 것이다. 그래서 금방 허리를 못 펴는 운동장애가 온다.

이렇게 어떤 특정한 동작이나 자세가 뼈를 옮겨가게 하는데, 이 동작들이 뼈를 변형시키게 하는 것은 오랫동안 편중될 때 뼈가 어느 쪽으로 옮겨가는 변형을 갖게 되는 것이다.

앞에서 어떤 사람들은 꼭 한쪽으로만 누워서 잠을 자는 습관을 가지고 있는 사람이 있다고 했다. 이 경우도 척추(요추)를 변형시키는 원인이 될 수 있다. 물론 엎드려서 잠을 자는 버릇을 가지고 있는 사람들 중 요추를 전방(복부)으로 내려앉게 되는 경우도 있지만.

새우잠, 신체를 옆으로 뉘면 어깨와 엉덩이가 바닥에 닿는 상태가 된다. 즉 어깨뼈와 엉덩이를 형성하고 있는 장골(腸骨)이 바닥에 닿는 상태이다.

신체해부도에서 골격상태를 보면 어깨와 장골은 몸통과 같은 넓이를 형성하고 있고, 척추는 몸통의 가운데서, 전면에서는 상체는 양쪽 가슴을 대칭적으로 거느리고 있고 척추의 하부(요추)는 복부 속에서는 기둥처럼 홀로 서 있는 형국이다. 척추의 상위(흉추)는 양쪽 흉곽이 버팀목 역할을 좀 하기 때문에 힘이 되기도 하지만, 요추 부위는 복강 속에서 홀로 서서 상체무게를 짊어지는 기둥역할을 하고 있다. 그리고 신체의 하부임으로 상체의 무게를 거의 떠받치고 있다.

그런데, 여기서 신체가 직립 상태에 있을 때는 척추(脊柱)가 몸통 가운데 기둥처럼 서 있는 구조가 되지만, 신체가 '옆으로 눕는(새우잠)' 자세가 되면 어떻게 될까?

신체는 서 있을 때는 몸통 속에서 척추(脊柱)가 기둥 역할이 되지만 옆으로 누우면 '들보'처럼 가로 놓이게 된다. 앞에서 배운 역체요법의 빨랫줄 이론을 다시 떠올려보자.

결국 이 부분도 척추(척주)의 무게중심을 가지고 오는 편중된 자세에 의한 것이지만, 한쪽으로만 오랫동안 눕는(새우잠) 습관을 가지고 있는 사람은 눕는 그쪽으로 요추 부위가 휘는 경우가 많게 된다. 요통 환자의 습관을 체크하다보면, 어떤 사람들은 꼭 옆으로만 누워서 잠을 자는 사람이 있고, 꼭 어느 한쪽, 눕는 그쪽으로만 누워야 잠을 이룰 수가 있는 사람을 보게 된다.

그러면, 꼭 한쪽으로만 눕는 사람은 대개 눕는 그쪽으로 척추가 휘는 변형을 겪는 경우가 많고, 실제로 요통환자 중 요통이 나타나는 쪽으로 오랫동안 옆으로 눕는 습관을 가지고 있는 사람이 많은데, 왜 그런 이유가 되는지 한번 살펴보자.

앞에서도 설명을 했듯이 우리의 신체의 해부도를 보면 어깨와 엉덩이를 형성하고 있는 골반 부위는 신체의 몸통과 같은 넓이를 구성하고 있고 척추는 양쪽 어깨와 양쪽 장골에서 한참 가운데로 들어와서 있는 상태이다. 물론 흉추는 흉곽이 있어 몸통과 같은 넓이를 가지고 있지만 허리 부위(요추)는 양쪽 장골부위에서 들어와서 장골에서 떨어져서 골반의 넓이(몸통의 넓이)의 가운데 홀로 서 있는 형국이 된다. 그러니까 척추는 양쪽 어깨 넓이와 양쪽 골반의 넓이에서 중앙에 서 있는 형국이고, 척추로부터 어깨와 장골은 신체 넓이만큼 폭을 가지고 있게 되는 형국이 되는 것이다. 그리고 신체의 중앙에 있는 척추로부터 어깨뼈와 장골은 신체의 중앙에서 외부로 상당한 넓이를 가지고 있다.

이런 상황에서, 즉 직립상태(서 있는 상태)에서 신체가 옆(새우잠)으로 놓이게 되면 어떻게 될까? 당연히 어깨뼈와 장골이 바닥에 닿는 상태가 된다.

이때, 즉 척추가 가로로 놓이면, 척추는 들보와 같은 구조가 되는 것이고, 그럼 이때 척추로부터 상당한 폭(넓이)을 가지고 있는 어깨뼈와 장골은 어떤 역할을 하겠습니까? 당연히 기둥 역할을 하지 않겠는가. 즉 척추는 몸통의 중심에 있고, 어깨뼈와 장골은 그 중심으로부터 상당히 외부로 넓이를 가지고 있으니까, 신체가 옆으로 누우면 어깨뼈와 장골은 바닥에 닿고 척추는 바닥에 닿지 않는, 즉 어깨뼈와 장골이 몸통넓이만큼 구성되어 있고 몸통은 넓고 척추는 몸통 가운데 있는 구조이므로, 척추는 들보처럼 떠 있고 그 양쪽으로 어깨뼈와 장골이 기둥처럼 떠받치고 있는 구조가 된다는 말이다.

앞의 설명처럼 신체가 가로로 누우면 척추로부터 멀리 떨어져 있는 어깨뼈와 장골이 기둥역할을 하는 해부학상의 구조가 된다. 그리고 척추(척주)는 들보처럼 기둥 위에 놓이게 된다.

이때 흉추부위는 흉곽이 어깨넓이만큼 폭을 유지하고 다소나마 갈비뼈가 흉추를 떠받치는 기둥역할을 하므로 영향을 덜 받는 구조이지만, 요추 부위는 무거운 신체를 떠받치고 있지만 크게 의지할 곳이 없이 빨랫줄처럼 홀로 가로 놓여있는 들보 형태가 되는 셈인 것이다. 실제 요통환자들 중 많은 사람들이 계속 한쪽 방향으로만 눕는 사람들은 눕는 그쪽으로 요추가 휘게 되어 통증을 겪는 것을 보게 된다.

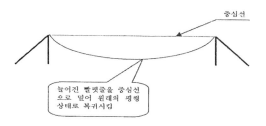

기둥을 세우고 줄을 걸면 줄의 가운데가 처진다.

이 부분에 대해서 좀 더 자세히 판별을 해보자.

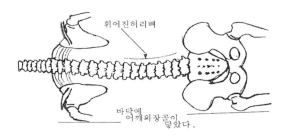

위의 그림은 인체의 골격 중 척추와 어깨뼈, 그리고 골반을 형성하고 있는 뼈와 고관절 부분의 그림이다. 그리고 왼쪽으로 보고 누운 새우잠의 자세로 누운 그림이고, 왼쪽으로 보고 누웠으므로 그림은 신체의 후방(등 쪽)이 된다.

이 그림에서 보면, 앞에서 설명했듯이 옆으로 눕는 자세일 때 어깨뼈와 골반을 형성하고 있는 장골이 바닥에 닿는 것이 눈에 훤히 들어오는 것이 보인다. 다만, 이 그림에서는 흉추하고, 그리고 흉추하고 관절해서 흉곽을 형성하고 있는 늑골부분이 자세하게 그려져 있지는 않다. 그러므로 이 그림의 어깨뼈 부위에 몇 가닥 그려진 것이 흉추하고 연결되어 흉곽을 이루는 늑골(뼈)이다. 그러므로 이 그림의 요추 부위를 잘 관찰하도록 한다. 이 그림에서 요추 부위는 오른쪽의 골반으로부터 다섯 개의 뼈가 요추가 된다.

실제 사람이 옆으로 누우면 위의 그림처럼 어깨뼈와 장골이 바닥에 닿고, 척추는 가로로 놓이게 된다. 위의 그림처럼 들보형으로 놓이게 되는 것이다. 그리고 흉추는 갈비뼈가 어깨와 거의 같은 폭을 가지고 있으므로 들보형으로 놓이게 되는 척추를 받쳐주는 기둥 역할을 어느 정도 해 준다. 그러나 요추(허리)부위의 다섯뼈마디는 홀로 가로로 놓이게 되는 것이다. 그리고 위의 그림에서 보듯이 들보형으로 놓인 척추에 어깨뼈와 장골이 밑에서 받치고 있는 기둥형태로 되는 것을 볼 수 있다. 그리고 요추는 사람이 섰을 때도 체중을 지탱하지만 옆으로 누웠을 때도 복부의 체중을 요추(뼈)위에서와 요추(뼈)아래에서 떨어지는 체중을 감당하는 상태가 된다. 그리고 옆으로 누워서 베개를 베면 상체부분이 약간 들릴 수도 있고, 그렇지 않더라도 상체의 체중이 허리쪽으로 쏠릴 수 있는 상태가 된다. 즉 옆으로 누우면 상체가 들리고 바닥에 닿는 허리와 골반 부위가 압력을 받는 휘는 자세가 되고, 옆으로 누워서 상체에 베개를 받치던 또는 자세를 바꿀 때든 바닥에 닿는 쪽의 허리에 휘는 압력을 받을 수밖에 없는 상태가 되는 것이다. 그러므로 이런 구조에서 수년 동안 한쪽으로만 새우잠을 잔다면, 홀로 가로로 놓여 있는 요추 부위는 지속적으로 눕는 쪽의 밑 부분이(척추) 압력을 받을 수 있는 구조가 되는 것이다.

그림에도 요추 부위가 왼쪽으로 약간 휘는 형태로 표시를 하고 있는데, 여기서 중요하게 관찰을 해야 할 부분은 바닥면에 닿는 장골과 양쪽 장골의 상극 약간 아래에 위치하고 있는 요추 5번 부위를 잘 관찰해야 할 부분이다.

잘 관찰을 해야 할 부분은 이 부분이다. 양쪽 장골의 상극 약간 아래에 위치하고 있는 요추 5번 부위인데 이 부분은, 옆으로 누울 때 장골이 바닥에 닿으므로 밑에서 올라오는 압력과 옆으로 누웠을 때 위에서 눌리는 압력, 이 부분을 잘 관찰을 해야 할 필요가 있다. 위의 그림을 보면 요추 5번과 장골(뼈)을 보면 두 뼈 사이에 약간의 간격이 있지 않습니까. 왜 이 부분을 잘 관찰을 해야 하나 하면, 만약 요추 5번이 움직였을 때를 생각해 보라는 것이다. 요추 5번은 양쪽 장골의 상극 아래에 있는데, 그림과 같이 옆으로 누우면 장골이 바닥에 닿는 기둥역할을 하게 된다. 기둥은 거의 그 물체의 전체를 짊어지고 있는 구조이다. 그러므로 기둥부위는 심하게 압력을 받을 수가 있는 것이다. 그리고 바닥으로부터 버팀에서 올라오는 압력과 위에서 누르는 압력을 동시에 받는 위치이다. 요추 5번 부위는 이러한 상태에서, 상체의 움직임에 의해서, 신체(요추부위)가 휠 때 요추 쪽으로 휘는 압력과 복부의 무게를 함께 받는 위치가 된다. 그러므로 요추(뼈) 중에서 특수하게 압박을 받는 부위가 될 수 있는 위치가 된다. 그러므로 이러한 상황에서 판별을 잘해야 할 상황은, 이 부분이 움직였을 때(휨)를 잘 판별을 해야 할 필요가 있는 것이다. 잘 판별을 해야 할 상황은 만약 요추 5번이 옆으로 틀어졌을 때, 그림에서 본 요추 5번과 장골 사이의 틈에 대한 부분이다. 요통이나 요추디스크 환자들 중에는 골반이 '옆으로 튀어나오는' 것을 많이 볼 수 있다. 이것이 요추 5번과 장골 사이의 간격을 잘 관찰해야 하는 이유이다.

이번에는 같은 그림으로 신체가 섰을 때를 놓고 판별을 해 보자.

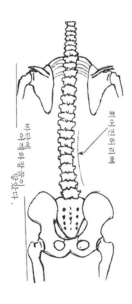

위의 그림은 앞에서 설명했던 그림을 사람이 섰을 때의 형태로 돌려놓은 것이다. 그리고 왼쪽으로만 오랫동안 누워서 잠을 잘 때 요추가 휠 수 있는 상태를 설명하고 있다. 사람의 뒷모습이라고 생각하고 보면 요추가 왼쪽으로 약간 휘는 표시가 되어 있는 것을 볼 수 있다.

요통이나 요추디스크 등 많은 요추변형의 환자 중 골반이 옆으로 튀어나와 삐뚜름한 사람들을 많이 보게 된다. 척추의 변형으로 오는 통증은 척추가 휜 쪽으로 오는 것이고, 척추를 휘게 하는 것은 습관적이거나 직업적으로 편중된 자세 또는 편중된 동작, 그리고 충격으로 허리 염좌(삠)을 당하면, 대개 평소 습관이 있었던 쪽으로 척추변형을 가지고 와 그쪽으로 병변현상을 초래하게 된다고 보면 된다. 그것은 꼭 의사가 아니더라도 스스로 느낄 수 있다. 스스로 느낄 수 있는 것, 그것은 이런 것이다. 맨바닥에 앉아 있는데 허리가 아프다. 그러면 허리를 펴게 되거나 벽에 기대고 싶어진다. 그럴 때 자세가 구부정해서 허리가 굽어서 그런가 보다 하고 생각하게 된다. 쪼그리고 앉아서 일을 하거나 머리를 감아도 허리가 아프거나 심하면 허리가 끊어질 것은 통증을 느끼게 되는 경우를 많이 볼 수 있는데 이 역시 본인이 다 인식할 수 있는 일이다. 허리를 굽혀서 일을 하고 있는데 허리가 아프다는 것은, 신체(상체)를 앞으로 수그리면 척추(허리)는 뒤로 물러나는 움직임이 일어나고, 이것은 곧 상체를 수그리므로 인하여 허리가 뒤로 굽어지면서 통증이 온다는 것을 알 수 있는 일인 것이다. 그러므로 자세를 구부정하게 앉아 있을 때 허리가 아프다거나 허리를 굽혀 있을 때 허리가 아픈 것을 느낄 때는 척추가 뒤로 휘어서 통증이 온다는 것을 스스로 알 수 있는 것이다.

그러므로 이러한 상황은 내가 어떤 자세일 때 허리가 아픈 것은 '아, 척추가 굽어져서 허리가 아프구나' 하고 인식을 하고, 허리를 펴 주고 하는 것이, 어떤 자세일 때는 척추가 어떻게 된다는 것을 인식할 수 있는 것이 된다.

위의 그림에서 척추(요추) 부위가 왼쪽으로 휜 것을 볼 수 있다. 앞에서 언급을 했듯이 요추변형으로 요통이나 요추디스크를 앓는 환자 중 많은 사람들이 골반이 옆으로 튀어나온다.

그것은 요추가 앞(전방)과 뒤(후방)로 탈골이나 휘게 되고, 또 옆으로 휘게 되면, 척추의 무게중심으로 휘는 쪽으로 쏠림으로 인하여 골반까지 옆으로 달고 나오는 현상이 올 수도 있고 그중 요추 4, 5번이 변형이 되어 옆으로 물러나게 되면, 위의 그림에서 보듯이 요추 5번은 양쪽 장골상극의 약간 아래에 위치하고 있기 때문에 이 부분이 옆으로 움직이게 되면 요추와 장골의 간격(틈)에 압력이 가해져 장골을 외부로 밀어내는 현상이 생길 수가 있는 것이다. 뼈는 한 번 틀어진 쪽으로 계속해서 휘는 성질을 가지게 되고, 이렇게 지속적으로 한 쪽으로 압력을 가하면 골반이 옆으로 튀어나오게 되는데, 그렇게 되기까지는 오랫동안 요통이 반복되다가 어느 날 골반이 옆으로 튀어나온 것을 알게 된다. 또, 크게 요통을 경험한 기억이 없는데 어느 날 골반이 측만이 되는 경우도 있다. 그것은 요추가 전방전위가 되면 요통을 앓은 기억은 별로 없는데 골반이 옆으로 튀어나오는 상태를 유발할 수가 있다. 특히 요추 5번이 전방으로 내려앉으면 그러한 경험을 할 경우가 많은데, 그것은 요추 부위가 앞(전방)으로 만곡을 형성하고 있어서 순간적으로 뼈가 전방으로 내려앉으므로 인하여 골반까지 측만으로 되는 경우가 있다. 그리고 측만이 된 쪽은 그동안 그쪽으로 뼈가 휠 수 있는 습관적이거나 직업적인 자세가 있었다고 볼 수 있다. 그리고 순간적으로 요추 4, 5번이 전방으로 내려앉는 것은 배가 나오면서 허리근육이 무력해졌거나 또는 물건을 들다가 삠을 당할 때 올 수가 있고 또 엎드려서 잠을 자는 습관을 가지고 있거나 배를 깔고 엎드려서 책을 보는 자세 등을 오래 해온 경우 그러한 상태를 경험할 수 있다. 또 임신 중이거나 해산을 하고 나서 그러한 경험을 하는 예도 있었다.

요추 5번이 앞(전방)으로 전위가 되면 특정한 부위에 반응이 나타나고, 운동장애를 동반하게 된다. 요추 4, 5번이 전방 쪽으로 전위가 되면, 사타구니(서혜부)에 통증을 느끼는 예도 있고, 또 국소(성기) 부위에 통증을 느끼는 예도 있다. 그리고 복부가 처지는 느낌이나 무게감 그리고 대소변의 장애도 겪는 경우도 많다. 또 기침이나 조그만 동작에도 깜짝깜짝 놀라는 허리의 통증과 불안감을 갖게 되고, 또 이 상태가 심해지면 엉덩이 통증을 수반하는 경우와, 특히 무릎의 통증과 무릎에서 위쪽으로, 대퇴 전면 쪽으로 통증이 나타나는 현상이 올 수 있다. 더 심해지면 정강이 앞쪽으로 통증이 나타나기도 하고 또 더 내려가서 발목의 앞쪽과 발바닥에 무엇이 붙어 있는 느낌을 받을 수도 있다. 그리고 요추 4, 5번이 전방 쪽으로 전위가 되면 반듯하게 누워 있을 때는 통증이 덜하거나 통증을 못 느끼는 경우도 있을 수 있다. 그러나 요추가 '후방'으로 전위가 되면 누워 있을 때나 앉아 있을 때나 걸음을 걸을 때나 어떤 자세일 때라도 통증이 계속 나타나는 것을 볼 수 있다. 그러므로 반듯하게 누워 있을 때는 괜찮은 경우는 일단 요추의 전방전위 현상을 의심해 볼 수 있다.

그리고 요추의 전방전위상태의 운동장애는, 신체를 앞으로 수그리는 운동이 잘 안 된다. 즉 신체를 앞으로 수그릴 때 몸이 뻣뻣하면서 잘 수그려지지 않는다는 것이다. 전방전위상태가 심해지면 고개만 수그려도 허리 부위가 땅기는 현상이 나타나기도 한다. 그러니까 전방전위일 때 운동장애는 신체를 앞으로 수그릴 때 허리가 뻣뻣하면서 잘 안 수그려지고, 다리까지 통증이 내려온 경우는 앞으로 신체를 수그리면 통증이 내려온 부위로 몸을 수그릴 때 땅기는 현상이 온다는 것이다. 그러나 반대로 신체를 뒤로 젖힐 때는 상대적으로 운동장애가 덜 온다는 것이다. 즉 요추가 전방으로 전위가 되면 신체를 뒤로 젖힐 때는 운동이 부드럽고 다리가 땅긴다든지 하는 신경장애가 앞으로 수그릴 때보다 덜 오거나 안 온다는 것이다. 그러므로 운동 상태의 판별에 있어서는, 신체를 앞으로 수그릴 때 운동이 안 되거나 통증이 심하면 척추가 전방(복부 쪽)으로 내려앉았다고 판단을 할 수 있는 것이다. 그리고 신체를 뒤(후방)로 젖힐 때는 뒤로 안 넘어가는 운동장애나 다리가 땅기는 통증장애가 별로 없는 상태이다. 운동 상태는 이러한 것으로 판별을 하면 된다.

이러한 상황은 많은 요통환자나 요추디스크환자들이 경험하고 있는 상황이다. 어떤 사람은 요추디스크로 신체를 앞으로 수그릴 때는 아무런 운동장애나 통증을 못 느끼는 반면에 신체를 뒤(후방)로 젖히면, 살짝만 뒤로 젖혀도 허리가 뒤로 안 넘어가고, 또 뒤로 넘길 때 허리가 뻣뻣하거나 뼈가 맞닿는 느낌과 통증이나 전기현상이 다리로 또는 복사뼈나 정경이 뒤쪽, 발까지 통증이나 저림, 마비현상이 나타나는 방산통을 경험하게 된다. 반면에 요추가 전방으로 전위가 된 사람은 허리를 뒤로 젖힐 때는 운동장애나 심한 통증을 못 느껴도 상체를 앞으로 수그릴 때는 운동장애나 통증을 경험한다.

특이한 현상도 있다. 요추가 후방으로 전위가 된 사람은 신체를 앞으로 수그릴 때는 전혀 운동장애나 통증이 못 느끼는 경우가 있다. 반면에 요추가 전방(복부 쪽)으로 내려앉은 사람은 신체를 뒤로 젖힐 때도 약간 통증이 나타나기도 하고 신체를 앞을 수그릴 때도 통증이 나타나기도 하는 경우가 있다. 이것은 뼈가 전방으로 내려 앉을 때는 주위의 조직을 다 끌어내리기도 하고, 추체가 완전히 내려앉기 때문에 어떠한 신체의 움직임에도 주위의 조직에 영향을 준다는 것이다. 반면에 요추가 뒤로만 살짝 빠져 나오면, 다른 뼈에 여향을 주지 않아 습관이 있어 뒤로 튀어나오겐 된 것만 여향을 주어, 신체를 앞으로 수그릴 때는 운동장애가 안 나타나고, 대신 습관에 의해 뼈가 뒤로 튀어나온 것을 되밀어 넣는 자세가 될 때만 통증이나 운동장애가 나타날 수 는 상태가 되는 경우가 있다.

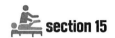

section 15

자세나 동작이 뼈를 변형, 움직이게 하는 또 다른 예

청소기를 미는 약간 상체를 굽히는 자세, 청소기를 밀 때처럼 상체를 약간 굽히는 자세에서 요통을 경험하는 사람들이 많다. 그래서 청소를 하다가 허리를 펴 주고 한다. 그러면 요통이 가신다. 그러면 청소기를 미는 상체를 약간 굽히는 이 자세는 요추를 어떻게 움직이게 할까?

요통이 오는 것은 뼈(요추)에 영향을 미치는 것이고, 이것이 어떻게 영향을 미쳐서 통증이 오는 것일까? 다시 생각해 보자. 상체를 굽히지 않고 똑바로 서 있을 때는 통증(요통)이 없는데 상체를 약간 굽혀서 일을 하면 허리가 아픈 것은, 근육이 굽어진다고 통증이 오는 것은 아니고, 상체를 굽힐 때 요추(허리뼈)가 어떤 움직임이 있으므로 해서 허리에 통증이 나타나는 것이 아닐까?

청소기를 미는 정도로 약간 상체를 굽히는 자세에서 통증이 나타나는 사람은, 대개 맨바닥에 편안한 자세로 앉아 있어도 요통이 올 수 있고 그래서 벽에 기대앉으면 편안함을 느끼는 경우가 많다.

이런 경우가 점차 심해지면, 쪼그리고 앉아서 일을 하고 있거나 머리를 감고 있으면 허리가 끊어질 것 같은 통증을 느낄 수도 있다. 그리고 점차 시간이 지나가면, 엉덩이나 다리로 통증이 내려가는 좌골신경통(디스크)으로 진행이 되기도 한다. 그러므로 이러한 경우, 자세나 동작이 허리뼈를 어떤 방향으로 움직이게 한 것이고, 이 상태가 오랫동안 누적되어 요추의 변형을 가지고 오게 한 것이다.

그러면 청소기를 미는 상체를 약간 굽히는 자세, 맨바닥에 앉으면 자세가 구부정해지는 자세, 이 자세들은 요추를 어떻게 움직이게 할까.

척추에서 일어나는 움직임(운동)은 우리가 신체를 움직이는 운동을 할 때 크게 일어나고, 신체에 운동이 크게 일어날 때 척추도 움직임이 일어나는데 이때 어떤 신체의 움직임은 척추에 많은 부담을 지우게 된다. 그리고 이 부담은 반복되거나 오랫동안 편중해서 반복되면, 결국 척추를 붙잡고 있는 힘줄에 압박을 가하여 힘줄이 무력해지는, 즉 항상성을 잃게 하는 경우가 생기게 된다. 뼈를 잡고 있는 힘줄이 항상성(길항력)을 잃는다는 것은 신체가 움직일 때, 신체를 움직이게 할 수 있는 기능, 즉 뼈가 관절화되어 신체를 움직일 수 있게 하는 운동능력을 발휘하지 못하게 되는 현상을 초래하게 되는 것을 말한다. 우리가 허리를 굽혀서 일을 하면 상체는 굽어 있는데, 굽혀서 있을 때 신체는 굽어 있지만 일어서면 신체는 똑바르게 된다. 이것이 뼈(신체)의 항상성에 의해서 이루어지는 일인데, 뼈가 항상성이 약해지거나 잃어버리면 신체를 굽혔다 일어서면 엉거주춤하면서 신체를 바로 펴지를 못하는 경우를 말한다. 그러니까 신체를 굽혀서 허리가 굽혀지는데, 이때 굽혀 있다가 일어서면 뼈를 잡고 있는 힘줄이 뼈가 제 위치로 오게 하는 기능을 해 주어야 허리를 바로 펼 수 있는 것인데, 이 뼈를 잡고 있는 힘줄이 제 기능을 못하거나 뼈가 뼈끼리 서로 잇대어 있는 관절화 상태, 즉 정렬 상태를 벗어나 버리면, 신체를 굽혔다가 바로 설 때 얼른 허리를 못 펴는 자세가 곧게 안 되는 현상이 생기게 되는 것이다. 즉 앞에서 말한, 청소기를 미는 약간 상체를 수그리는 자세, 맨바닥에 앉아 있으면 허리가 구부정해지는 자세, 쪼그리고 앉아서 일을 하는 자세 그리고 이때 나타나는 요통, 이 모든 것은 같은 방향의 척추의 움직임이 일어나는 자세이고, 이때 척추에 일어나는 척추의 움직임은 척추가 뒤쪽(후방)으로 물러나는 움직임이 일어나는 신체의 운동인 것이다. 즉 신체(상체)를 앞으로 굽혔을 때 척추에서 일어나는 움직임(운동)인 것이다.

쉽게 말하면 허리가 뒤로 휘었다, 탈골했다. 하고 말할 수 있는 것이다.

그러므로 이러한 경우는 내가 자세를 구부정하게 해 왔거나 허리를 굽혀서 일을 많이 해 왔거나 쪼그리고 앉아서 오래 일을 해 온 자세나 동작에서 척추를 움직이게(물러나게)한 것인데, 이 상태는 요추를 후방으로 물러나게 한 것이 된다.

앞에서도, 말해지만 어떤 자세를 편중되게 오랫동안 하게 되면 뼈를 잡고 있는 힘줄이 항상성을 잃게 되어 뼈를 놓게 된다. 그러면 힘줄이 늘어나거나 무력해진 뼈(추체)는 서로 잇대어 있는 관절화를 벗어나 휘거나 탈골을 하게 된다. 우리가 신체를 앞으로 수그리고 뒤로 젖히고 할 수 있는 것은 척추의 관절화에 의해서 일어나는 운동인 것이다. 척추가 이런 관절화를 벗어나면 신체가 움직일 때 뜨끔거리거나 또는 보행이 불안

하고, 기침이나 숨을 쉬어도 요통을 수반하는, 소위 관절이 서로 제대로 잇대어 있지 않는 상황인 것이다.

그리고 청소기를 미는 약간의 상체를 굽힘에도 오는 통증, 쪼그리고 앉아서 머리를 감고 있으면 오는 요통, 맨바닥에 앉아 있으면 허리가 아파서 벽에 기대고 싶은 상태, 이런 상태는 요추가 후방으로 전위될 때 나타나는 현상이고, 이렇게 되는 원인은 직업적이거나 습관적으로 허리를 굽혀서 오랫동안 일을 해 왔거나 구부정한 자세를 오랫동안 유지해 오면, 요추(허리뼈)가 뒤로 물러나게 되고, 이런 자세를 오래 해오면 뼈가 뒤로 물러나는 것을 잡고 있는 힘줄이 능력이 떨어져 뼈가 조금씩 뒤로 물러나는 것을 예방을 못하고, 결굴 뼈가 뒤로 탈골하게 되어 허리를 굽혀서 조금 있으면 뼈가 뒤로 물러나면서 통증이 오게 되는 것이다.

그것을 중명할 수 있는 것은 우리가 상체를 굽혀서 허리에 손을 대 보면 요추의 후방돌기가 뒤로 물러나는 것을 알 수 있는 것이다.

만약 내가 이런 상태라면, 물론 자세를 바로 해야 하고, 이미 뼈가 뒤로 휘어서 통증이 오고 있는 상태이므로, 이 상태에서는 뼈가 원래대로 돌아갈 수 있는 동작(운동)을 해 주어야 요통에서 벗어날 수가 있다.

운동은, 상체를 앞으로 굽히면 척추는 뒤로 물러나는 운동이 일어나므로, 이 상태의 운동은 앞으로 굽히는 운동의 반대 운동을 해 주어야 뒤로 굽은 것이 원래대로 돌아가는 이치가 된다. 신체를 앞으로 굽히는 것의 반대는 신체를 뒤로 젖히는 것. 그러므로 운동의 선택을 신체가 뒤로 젖히는, 즉 신체를 뒤로 펴는 운동을 해야 하는 것이다. 요가의 동작에서 찾아보면 코브라 자세, 활 자세, 아치형 자세, 메뚜기 자세, 이런 동작이 척추가 뒤로 굽은 것을 펴는 자세가 된다.

• 대처상황

여기서 앞에서 설명한 상황을 한 번 자세하게 판별을 해 보자. 청소기를 미는데 허리가 아프다. 쪼그리고 앉아서 머리를 감고 있으면 허리가 아파서 쪼그리고 앉아서 머리를 감을 수가 없다. 억지로라도 쪼그리고 앉아서 머리를 감고 있으면 허리가 끊어질 것 같이 아프다. 회사에서 허리를 굽혀서 하는 일을 조금 하고 있으면 허리가 아파서 오래 할 수가 없다. 예를 들어, 쪼그리고 앉아서나 허리를 굽혀서 용접을 하고 있으면 허리가 아파서 금방 허리를 펴 주어야 한다. 그래서 제대로 일을 못 할 지경이다.

만약 내가 이런 상황이라면 어떻게 해야 하나. 우리는 누구나 대개는 허리를 굽혀서 오래 일을 하고 있으면 허리가 아픈 경우가 많다. 그리고 그 자세를 벗어나 허리를 펴 주면 금방 괜찮아지곤 한다. 그러나 그 정도가 심하고, 심지어는 조금만 허리를 굽혀 있으면 금방 허리가 아파서 허리를 굽혀서 무엇을 제대로 할 수 없는 심한 상태, 그리고 어떤 경우는 앉아서 일을 하고 있으면 허리가 끊어질 것같이 아프고, 너무 아파서 허리를 펴려고 하면 금방 허리를 펼 수가 없을 정도로 엉거주춤한 상태, 그리고 허리를 펴려고 하면 허리가 굳어서 뻣뻣하고 뒤로 젖히는 운동이 안 되는 상태, 그러나 허리를 굽히지 않으면 그다지 심하게 아프지 않고 견딜 만한 상태.

'그런데, 우리는 허리를 굽혀서 일을 하거나 앉아서 일을 할 때 허리가 아프면 의식적이든 무의식적이든 일어나서 허리를 편다.' 그렇게 허리를 펴면 아픈 허리가 괜찮아지고 한다.

여기서 말하고자 하는 것은 이 상태를 제대로 인식하자는 것이다. 내가 지금 회사에서 쪼그려 앉아서 일을 하고 있는데 허리가 아파서 일 하기가 힘들다. 또는 공사 현장에서 앉아서 톱으로 나무를 캐고 있는데 허리가 아파서 일을 제대로 할 수가 없다.

이런 상황일 때, 이런 상황이란 것은 허리를 굽혀서 조금 일을 하고 있는데, 즉 허리를 굽히는 순간에 허리가 안 굽혀지는 것이 아니고, 허리를 굽혀서 조금 일을 하고 있으면 서서히 요통이 나타나기 시작하는 상태. 이 상태를 말하는 것인데, 일을 하고 있는데 이런 상황이라면.

앞에서 이러한 상황은 요추(허리뼈)가 뒤로 물러났을 때 나타나는 상태라고 말했다. 그리고 신체(상체)를 앞으로 굽히면 요추(허리뼈)는 뒤로 물러나는 운동이 일어난다고 했다.

그리고 우리가 일을 할 때 허리를 굽혀서 일을 하는 자세, 즉 이 자세는 상체를 앞으로 수그리는 자세이고, 그러므로 이런 자세는 허리뼈가 뒤로 물러나는 자세인 것이다. 그리고 이런 자세를 취한다고 누구나 다 허리가 아픈 것은 아니다.

그런데 이런 자세를 취할 데 허리가 아프거나 또는 조그만 허리를 굽혀서 있으면 허리가 끊어질 것 같이 아프고 그래서 허리를 펴려고 하면 허리가 뻣뻣하면서 금방 허리를 펴지를 못하고 이리저리 조금 움직여야 허리를 펼 수 있는 사람들이 있다.

그런데 앞에서도 말했지만, 우리가 허리를 굽혀서 일을 하고 있는데 허리가 심하게 아파서 견딜 수가 없으면 일어나서 허리를 펴 주곤 한다. 일어서서 허리를 펴 주면 통증이 가라앉는다. 그래서 일을 하다가도 허리가 아프면 자주 허리를 펴 주면서 일을 하는 것이다.

그런데, 인식을 안 하고 있어서 그렇지 그것이 허리를 굽혀서 일을 할 때 요통이 나타나면 대처할 수 있는 방법이고, 좀 더 깊이 인식을 해서 이해만 한다면, 이런 상태일 때는 허리가 아프다고 병원을 쫓아 갈 것이 아니고 스스로 자율적인 운동(처방)을 하면 된다.

앞에서도 말했지만, 상체를 굽히면 요추(척추)의 후방돌기가 뒤로 튀어나온다. 그것은 상체를 굽히고 허리에 손을 대 보면 뼈가 불거져 나옴을 알 수 있다. 만약 뼈가 후방으로 휘거나 탈골이 되었다면, 그것은 상체를 굽혀서 하는 자세를 오랫동안 가져 왔거나, 구부정한 자세가 원인이 된다. 상체를 굽히면 척추는 뒤는 물러나는 운동이 일어나니까.

허리를 굽혀서 일을 좀 하고 있으면 허리가 끊어질 것같이 아픈 사람은 이런 자세가 오랫동안 반복되어, 허리를 굽혔다가 허리를 펴면 뼈가 제자리로 돌아오는 항상성(길항력)이 떨어져 허리를 굽힐 때 뼈가 관절화 범위를 넘어가는, 즉 척추의 후방관절의 정렬 상태를 벗어나는 그러한 순간에 와 있는 것이다.

그러므로 이러한 상황은 순전히 상체를 굽혀서 하는 일을 오랫동안 해온 자세 때문에 온 것이므로, 이 상태를 되돌리는 것은 자세를 역을 해서 뼈가 원래대로 돌아올 수 있도록 자세를 취하거나 운동으로 뼈가 제자리로 돌아오게 해야 한다.

이 이야기가, 허리를 굽혀서 한참 동안 일을 하고 있으면 허리가 아파서 일어서서 허리를 펴 주면 통증이 가시게 되는, 누구나 무의식적으로 하고 있는 대처법이다.

따지고 보면, 허리를 굽혀 있으면 요추(허리뼈)가 서서히 뒤로 물러나는 운동이 일어난다. 이때, 이 물러나는 범위가 지나쳐 뼈의 후방관절이 물러나거나 또 물러나서 근육을 압박하면서 요통이 발생하는 것이다. 그리고 이런 상황까지 오기까지는 이미 오랫동안 허리를 굽혀서 하는 일을 해 왔어 이미 척추후방관절이 길항력을 벗어나 있거나 벗어나는 순간에 이르러 있을 때, 허리를 굽혀서 조금만 있어도 요통이 오게 되는 상황이 되는 것이다.

그러므로 이런 상황은, 상체를 앞으로 굽혀서 척추가 뒤로 물러나서 일어나는 상황이므로, 상체를 뒤로 젖혀주는 지금까지의 반대 자세를 가져야 하는 것이다. 앞에서 말했던, 우리가 허리를 굽혀서 일을 하고 있으면 허리가 아파서 허리를 펴 주면 통증이 가시 듯. 즉 허리를 펴는 것이 척추가 뒤로 굽은 것을 펴는 것이다. 그 운동은 상체를 뒤로 펴는 것이고, 그러니까, 이제까지 상체를 앞으로 굽혀서 척추가 뒤로 굽은 것을 이제부터는 상체를 뒤로 펴 주는 운동을 많이 해 주어, 뒤로 굽은 척추를 앞(전방)쪽으로 갈 수 있게 하는 것이 대처법인 것이다.

만약 내가 이러한 상황이면, 병원에서 X-ray를 찍는 인식보다는, 내가 어떻게 몸을 써 왔는지 판단을 하고, 허리가 뒤로 굽었다면 그 반대되는 운동을 하는 것이 오히려 금방 요통을 개선하는 지름길이 될 것이다.

뼈는 살이 아니고 짜마쳐진 틀 같은 것이므로 어긋난 것을 바로잡는 것을 해야 한다. 그리고 틀어진 것을 움직여서 제자리로 돌릴 수 있는 것도 뼈를 움직여야 한다. 뼈를 제자리로 옮겨가려면 움직여야 하는 것이다. 뼈를 움직이게 하는 것은 운동이다. 교정도 뼈를 움직여서 옮겨가게 하는 것이다. 틀어진 방향에서 제자리로 돌아갈 수 있는 방향으로 움직여야 하는 것이다.

만약 내가 현장에서 허리를 굽혀서 일을 하고 있는데 허리가 계속해서 아파서 일을 하기가 힘들다면 허리를 뒤로 쭉 젖혀 주는 것이다.

양손으로 허리를 잡고 허리를 뒤로 젖혀준다. 이때 가슴이 펴지고, 상체가 활처럼 휘게 허리를 뒤로 편다.

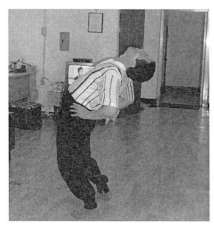
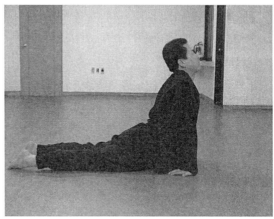

많은 사람들이 허리를 굽혀서 일을 하면 허리가 아프기도 한다. 그러나 허리를 굽히지 않고 서서 있을 때는 아프지 않다. 이런 사람들은 상체를 굽힐 때 요추(허리)의 후방돌기가 뒤로 물러나면서 요통이 오는 것이다. 원인, 오랫동안 허리를 굽혀서 일을 하다 보면 허리가 뒤로 휘게 되고, 그렇게 되면 척추의 후방돌기가 뒤로 빠져 나오기도 하고 척주(脊柱)가 휘기도 한다. 이런 사람들은 허리를 굽혀서 작업을 하고 있는데 요통이 심하게 와서 허리를 굽혀서 일을 하기가 힘들면 일어나서 요대부분을 잡고 허리를 뒤로 쭉 펴 주는 운동을 몇 번 해 주면 견딜 만하다. 그리고 만약 허리를 굽혀서 일을 하고 있을 때 요통이 오는 사람은 허리뼈가 뒤로 굽어서 오는 경우이므로 상체를 앞으로 굽히는 운동. 예를 들어 퓨샵운동, 윗몸일으키기 등 신체를 앞으로 수그리는 운동을 안 해야 한다.

허리뼈가 뒤로 휘거나 탈골하는 것은 상체를 앞으로 굽힐 때 일어날 수 있는 상황이므로 만약 허리를 굽혀서 좀 있으면 요통이 오는 경우는 허리뼈가 뒤(후방)로 튀어나온 경우이므로 상체를 앞으로 굽히는 운동을 삼가야 한다.

이 상황은, 상체를 앞으로 굽히고 허리에 손을 대 보면 알 수 있는 일이다. 상체를 앞으로 굽히고 허리에 손을 대 보면 척추의 후방돌기가 뒤로 물러남을 알 수가 있다. 이런, 허리를 굽히는 자세를 오랫동안 해 오면, 척추의 정렬 상태가 어긋나 통증이 오게 되는 것이다. 이러한 요인으로 해서, 처음에는 요통이 오다, 시간이 지나고 요통 상태가 반복되면 척추의 변형으로 인하여 디스크나 협착으로 진행해 가는 것이다.

척추의 변형은 자세에서 오기 때문에 그 원인을 찾아내는 것은 내가 지금까지 써온 자세나 동작, 그리고 충격을 받은 일이 있는지 찾아내어, 내가 어떤 자세를 취해 왔는지, 또 내가 어떤 자세로 운동을 많이 해 왔는지, 또 충격을 받고 요통이 시작되었는데 어떤 상태로 충격을 받았는지, 그것을 잘 판별하는 것이 요통이나 디스크에서 해방되는 지름길이다.

차를 타고 가다 뒤에서 차에 들이받혀 목고개가 뒤로 꺾인 일이 있다. 목이 좀 뻐근하기는 했지만 그대로 쭉 괜찮았다. 그런 뒤 한참 시간이 지나 후 목이 편치 않은 상태가 오기 시작, 목고개를 이리저리 돌리기도 하고, 목에 자주 손이 가는 불편함이 왔다. 시간이 갈수록 목은 점점 더 불편해지고 가끔씩 목에서 찌릿한 바늘 찌르는 듯한 통증이 지나가기도 하고, 딱히 뭐라 표현하기가 어려운 기분, 목과 앞가슴, 그리고 몸 전체가 표현하기 어려운, 한마디로 말해서 기분 나쁜 느낌과, 전신이 무력해 지는 듯한 기분이 나타나기 시작했다.

정말, 전에 없었던 몸 상태가 나타나기 시작했다. 그리고 아침에 일어나면 목이 굳어 뻣뻣해지고, 목이 뻣뻣해져서 목고개를 앞으로 수그리려고 하면 뻣뻣하면서 잘 수그려지지 않고, 억지로 목을 수그리면 목 줄기가 땅겨 통증이 오고, 그리고 더 시간이 지나가면서, 이제는 앞가슴 쇄골 쪽에도 통증이 나타나고, 어깨 통증도 나타나고, 어떤 때는 편두통과 머릿속에 무엇이 들어앉은 것 같은 느낌과 통증이 나타날 때도 있다.

지금 같은 상황은 목뼈의 변형으로 나타나는 현상인데, 어느 날 목이 불편하면서, 목고개를 수그리면 목이 뻣뻣하면서 목고개를 수그리면 잘 안 수그려지고 목 줄기가 땅기는 운동장애가 오고, 통증이 유발되면서 시작되었다. 물론 그 앞에부터 목이 편하지 않고 무언가 힘이 없는 느낌, 그리고 목이 쉬 피로해지고, 아침에 잠을 자고 일어나면 목과 목 주위가 굳어지는 현상이 나타나곤 했었다. 그리고 한참 시간이 지난 후 어느 날부터 목에 꼭꼭 찌르는 듯한 느낌과 목의 운동 시, 어떤 자세에 따라서 목 줄기가 뻣뻣해지는, 마치 마비가 오는 듯한 느낌이 자주 나타나면서부터 목이 안 좋아지기 시작했다.

그런데 여기서, 이 사람은 차를 타고 가다 뒤에서 차가 들이받아 목고개를 뒤로 꺾인 사실과 목이 아픈 것을 연관시킬 수 있을까? 물론 어떤 사람은 내가 뒤에서 '차에 받히고 나서부터 목이 이상해서' 하고 생각을 하는 사람도 있기는 할 것이다. 그런데 이 사람이 설상 내가, 차를 타고가다 뒤에서 들이 받쳐서 목이 아픈 것까지는 생각을 할 수 있더라도, 그때 내가 목의 자세가 어떻게 돼서, 하고 인식하는 사람은 아마 많지는 않을 것이다. 이 사람 역시 병원을 다닐 것이다.

앞에서 설명을 했지만 척추의 변형은 대개 자세에서 많이 온다. 그러면 이 사람은 병원에서 효험을 못 보면, 자신의 자세를 파악해야 하고, 내가 전에 목이 뒤로 꺾인 사고가 있었던 것을 생각해야 한다. 물론 또 다른, 목에 무리가 갈 수 있는 자세나 동작이 있었는지도 생각해야 한다.

만약 이 사람이 차가 뒤에서 들이 받아, 목고개가 뒤로 꺾인 자세. 그 자세에서 목이 변형이 되었다면, 그 자세의 척추(목뼈)는 어떤 자세일까? 차를 타고 가다가 다른 차가 뒤에서 받았다. 그리고 목고개 뒤로 꺾이는 자세를 겪었다. 그러면, 척추(경추)에서 목이 뒤로 꺾인 자세. 즉 머리가 뒤로 넘어간 자세, 이 자세는 목뼈(경추)에 어떤 자세가 가해질까?

여기서, 우리가 깊이 한 번 생각을 해 보자.

허리를 굽히면, 척추(요추)는 뒤로 물러나는 움직임이 일어난다고 했다. 그것은 목뼈도 마찬가지인 것이다. 목에 손을 대고 목고개를 수그리면 목뼈가 뒤로 튀어나오는 것을 알 수 있다. 그러면, 지금 설명하고 있는 상황은, 목고개가 뒤로 꺾인 상황이다. 즉 목고개를 앞으로 수그리는 자세와 반대의 경우인 것이다.

물론, 목고개가 뒤로 꺾였다 해서 다 목뼈가 전방(앞)으로 전위가 되는 상황을 맞이하는 것은 아니다.

현재, 목뼈(경추)가 후만(일자 목)으로 되어 있다거나 목뼈의 정렬상태에서, 어느 뼈 하나가 뒤로 탈골해 있었다면, 목고개가 뒤로 젖혀졌기 때문에 오히려 괜 찮을 수도 있을 수 있다. 그리고 꼭 그런 이유만은 아니겠지만, 뒤 차에 받혀 목고개가 뒤로 꺾여서도 별 이상이 없는 사람도 많을 것이다.

여기서, 이 사람이 목뼈가 뒤로 꺾이면서 목뼈의 변형을 가지고오게 되었다고 가정하는 것은, 현재 이 사람이 겪고 있는 상태 때문인 것이다. 즉 이 사람이 겪고 있는 목의 증상이 목뼈가 목의 앞(전방)으로 되었을 때 나타나는 현상이 나타나고 있다는 것이다.

증상은, 목뼈가 전방으로 전위되었을 때 나타나는, 목고개를 수그리면 목이 뻣뻣하면서 앞으로 잘 수그려지지 않는 것, 그리고 목의 주변과 어깨통증은 목뼈가 후방으로 전위가 되어도 나타나는 현상이지만, 이 사람이 목뼈가 앞(전방)으로 전위가 되었을 때 전형적으로 나타나는 목의 앞쪽 가슴쪽과 쇄골에 나타나는 현상. 이러한 현상은 목뼈의 무게중심이 전방으로 쏠렸을 때 주로 나타나는 현상이므로. 이 사람의 목뼈가 전방으로 전위가 되었다고 판별을 할 수 있는 것이다. 또 운동 상태에서도 목뼈가 뒤로 튀어나오면, 목고개를 뒤로 젖힐 때 목이 뻣뻣하면서 무엇인가 맞닿는 느낌. 즉 목고개를 뒤로 젖힐 때 뼈가 맞닿아 더 이상 목고개를 뒤로 젖히는 운동이 안 되는 상태가 될 수가 있다. 그런데 목고개를 앞으로 수그릴 때는 아무런 운동장애를 못 느끼는 경우, 이런 상황은 목뼈가 뒤(후방)로 전위되거나 탈골되었을 때 나타나는 현상인 것이다. 그리고 목뼈가 앞(전방)으로 전위가 되었을 때는, 목고개를 앞으로 수그릴 때 뻣뻣하고, 목줄기가 땅기는 경우가 있고, 그리고 목고개를 수그리는 운동이 잘 안 되는 현상이 생긴다. 그러나, 목뼈의 후방전위상태와 반대로 목고개를 뒤로 젖힐 때는 별다른 운동장애를 받지 않는 경우가 많다. 그리고 운동장애를 받더라도 목고개를 앞으로 수그리는 것만큼 운동장애를 심하게 받는 것은 아니다. 간혹, 목뼈가 전방으로 전위가 되어도 목고개를 뒤로 젖힐 때 약간의 통증이나, 또는 찌릿한 바늘로 찌르는 듯한 느낌을 받는 경우도 있지만 그러나 목고개 뻣뻣해서 고개를 못 숙이는 만큼 운동장애가 오지 않는다.

그리고 한 가지 말해 둘 것은, 목뼈가 뒤로 튀어나오는 후방전위와 달리 목뼈가 전방으로 전위가 되면 목고개를 앞으로 수그릴 때나 뒤로 젖힐 때도 통증을 느끼는 경우가 많이 있다. 그러나 앞에서도 말했듯이 목고개를 앞으로 수그릴 때와 목고개를 뒤로 젖힐 때의 통증이 차이가 있고, 또 목뼈가 전방으로 전위가 되면 앞에서 말한, 뼈가 전방으로 전위되었을 때 나타나는 정황들이 나타난다.

그리고 목에 있었던 자세나 동작을 따져보고, 또 촉진(觸診)으로 뼈의 정렬상태를 확인 하여 최종적으로 뼈의 전위상태를 확정하는 것이다 그리고, 또 한 가지 특정적으로 말할 수 있는 것은, 목뼈가 앞(전방)으로 휨을 당한 사람은 아침에 자고 일어나면 목이 더 뻣뻣하고 통증이나 운동장애가 심한 경우가 있다. 이러한 것은 목뼈가 전방전위 된 사람은 거의 그런 현상이 나타난다. 그리고 일어나서 몸을 좀 움직이고 나면 목이 좀 부드러워지고 통증도 좀 덜한 경우가 있다. 그것은 목뼈가 목의 앞쪽(전방)으로 들어가므로 해서, 근육 속으로 뼈가 깊이 들어가므로 밤새 활동이 없는 신체가 경화(硬化)가 되면서 목도 같이, 뒤로 튀어나올 때보다는 목의 근육 속으로 깊이 들어가 있는 상태라서 영향을 많이 받지 않나 싶다. 그래서 아침에 더 목이 뻣뻣해지는 현상이 생기는 것이 아닐까 한다. 그리고 우리 몸도 자고 아침에 일어나면 뻣뻣하듯이.

그런데 목뼈가 뒤(후방)로 튀어나온 사람은 잠을 자고 아침에 일어났을 때는 상대적으로 통증이 좀 덜한 경우를 본다. 그러나 하루 종일 목고개를 수그려서 일을 한다든지 하면, 오후 되면 목이 무겁고 통증이 더 심해지는 것을 볼 수 있다. 그리고 거기다가 만약 고개를 수그리고 일을 하는 사람이 목고개를 수그리고 있으면 목이 무거워오고, 그래서 목고개를 자주 들어주어야 한다든지, 목에 자주 손이 가는 통증을 느끼는 경우를 본다.

또 한 가지, 목이 아파서 병원에 가면 일자목이라는 진단을 받는 경우가 많은데 일자목이라고 전부 후방전위증상만 되는 경우는 아니다. 사람의 동작은 주로 상체를 굽히는 생활로 이루어져 있다. 상체를 굽히면 목도 그렇고 허리도 그렇고, 오랜 세월이 가면, 척추에 있는 만곡의 변형을 가지고 올 수밖에 없는 것이다. 척추의 만곡이 전만으로 되어 있는 목과 허리 부위는 전만만곡이 많이 소실되게 되어 있다. 즉 목이나 허리가 앞(전만)으로 들어가야 할 부분이 뒤로 평평해(일자)지는 것이다. 왜냐하면, 오랜 세월동안 주로 앞으로 굽혀서 생활하는 자세 위주로 해 오기 때문인 것이다. 그래서 목의 만곡이 많이 사라지는 것이다.

그러나, 목이나 허리의 만곡이 사라지고, 일자나 후만으로 되었다고 해서 다 통증이 오는 것은 아니다. 뼈의 후방돌기가 이탈하는 부위 없이 정렬상태를 유지 하면서 만곡이 소실된 것은 별 이상을 가지고 오지 않는다.

이렇게 만곡이 후방으로 소실이 되었다고 해도 척추의 후방관절이 서로 잇대어 있는 정렬상태를 유지하면 아무런 이상이 없는데, 다만, 뼈의 후방돌기가 정렬상태를 이탈한 추체가 생기면 병증으로 되는 것이다. 뼈가 뒤(후방)로 튀어나오면 후방전위증이 되는 것이고, 이런 상황(만곡소실)에서 뼈의 한두 마디가 앞(전방) 쪽으로 탈락하는 경우도 있다. 만약 이런 상황에서도 척추의 후방관절이 앞쪽으로 내려앉으면 전방전위 현상이 나타날 수 있는 것이다. 그러므로 일자목이라고 해도 운동 상태나 통증이 나타는 부위를 잘 체크해야 하는 것이고, 또 촉진으로 뼈가 내려앉은 부위가 있는지 확인을 해야 하는 것이다. 허리(요추)같은 경우, 전체적인 만곡이 후만으로 휘었다고 해도, 앞에서 진단요법을 말한, 복부에 부유물을 고이면 뼈의 요철상태를 확인할 수가 있다. 그러므로 허리뼈의 만곡이 소실이 되어 일자라 해도, 만약 뼈가 복부 쪽(전방)으로 내려앉은 것이 있다면, 복부에 부유물을 고이면 내려앉은 뼈를 확인할 수가 있고, 그렇게 되었다면 운동 상태도 전방전위상태를 나타내게 된다.

이런 경우도 있다.

학교, 교회, 강연회 등에서, 강단의 앞자리에 만 앉으면 목고개가 아프다. 왜일까? 또 강의실의 왼쪽이나 오른쪽 끝에 치우쳐 앉으면 목고개가 아프다. 왜일까?

우선 먼저, 학교강의실 앞줄에만 앉으면 목고개가 아픈 이유를 판별해 보자. 그리고 뒷줄로 물러앉으면 안 아픈데, 왜 그런 이유가 생기는지 판별을 해 보자.

이 상황은 실제 할 수가 있고, 실제로, 부산의 B대학에 다니는 강모양은 강단의 앞줄에 앉아서 흑판을 쳐다보면 목고개가 아파서 뒷자리로 물러나 앉아서 흑판을 쳐다봐야만, 목이 편하고 괜찮은 경험을 했다. 사실, 이 학생뿐만 아니고 이러한 경험을 하고 있거나, 경험한 사람은 많을 것이다.

강단의 맨 앞자리에 앉아 목고개를 위로 쳐다보면 목고개가 아프다. 외사롭게 생각할 수 있고, 또 모든 사람이 그런 것은 아니지만 여기에는 이유가 있다.

그럼 이유는 뭘까? 강의실의 맨 앞줄에서 강단위의 흑판을 쳐다본다는 것은 목을 치켜들어야 하는 상태이다. 즉 시선을 위로 쳐다봐야 하는 자세는, 목고개가 뒤로 꺾이는 자세가 되는 것이다.

시선을 위로 쳐다보면, 목고개가 뒤로 젖혀지고, 그런 자세로 하면 목에 통증이 나타나는 자세, 이런 상태는 밑에서 고층건물을 위로 한참 쳐다보고 있으면 목고개가 뒤로 젖혀져 목이 아플 수 있는 그런 위치인 셈이다.

그러면 밑에서, 높은 건물 위로 쳐다보는 위치(목의 자세)는, 목(목뼈)에는 어떤 상태가 되는 위치일까?

목에다 손을 대고, 목고개를 밑으로 내려다보면 목뼈가 뒤로 물러져 나옴을 알 수 있다. 이런 자세로 오래 있으면 목이 무겁고 목에 통증을 느껴서 목고개를 들어주어야 하는 경우가 있다. 이 같은 경우는 목고개를 수그려서 목뼈가 뒤로 튀어나와서 통증이 유발되는 상황이고, 이렇게 되는 상황은 목을 내려다보는 자세를 오랫동안 해 오면 목뼈가 뒤로 돌출할 수 있는 경우가 된다. 반대로 목고개가 뒤로 젖혀지면, 목뼈는 그 반대인 목의 앞(전방)으로 함몰될 수 있는 상태인 것이다. 이 역시, 목고개를 들어주는 자세를 반복했거나 오랫동안 목고개를 위로 쳐다보는 자세를 가진, 목에서 나타날 수가 있는 경우가 된다.

그런 예들은, 강단 바로 앞에 앉아 위로 쳐다보는 자세뿐만 아니라, 엎드려서 노트북을 본다든지, 의자를 낮게 해가지고 컴퓨터 모니터를 쳐다보면, 목고개가 약간 뒤로 젖혀지는 자세가 되는데, 이러한 자세를 오랫동안 가지면, 어느 날 목에 통증이 나타날 수가 있다. 즉 이 자세들은 모두 목고개가 뒤로 젖혀지는 자세가 되는 경우인데, 이런 자세를 취하면 목뼈에 변형을 줄 수 있는 상황이 된다. 그러니까 강단의 바로 앞에 앉아서 목고개를 위로 쳐다보면 목이 아픈 학생도 평소 목이 전방으로 전위가 된 상태였고, 그래서 강단의 바로 앞에 앉아 위로 쳐다보는 자세를 취하면 목에 통증이 나타나게 된 것이다.

그러면, 목고개를 쳐들어 시선을 위로 쳐다보는 자세일 때 목뼈는 어떤 움직임이 일어나서 목뼈에 무리한 압력을 가할까?

목고개를 뒤로 젖히면 목뼈는 앞(전방)으로 휘는 운동이 일어난다. 목뼈(경추)는 앞쪽으로 C자형으로 휘어 있는데, 이 휘어 있는 만곡을 심화시키는 상태가 되는 자세가 되는 것이다. 그런데 이렇게 목뼈의 앞(전방) 쪽 만곡을 심화시킨다고 다 목에 통증이 오는 것은 아니다. 이런 자세를 취할 때 목고개에 통증이 오는 사람은 이미 목뼈가 전방으로 전위되어 있는 사람이다. 목뼈가 전방으로 전위가 되는 사람은 앞에서 설명했듯이 목고개가 뒤로 꺾일 수 있는 자세를 오래 해 왔다.

이러한 사람들이 겪게 되는 통증이나 운동 상태는, 목고개를 뒤로 젖혀 있으면 통증이 나타날 수 있고, 운동 상태는 목고개를 수그릴 때 목이 뻣뻣하면서 수그리는 운동이 잘 안 되고 목줄기가 땅기는 통증이 나타날 수가 있다.

다음은 강의실의 좌측이나 우측에 치우쳐서 앞을 보면 목이나 어깨에 통증이 나타나는 경우가 있다. 이 상태도, 목디스크나 목뼈의 변형으로 올 수 있는 통증이다. 어떤 사람은 왼쪽에 치우쳐 앉아 강단을 쳐다보면 통증이 오는 사람이 있고, 어떤 사람은 강단의 오른쪽에 치우쳐 앞을 보고 있으면 통증이 오는 사람이 있다.

강의실이나 강당의 한쪽에 치우치지 않고 중앙에서 강단을 쳐다보면 목고개는 정면으로 똑바로 쳐다보므로 목고개가 옆으로 돌아가지 않고 목고개가 똑바른 자세로 정면으로 쳐다보게 된다. 반면에, 강의실이나 강당의 한쪽에 치우쳐 앉아 강의실의 중앙을 보게 되면, 시선이 중앙 강단으로 향해야 하므로 목고개가 한쪽으로 돌아가야 한다.

시선이 가고 목고개가 따라가야 하는 자세, 즉 목뼈가 옆으로 물러나는 움직임이 일어나야 하는 자세에서 목고개를 옆으로 돌리면 목뼈는 옆 라인이 휘(물러나는)는 운동이 일어난다. 목뼈에 손을 대고 목고개를 옆으로 쳐다보면, 목뼈가 옆으로 물러나는 움직임이 일어난다는 사실을 알 수 있다.

앞에서 목고개를 수그리면 목뼈는 뒤로 튀어나오는 움직임이 일어나고, 목고개를 뒤로 젖히면 목뼈는 앞으로 함몰되는 움직임이 일어난다고 했다. 그러므로 시선을 왼쪽이나 오른쪽으로 쳐다보는 자세, 즉 목고개가 왼쪽이나 오른쪽으로 돌아다보는 자세일 때도, 목뼈는 당연히 움직임이 일어난다. 즉 이 움직임, 목고개를 왼쪽으로 반복해서 쳐다봐야 하는 자세, 또는 목고개를 오른쪽으로 자주 보게 되는 반복되는 자세. 이런 자세는 직업적으로나 또는 어떤 사물을 보게 되는 자세에서 얼마든지 있을 수가 있고, 습관적으로 목고개가 왼쪽이나 오른쪽으로 돌아가게 되는 자세가 있다. 예를 들면, 태어나면서 시작된 습관, 이런 경우 말이다. 반듯하게 누우면 목고개 어느 한쪽으로 돌아가 머리뒷면 두골이 한쪽이 변(기울어지는 현상)하게 되는 현상, 이런 습관을 가지게 되면, 성인이 되어도 반듯하게 누워서 잠을 잘 때 목고개가 한쪽으로 기울어지게 되는 것을 본다. 이러한 자세도 목고개를 한쪽으로 오랫동안 쳐다보는 자세가 되는 것이다. 그리고 이러한 자세가 목뼈의 변형을 가지고 올 수 있다.

그러면, 시선을 왼쪽으로 쳐다보면 목뼈는 어떤 움직임이 일어날까?

강단의 오른쪽에 치우쳐 앉아서 강단 앞의 중앙으로 쳐다보게 되면 시선을 왼쪽으로 쳐다봐야 하니까 목고개가 왼쪽으로 돌아가게 된다. 이때 목에나 어깨에 통증이 나타나는 사람은, 여기에 답이 있다. 시선을 왼쪽으로 쳐다볼 때. 즉 목고개가 왼쪽으로 돌아가면 목뼈는 오른쪽으로 물러나는 휨이 일어난다.

만약 이런 자세를 오랫동안 해 왔다면, 즉 오른쪽에 앉아서 왼쪽으로 시선을 쳐다보는 자세를 오랫동안 해 왔다면, 어느 날 목의 오른쪽 옆 라인이 아플 수가 있고, 이것은 오랫동안 목고개를 왼쪽으로 쳐다보는 자세로 인하여 목뼈가 오른쪽으로 물러나는 반복되는 자세에 의해서 목뼈의 중심 라인이 오른쪽으로 물러나 있다는 예가 된다. 즉 왼쪽으로 목고개를 반복해서 쳐다보는 자세에 의해서 목뼈가 무게중심 라인을 유지하는 길항력을 벗어나 오른쪽으로 휘었다는 것이다.

그러므로 힘줄이 뼈를 제자리로 돌아오게 하는 무게중심 라인을 벗어나므로 인하여, 이제는 목고개를 왼쪽으로 쳐다보면 목뼈가 오른쪽으로 휘어 목의 오른쪽 옆 라인에 통증이 오게 되는 것이다.

골프를 할 때 골프공을 쳐다보고 있으면 목의 옆 라인에 통증이 오는 사람이 있다. 즉 골프공을 쳐다보기 위해서 시선을 왼쪽으로 쳐다보면 목의 오른쪽에 옆 라인에 통증이 나타나는 경우였다. 이런 경우가 시선을 왼쪽으로 쳐다보는 반복되는 자세에 의해서 목뼈가 오른쪽으로 물러나는 반복되는 움직임이 일어나다가 목뼈가 오른쪽으로 휘게 된 경우인 것이다.

경남 거제시의 김○○씨(여)와 부산시 강서구 김○○씨(남)의 경우 골프공을 쳐다보고 있으면 목의 오른쪽 옆 라인에 통증이 나타났고, 한 분은 골프를 치기 위해 왼쪽으로 쳐다보고 있을 때만 통증이 나타났고, 공을 치지 않을 때는 별로 통증을 느끼지 못한 경우가 있었고, 한 분은 목의 통증이 반복되다가 어깨와 엄지손가락까지 통증과 저림이 방산되는 현상까지 진행되었다.

목고개를 왼쪽으로 쳐다보고 있으면 오른쪽 목의 옆 라인에 통증이 나타나는 현상, 이 현상은 시선을 왼쪽으로 쳐다보면 목고개가 같이 왼쪽으로 돌아가게 되고, 이때 목뼈의 옆 라인이 오른쪽으로 물러나는 운동이 일어난다.

머리를 떠받치고 있는 목뼈의 상부나 또는 어깨와 가로선을 이루고 있는 목뼈의 하부에 손을 대고 목고개를 왼쪽으로 쳐다보는 자세를 취해 보자. 그러면 목뼈의 움직임을 알게 될 것이다.

앞의 두 분의 경우를 다시 한 번 판별해 보면, 한 분은 골프공이 가는 방향(왼쪽)으로 쳐다보면 오른쪽 목 옆 라인에 통증이 나타난다고 한다. 그리고 옆으로 쳐다보는 자세를 멈추면 오른쪽 목의 옆에 나타난 통증이 사라진다고 한다. 그리고 이것은 역체요법에서 판별한 상황이지만, 목고개를 왼쪽으로 돌아다보면 목뼈가 오른쪽으로 물러나는 현상이 나타나고, 그리고 척추변형에서 오는 신경장애는 척추가 휜 쪽으로 통증이 나타나고, 또 척추 간 협착이나 관절의 변형에서 오는 통증도 관절이 물러난 쪽이나 휜 쪽으로 통증이 나타나고, 그리고 뼈가 휘면 인대나 힘줄이 팽창되고, 근력도 압박을 받고, 목뼈 옆 라인으로 혈관이 들어가고, 신경도 들어간다.

이런 종합적인 상황으로 목뼈가 옆으로 물러나 휨(배부른 현상)이 일어나면 통증이 나타나기 마련인 것이다. 단, 목뼈가 목뼈의 중심부분에서 무게를 떠받치는 무게중심을 벗어날 때 그리고 이렇게 무게중심을 벗어날 정도로 목뼈가 휘게 되는 것은 오랫동안 그쪽으로 휘(물러나는 움직임)는 동작이 반복될 때 결국 뼈가 길항력을 벗어나 무게중심을 벗어나게 된다.

이러한 논리는 위의 한 사람의 경우를 봐도 명백하다. 목고개를 똑바로 하고 있을 때는 목에 통증을 못 느끼는데 목고개를 왼쪽으로 쳐다보고 있으면 목의 오른쪽에만 통증이 나타나기 시작하는 것이다. 즉 이것은 시선을 왼쪽으로 쳐다볼 때 목고개가 왼쪽으로 돌아가면서 목뼈(척추)가 오른쪽으로 옮겨가는 휨(물러남) 때문에 통증이 일어나는 것이 명백한 것이다.

목뼈가 오른쪽으로 물러날 때 목뼈의 오른쪽 라인에 있는 신경이나 혈관이 자극을 받으므로 통증이 오는 것이다. 그리고 왼쪽으로 쳐다보는 시선을 거두고 자세를 바로 하면 통증은 사라지고, 그리고 이 단계까지 올 때는 이미 오랜 전부터 목뼈가 오른쪽으로 휠 수 있는 동작이 반복해서 일어난 것이고, 그리고 목의 자세를 바로 하면 통증이 사라지는 것은 왼쪽으로 쳐다보고 있을 때 오른쪽으로 물러나던 목뼈가 시선을 왼쪽에서 거둬드리므로 해서 오른쪽으로 물러났든 뼈가 제자리로 돌아오는, 즉 목고개를 바로 하므로 해서 오른쪽으로 물러나 신경과 혈관 그리고 관절이 물러나면서 오는 통증이 그로부터 떨어지기 때문에 통증이 사라지는 것이다.

이렇게 목뼈가 서로 관절화를 이루고 있는 무게중심에서 벗어나서 통증이 오는 예가 여러 경우가 있다. 물론 여기서 설명하는 경우는 많은 사람들이 경험한 경우이고, 또 역체요법으로 회복한 경우이다.

앞에서 설명한 경우처럼, 왼쪽으로 쳐다보고 있으면 오른쪽에 통증이 오는 경우, 왼쪽으로 쳐다보면 목뼈가 오른쪽으로 물러나는 운동이 일어나고, 이런 상황이 반복돼서 목뼈가 오른쪽으로 휘면서 통증이 나타나게 된 것이므로, 오른쪽으로 물러나는 것을 바르게 하는 것은 오른쪽으로 쳐다보면 목뼈는 왼쪽으로 옮겨가는 운동이 일어나는 것이니까 오른쪽으로 휜 목뼈를 역으로 보내는 운동이나 교정, 평소 취하는 자세를 바르게 하고, 또 뼈가 휘어서면 휘게 된 자세에서 자세를 역으로 해 주던지 또 뼈가 휜 방향에서 제자리로 돌아갈 수 있게 운동을 역으로 해 주면 되는 것이다.

목뼈의 변형을 가지고 오게 하는, 우리가 흔히 취하는 자세는 많다. 그리고 많은 사람들이 경험했거나 하고 있는 자세 중, 벽 쪽에다 베개를 높여 놓고 비스듬히 누워서 TV를 시청하는 자세, 또는 침대의 상체쪽을 높게 해서 TV를 보거나 눕는 자세, 병원에 입원해 있으면서 상체를 높여 놓고 쉬거나 TV를 시청하는 자세를 한 달, 또는 오랫동안 그런 자세를 취했던 사람들이 목이나 허리까지 변형을 초래하는 사람을 많이 보게 된다. 아래 사진은 목뼈를 후방과 왼쪽으로 휘게 할 수 있는 자세이다.

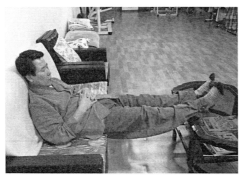
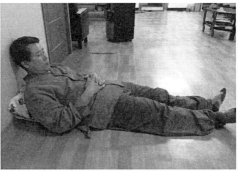
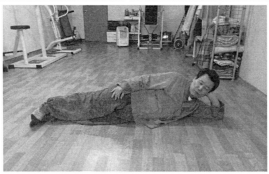

그러면, 이런 자세(베개나 침대를 높여 상체를 높게 하는 자세)를 취했을 때 목뼈나 요추는 어떻게 변형될까? 이 자세를 한 번 판별을 해 보자.

베개를 높여 벤다는 것은, 반듯하게 누운 자세에서, 목고개를 들어주는 이치와 같은 것인데, 반듯하게 누운 자세에서 목고개를 들어주는 것은 앉은 자세나 선 자세에서 목고개를 수그리는 상태와 같은 것이다. 목을 수그리면 목뼈는 뒤로 물러나는 운동이 일어난다. 만약 벽쪽에다 베개를 높게 해 놓고 누워서 쉬거나 TV를 보는 자세를 오랫동안 하는 자세를 가졌다면, 목고개를 수그리는 자세를 오랫동안 한 것과 같은 상태가 된다.

목뼈가 뒤로 휘거나 탈골되는 목뼈의 후방전위 증은 목고개를 앞으로 수그리는 동작이나 자세를 오랫동안 할 때 주로 일어난다. 목에 손을 대고 목고개를 수그리면 알 수 있듯이 목고개를 수그리면 목뼈는 뒤로 물러나는 운동이 일어나는데, 이런 동작이나 자세를 오랫동안 가지면 목뼈의 후방관절이 뒤로 물러나버리는 상황을 맞이 할 수가 있다. 그것은 뼈를 관절화의 범위에서 유지(정렬상태)하도록 하는 것은 힘줄인데 어떤 자세를 지속적으로 취할 때 힘줄이 무력해지거나 피로해져서 그 기능을 유지하지 못할 수가 생긴다.

이렇게 뼈가 정렬상태를 벗어나서 뒤로 튀어나오면, 전조 현상이 생기는데, 그것은 목고개를 수그려서 책을 보고 있거나 또는 직업적인 자세로 인하여 목고개를 수그리고 좀 있으면 목이 무거워 온다거나 목에 통증이 와서 목고개를 들어주어야 하는 상태가 생긴다. 그러니까 목고개를 바른 상태로 들고 있을 때는 괜찮은데 목고개를 수그리고 조금 있으면 목고개가 무거워온다거나 통증이 오는 현상이 생기는 것이다. 즉 목고개를 수그려서 좀 있으면, 목뼈가 뒤로 튀어나오면서 통증이 나타나기 시작하는 것이다.

예전에 벽쪽에다 베개를 높게 해 놓고 비스듬히 누워서 TV를 시청하거나 누워서 쉬는 자세를 가진 사람이나 또 병원생활을 하면서 침대를 높여 놓고 비스듬히 누워서 있는 자세를 오래 가진 사람이 목고개를 수그리고 좀 있으면 목이 무거워 오거나 통증이 와서 목고개를 들어주어야 하는 상황이 생기면, 이 상태를 목뼈가 뒤로 튀어나와서 오는 현상으로 보면 된다. 즉 목뼈 후방전위현상으로 보면 되는 것이다.

앞에서도 설명했듯이, 이런 목뼈의 후방전위현상은 목고개를 수그려서 좀 있으면 목이 무겁다거나 목에 통증이 와서 목고개를 들어주어야 하고, 이 상태가 심하면 목고개를 뒤로 젖히면 목뼈가 맞닿는 느낌이나 또는 어깨선으로 신경이나 통증이 뻗쳐가는 현상이 생긴다.

목뼈의 변형은, 신체의 앞뒤로 생길 수 있는데 목뼈가 뒤(후방)로 변형이 된 것과 신체의 앞(전방)으로 생겼을 때 구별이 되는데, 그것은 목의 운동 상태나 통증이 나타나는 상태로 구분을 할 수가 있고, 또 이 상태를 확증하기 위해서는, 지금까지 이 사람이 써 온 자세나 동작, 그리고 촉진(觸診)으로 뼈의 전위상태를 확인해서 최종적으로 판별을 해야 한다.

여기서 가장 중요하게 여겨야할 것은 지금 이 사람이 어떤 자세나 동작, 그리고 충격으로 목뼈의 변형을 가져오게 되었다면 어떤 상태로 충격을 받게 되었는지 그것을 제대로 파악하는 것이다.

예를 들어서, 이런 경우이다. 차를 타고 가다가 뒤에서 차가 받았을 경우, 대개 목고개가 뒤로 젖혀지는 상태가 되는데 이때 목에 받는 충격은 목고개가 뒤로 젖혀지는 상태가 많다. 만약 이런 일을 당한 경우, 어느 날 목고개가 아프면 이때 받은 충격을 생각해봐야 한다. 이때 받은 충격은 목고개가 뒤로 꺾인 상태이므로, 이때 목뼈가 어떻게 충격을 받았겠다고, 생각을 끄집어내어야 하는 것이다. 왜냐하면, 이렇게 충격을 한 번 받은 일이 있으면 금방은 목이 좀 불편하다가 괜찮아질 수 있지만, 수년이 지난 후, 만약에 목에 통증이 나타나기 시작하면 이때 받았던 충격이 서서히 뼈를 변형시킬 수가 있기 때문에, 시술자는 환자의 증상을 판별할 때 이러한 상황을 환자로부터 다 끄집어내도록 해야 하는 것이다.

목고개가 뒤로 젖혀지면 목뼈는 전방 쪽으로 휨을 당하므로, 만약 목뼈가 전방으로 전위가 되어 목뼈에 통증이나 운동장애가 오면, 운동 상태나 통증이 나타나는 상태로 확인을 할 수 있다. 그러므로 환자의 상태가 목뼈가 전방으로 전위가 된 상태로 나타나면, 환자의 목이 전방전위가 될 수 있는 자세나 동작, 또는 충격을 찾아야 하므로, 환자가 충격을 받은 일이 있으면 이때 그 상황을 찾아내어서 목뼈의 변형을 가지고 온 정황으로 체크를 해야 하는 것이다.

반듯하게 누워 있는 자세에서, 상체를 높이면 신체는 어떤 상태가 될까, 즉 이런 상태가 될 것이다.

서서 신체를 앞으로 굽히는 자세. 또 베개를 높게 해 놓고 벽에 기대서 비스듬히 누워 있는 자세도, 고개를 수그리는 자세와 같을 것이다.

계속 설명을 하고 있지만, 목에 손을 대고 목고개를 수그리면 목뼈가 뒤로 튀어나오는 것을 감지할 수 있다고 그러니까 목고개를 수그리면 목뼈는 뒤로 물러나는 운동이 일어나는 것이다. 이런 자세인데 만약에, 벽쪽에다 베개를 높여 놓고 비스듬히 누워서 쉬거나 TV를 보는 자세를 수년 동안 해 왔다면, 바로 이런 상태가 될 것이다. 목고개를 수그리고 일을 하는 자세, 즉 책을 읽거나 뜨개질, 기타 직업적으로 목고개를 수그리고 일을 하는 자세, 이것과 똑같은 상태.

이렇게 베개를 높여 놓고 벽에 기대서 비스듬히 눕는 자세, 또는 침대를 상체쪽을 높여 놓고 쓰는 자세를 오랫동안 한 사람들이 목뼈나 요추에 변형을 초래하게 되면, 나중에 통증을 겪는 사람들은 겪심한 통증을 겪게 되는 경우가 많다. 어깨나 팔뚝이 떨어져 나가는 것 같은 격심한 통증, 허리 같은 경우는 다리로 통증이 내려가면 통증 때문에 가만히 누워 있지를 못하고 다리를 이랬다저랬다 하고, 통증 때문에 걸음걸이도 제대로 못하고, 밤에 잠을 한숨도 못 자고 뜬 눈으로 밤을 새는 고통을 당하는 경우가 많다. 가족이나 의사가 감당하기가 어려울 정도로 환자가 안절부절 못하는 것을 보게 되는 것이다.

즉, 이런 경우가 척추가 뒤로 불거져(후방전위)나오는 경우일 때인데, 자세가 정렬상태의 척추를 뒤로 튀어나오게 만든 것이다. 쉽게 말하면 척추 한두 마디가 뒤로 빠져나왔을 때 이런 상태가 된다.

목 같은 경우, 벽에다 베개를 높여 놓고 비스듬히 누우면, 목뼈의 4, 5, 6번이 후방으로 전위가 되는데, 목뼈가 후방으로 전위가 되면 처음에는 고개를 수그리고 좀 있으면 목덜미가 무겁고, 그래서 목고개를 들어주어야 편한. 그런 상태가 온다. 이런 상태가 한 동안 반복되다가 상태가 심해지면 어깨나 척추와 견갑골 사이에 통증이 나타났다가 어떤 때는 괜찮기도 하고 또 목고개를 뒤로 젖히면 어깨로 통증이 뻗쳐가는 현상이 나타나고, 이렇게 되다가 나중에는 어깨나 팔뚝이 떨어져 나가는 것 같은 격심한 통증은 겪게 된다. 어떤 사람들은 너무 통증이 심해 가만히 앉아 있지를 못하고 앉았다 섰다 안절부절 못하는 격심한 통증을 겪게 될 것이다. 그리고 식사를 제대로 할 수 없게 된다.

요추의 경우, 뼈가 후방으로 전위가 되고 상태가 심해지면 가만 누워 있어도 통증이 격심하게 오는 경우가 있는데, 이런 경우는 앞에서도 말했듯이 뼈의 한두 마디가 뒤로 튀어나왔을 때 주로 그러한 상태를 초래한다. 그리고 이러한 상태가 오기 전에 요통이 나타났다가 오는 경우가 대부분이다.

즉 허리를 굽혀서 일을 하고 있으면 요통이 와서 허리를 펴 주어야 한다든지, 또 쪼그리고 앉아서 일을 하거나 머리를 감고 있으면 허리가 아프거나 또는 허리가 끊어질 것 같은 통증이 나타난다든지, 그리고 맨바닥에 앉아 있어도 허리가 아파서 벽에 기대고 싶은, 그런 상태가 반복되다가 이 상태가 누적이 되고 심해지면 엉덩이와 대퇴의 횡선부위에 통증이 나타나기도 하고, 또 상체를 뒤로 젖히면 전기현상이 하지로 내려가는 느낌을 느낀다든지 하는 상태에서 증세가 심해지면 통증이 하지의 장딴지나 복숭아뼈에 격심한 통증이 나타나는 현상이 오기도 한다.

이렇게 상태가 진행이 되면, 통증이 격심하게 진행이 되는 경우가 많다. 특히 요추의 뼈가 한두 마디가 후방으로 튀어나오면 가만히 누워 있어도 통증이 격심하게 오고, 밤에 잠을 한숨도 잘 수 없고 앉아서 밤을 새는 통증 경험을 하는 사람도 있다.

그리고 허리를 굽혀서 일을 하고 있으면 허리가 아파서 허리를 펴 주어야 하는 상태인 사람이 병원에 입원을 해서 침대의 상체를 높여 놓고 누워서 쉬거나 TV를 보는 자세를 갖고, 이러한 자세를 한두 달 하고 나온 사람들 중에 디스크를 격심하게 않는 경우를 가끔 보게 된다.

　요추가 전방으로 전위가 되기도 하고, 또는 후방으로 전위가 되기도 하는데, 가만히 누워 있어도 격심하게 통증이 오는 사람들은 대개 요추가 후방으로 전위가 됐을 때 주로 그러한 현상이 오는 것을 볼 수 있다. 이것은 역체요법에서 판별한 상황이다. 그리고 이러한 상태를 추적해 가면 거의 후방전위상태가 판명이 된다.

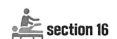
목 교정

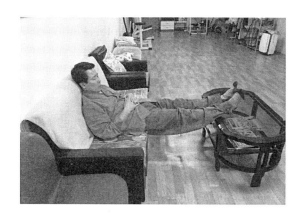

　실제, 내가 앞에서 설명한 것처럼 벽쪽에다 베개를 높여 놓고 비스듬히 누워서 쉬는 자세, 또는 TV를 보는 자세를 했거나 하고 있는 사람, 또 소파에 기대서 탁자 위에 발을 얹어 놓고 쉬는 자세나 잠을 자는 자세를 자주 가진 사람, 또 침대를 상체 쪽을 높여 놓고 생활을 한 다음 목에 통증이 나타나기 시작한 사람들이 있다.

　어느 날부터 내가 목이 아픈데, 아픈 증상이 목고개를 수그리고 좀 있으면 목이 무겁거나 통증이 오기 시작하는 사람들, 그래서 고개를 수그리고 일을 하다가 목고개를 들어주어야 하는 상태의 사람들, 그리고 목고개를 들거나 조금만 뒤(후방)로 젖히면 목뼈가 맞닿는 느낌이나 목고개를 뒤로 젖힐 때 뻣뻣하면서 뒤로 젖히는 운동이 잘 안 되고, 뒤로 젖히면 신경선이나 통증이 어깨 쪽으로 뻗치는 사람, 이런 사람들은 분명히 목뼈가 뒤로 튀어나온 상태이므로 몇 가지 운동 상태를 체크하고, 목뼈의 후방전위 교정을 받아야 한다. 또 스스로 자율적으로 운동으로 교정을 할 수도 있다.

　여기서 분명히 인식을 해야 할 부분은, 이런 상태의 통증은 원래부터 가지고 있던 통증이 아니다. 또 목을 바로 세우고 있으면 통증이 없는데 목고개를 수그리고 조금 있으면 통증이 나타나는 경우, 이 상태는 내가 목의 자세를 취하는 순간에 나타나는 현상이므로, 여기서, '이 상태', 즉 내가 목고개를 수그리면 통증이 나타나는, 이 상태를 잘 인식해야 한다.

즉, 목을 바르게 세우고 있을 때는 통증이 안 나타나고, 목고개를 수그리고 조금 있으면 통증이 나타나기 때문에, 내가 목고개를 수그리고 있지 않을 때는 병이 아닌 것이다. 그리고 내가 목고개를 수그리고 있으면 통증이 나타나기 때문에, 이때의 상황을 잘 인식하면 스스로 운동으로 이 상태를 극복할 수 있는 것이다.

앞에서 설명했듯이 목에 손을 대고 목고개를 수그리면 목뼈는 뒤로 물러나는 운동이 일어난다.

그러나 이러한 상태는 모든 사람들이 다 똑같다. 그런데 어떤 사람은 목고개를 수그리고 일을 해도, 또 컴퓨터를 해도 목이 무겁거나 아프지 않다. 그런데 어떤 사람은 고개를 수그리고 단 5분만 책을 봐도 목이 아파서 목고개를 못 수그리고 있다.

그러면 왜 이런 상황이 생기는 것일까?

목뼈를 비롯해서 요추(허리)부분, 그리고 관절로 이어지는 모든 뼈는 다 관절로 연결하고, 연결하고 있는 뼈마디를 이탈하지 않도록 관절을 서로 이어주는 역할을 하는 힘줄이 있다. 즉 관절을 맞대어 일정한 범위에서 운동이 일어나고, 그 범위 밖으로 벗어나지 못하도록 하는 역할을 하는 것이 힘줄이 서로의 뼈를 붙들어 잡고, 신체에 운동이 일어날 때 일정한 범위 안에서 운동을 할 수 있도록 조정하는 역할을 하는 것이 힘줄이다. 즉 목뼈나 요추나 기타 관절이 굽혀졌다 펴져서 제자리로 돌아오게 하는 역할을 하는 것을 힘줄이 하고 있는 것이다.

그런데 어떤 사람은 목을 수그리고 일을 해도 통증이 없고, 또 일을 마치고 고개를 들면 목고개 뻣뻣하거나, 목을 뒤로 젖혀도 뼈가 맞닿거나 목고개가 뒤로 젖혀지지 않는 운동장애가 오지 않는다.

그런데 어떤 사람은 목고개를 수그리고 책을 읽거나 일을 하고 있으면 목고개가 무겁고, 그래서 목고개를 들면 목고개가 뻣뻣하면서 목고개를 뒤로 젖히는 동작이 잘 안된다. 그리고 억지로 목고개를 뒤로 젖히면 뼈끼리 맞닿는 느낌이나 어깨나 팔로 저림,

마비, 통증 등이 내려가는 증상이 나타난다.

여기서, 내가 목고개를 수그리고 있으면 목이 무거워오고, 그래서 목고개를 치켜들거나 약간만 목고개를 뒤로 젖혀도 목이 불편하고, 어깨선으로 통증이나 신경 저림이 뻗치는 이 상태를 잘 인식을 해야 하는 것이다.

이 인식이 내가 어떤 자세를 취하면 목이 아프고, 이 자세는 목뼈를 어떻게 움직이게 (변형)하므로 해서 통증이 나타나는 것이므로, 내가 통증이 나타나는 그 반대로 운동이나 교정을 해서 뼈를 바로 잡아 주어야겠구나 하고 인식을 할 수 있는 것이다.

뼈가 서로 관절이 맞닿는 상태를 잇대어 있으면, 목고개를 수그리고 있어도 통증이 안 나타난다. 즉 뼈가 자기 위치(정렬상태)안에서 운동이 일어나고 있고, 그 운동 범위를 벗어나지 않은 사람은 통증이 없는 것이다.

통증이 오는 사람은, 뼈가 서로 잇대어 있는 관절범위를 벗어나 휨이 일어날 때 통증이 오는 것이다.

그럼 왜 관절이 서로 잇대어 있는 정렬 상태를 벗어나는 것일까?

그것은 신체가 움직일 때(운동) 뼈도 움직이는데, 신체가 어떤 방향으로 반복해서 움직이거나 오랫동안 어떤 자세를 편중해서 쓰게 되면, 신체가 움직일 때마다 뼈를 제자리로 돌려놓는 힘줄이 한계를 맞게 된다. 즉 신체가 움직일 때마다 뼈를 제자리로 돌려놓는 힘줄의 힘을 길항력이라고 하는데, 오랫동안 한쪽으로만 지나치게 뼈를 움직이게 하면 뼈를 제자리로 돌리는 길항력이 무력해져 뼈를 재깍 제자리로 돌려놓지 못하고, 또 조금씩 신체가 움직일 때마다 움직인 뼈가 제자리 돌아오지 못하는 상태가 된다. 이러한 상태가 오랫동안 누적되면 가지런히 정렬 상태를 유지해야 될 뼈가 이탈을 하게 되는 것이다.

그러므로, 목을 수그리고 있으면 통증이 오는 사람은 목고개를 수그리고 일을 한 자세를 오랫동안 해 왔거나 목고개가 수그려지게 되는 자세를 오랫동안 해 와 뼈가 조금씩 조금씩 정렬 상태를 벗어나, 어느 날 뼈가 정렬 상태에서 물러져 나오게 돼 통증이 오는 경우가 되는 것이다. 즉 길항력이 제 기능을 못해 뼈가 제자리를 벗어난 것이다.

목고개를 수그리면 목뼈는 뒤로 물러나는 운동이 일어난다고 했다. 그러면, 목고개를 수그리고 있으면 목에 통증이 오는 사람은 왜일까? 이 사람이 지금까지 설명한 바로 그런 경우가 된다. 목고개를 수그리는 자세를 오랫동안 가졌다든지, 또는 목고개가 수그려질 수 있는 자세를 오랫동안 가지므로 해서 목뼈가 조금씩 자기 자리에서 뒤(후방)로 물러난 것이다.

목고개를 수그리는 신체의 운동이 있을 때 목뼈는 뒤로 물러(휨)나는 운동이 일어나므로 뒤(후방)로 목뼈가 물러난 것이다. 즉 목뼈의 후방관절이 관절화(정렬)상태를 벗어나 뒤로 탈골한 것이다. 목고개를 수그리고 있을 때 통증이 오는 것은 목을 수그릴 때 목뼈가 뒤로 물러나는 운동이 일어나는데 이때 목뼈가 서로 잇대어 있는 관절범위를 벗어나 뒤로 물러나면서 통증이 오는 것이다. 그리고 목을 수그리고 있으면 통증이 와서 목고개를 들면 뻣뻣하거나 목뼈가 서로 맞닿는 느낌이 오는 것은 튀어나온 추체가 제자리로 돌아가는 운동이 일어나니까 뼈와 뼈 주위의 조직이 부딪쳐서 저항이 오니까 통증이 오는 경우가 된다.

목고개를 수그릴 때는 목뼈가 뒤로 물러나는 운동이 일어나지만 목고개를 뒤로 젖히면 그 반대로 목뼈가 앞(전방)으로 휘는 운동이 일어난다. 그러므로 뒤로 휜 것을 앞으로 되 휘는 동작이 일어나니까 저항이 오는 것이다. 그래서 뒤로 휘어 있는 상태에서 앞으로 되 휘는 운동이 일어나니까, 운동장애와 통증이 오는 것이다.

목의 운동 상태에서 휜 상태를 되 휘게 되면 운동장애가 오는데, 이 부분을 잘 인식해야 하는 것이다. 내가 목고개를 수그리고 있으면 목이 무겁고 통증이 오는데, '이때 목을 들거나 목고개를 뒤로 젖힐 때 운동장애'가 오는, 이것을 잘 인식을 해야 하는 것이다.

그것을 인식하면 내가 목고개를 수그리고 있으니까 통증이 오고, 그래서 목을 들거나 목고개를 뒤로 젖히니까 목고개가 뻣뻣하면서 뒤로 젖히는 운동이 잘 안 되고 통증이 온다. 그러니까 내가 목뼈가 뒤로 물러나 있으니까 내가 뒤로 물러나 있는 목뼈를 되펴니까 저항이 와서 운동이 안 된다, 라는 것을 잘 인식을 해야 하는 것이다.

목에 손을 대고 목고개를 수그리면 목뼈가 뒤로 튀어나오는 것을 알 수 있다. 그리고 목고개를 바르게 들면 목뼈는 제자리로 돌아간다. 그런데 목뼈가 뒤로 탈골되었거나 휜 사람은 목고개를 수그리고 있으면, 뼈 자체도 지나치게 뒤로 빠져나와 있는 경우도 있고, 목고개를 수그렸다가 목을 들거나 목을 뒤로 젖히면, 목뼈가 정렬 상태를 벗어나 휘어 있기 때문에 금방 제자리로 잘 안 돌아가고 통증을 수반하게 된다.

이 운동 상태가 목뼈가 후방으로 전위가 되었다고 판별하는 한 부분의 정황이 된다. 물론, 여기에다 뼈가 뒤로 휘었다는 더 확실하게 판단을 할 수 있는 여러 가지 정황들을 모아야겠지만.

　이 상황, 목뼈가 후방으로 전위가 되었다고 판단을 할 수 있는 여러 가지 정황들, 앞에서 설명한 운동 상태, 그리고 이때까지 그 사람이 취해온 자세, 그리고 충격을 받은 일이 있으면 그 상태도 어떤 방향으로 충격을 받았는지 가려야 하고, 또 컴퓨터를 할 때 목에 통증이 오는 경우가 있다면 의자의 높낮이까지 판단 근거로 삼아야 한다. 의자를 높게 해서 컴퓨터를 하는지, 또는 의자를 낮게 하는지, 의자의 높낮이에 따라서 목뼈의 운동 상태가 달라진다. 그러므로 의자를 높게 해서 컴퓨터를 하고 있을 때 목에 통증이 오는지, 아니면 의자를 낮게 하고 컴퓨터를 하고 있을 때인지,

　컴퓨터를 하고 있을 때 목에 통증이 온다면, 이 상황을 진단을 해야 하는 것이다.

　의자를 높게 하면 모니터를 내려다보게 될 것이고, 내려다보는 것은 목고개를 수그리는 자세가 되는 것이고, 의자를 낮게 해 가지고 컴퓨터를 하면 시선을 위로 봐야 하므로, 이 부분이 목뼈에 일어나는 운동 상태를 확인해야 하는 것이다.

　뼈는 서로 관절을 잇대는 정렬 상태를 벗어나면 자세에 따라서 민감하게 반응을 한다. 그것은 어떤 자세를 취하면 관절의 정렬 상태를 도와주고, 어떤 자세를 취하면 관절을 더 어긋나게 해 통증을 심화시킨다.